가짜 환자, 로젠한 실험 미스터리

가짜 환자, 로젠한 실험 미스터리

정상과 비정상의 경계를 무너뜨린 정신의학사의 위대한 진실

The Great Pretender

수재나 캐헐런 지음

장호연 옮김

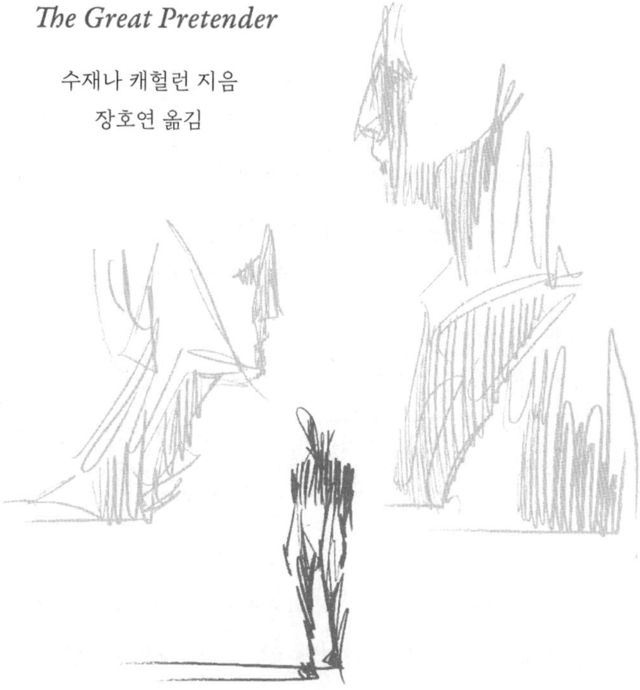

북하우스

추천의 말

로젠한 실험은 정신의학의 진단과 입원 방식의 문제점에 대해서 중요한 질문을 던졌다. 의학의 다른 분야는 눈에 보이는 실체가 있는 경우가 대부분이다. 암이나 감염 질환은 자세히 현미경으로 보면 병변이 보이기 때문에 의사가 내린 진단에 대해서 의문을 제기하기 어렵다. 하지만 정신질환은 병변이 눈에 보이지 않고 더욱이 환자가 자신의 병에 대한 인식이 없어서 진단에 의문이 제기되는 경우가 많다. 로젠한의 연구가 제시하는 것은 정신질환을 진단하는 데에는 더욱 심도 있는 인터뷰와 관찰이 필요하다는 것이다. 단지 환자가 이야기하는 몇 마디 말로 환청이나 망상을 진단할 수는 없다. 그의 연구가 보이는 문제점에도 불구하고, 문제 제기는 현재에도 중요한 쟁점이다. 이 책을 통해서 우리는 성찰해야 할 점과 한계점을 파악할 수 있다. 이 분야에 관심이 있는 분들에게 일독을 추천하고 싶은 책이다.

–전홍진(성균관의대 삼성서울병원 정신건강의학과 교수, 『매우 예민한 사람들을 위한 책』 저자)

나는 종종 치료에 실패한다. 정신의학의 부족함과 한계를 매일같이 느낀다. 언제까지 투약해야 하냐는 질문에 그저 죄송하다고 말할 때가 꽤 잦다. 저도 아쉽지만 지금으로서는 이게 최선인 것 같다고. 그렇기에 이 책을 피하고 싶었다. 정신의학의 심장에 칼을 꽂았던 로젠한 실험이 그저 불편했다. 게다가 뇌염을 조현병으로 오진 받았던 저자라니, 괜히 나의 무능함이 까발려지는 느낌이 들었다. 책의 마지막 장을 덮은 지금은 저자의 믿음에 용기를 얻는다. 로젠한에게 속은 의사는 나쁜 결정을 내리지도, 실수를 하지도 않았다. 그저 자신이 가진 정보로 최선의 결정을 내린 좋은 의사였다. 나 역시 최선을 다할 수밖에. 앞으로 계속 진보할 정신의학이 언젠가 마음의 수수께끼를 밝혀낼 그 순간을 믿으면서.

–김지용(정신건강의학과 전문의, 유튜브 크리에이터 '정신과의사 뇌부자들')

일러두기

1. 저자 주는 각주로, 옮긴이 주는 본문에 [ ]로 묶어 표시했다.
2. 단행본은『 』로, 단편·논문은「 」로, 정기간행물·영화·방송 프로그램은〈 〉로 구분했다.
3. 본문에 언급된 단행본 중 우리말로 번역된 작품이 존재하는 경우 그 제목을 따랐다. 그렇지 않은 경우 임의로 번역하고 원제를 병기했다.
4. 본문에서 psychiatrist는 정신과 의사/정신의학자로, psychologist는 임상심리사/심리학자로 번역했다.

믿음이 필요한 사람들을 위하여

"정신병원에 들어가려면 일단은 미쳐야 해."

—영화 〈충격의 복도〉

차례

2부

3부

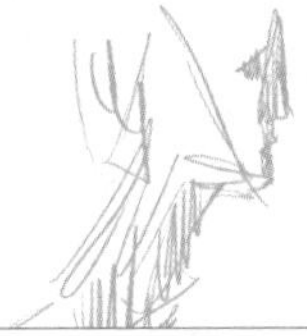

4부

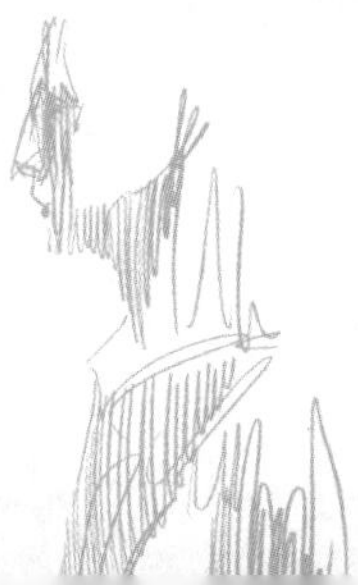

프롤로그

아래의 이야기는 사실이다. 또한 사실이 아니기도 하다.

이것은 5213번 환자의 첫 번째 입원이다. 이름은 데이비드 루리. 서른아홉 살의 광고 카피라이터로, 결혼했고 자식은 둘이며, 환청을 듣는다.

정신과 의사는 접수면접에서 환자에게 몇 가지 기본적인 질문부터 했다. 이름이 뭡니까? 당신은 어디 있습니까? 오늘 날짜가 어떻게 됩니까? 대통령은 누구죠?

그는 네 가지 질문 모두에 옳게 답했다. 데이비드 루리, 하버포드 주립병원, 1969년 2월 6일, 리처드 닉슨.

이제 의사는 그가 듣는 목소리에 대해 물었다.

환자는 목소리들이 이렇게 말한다고 의사에게 전했다. “비었어. 안에 아무것도 없어. 공허해. 둔탁한 소음이 나.”

“목소리들을 알아듣겠어요?” 의사가 물었다.

"아니오."

"남자 목소린가요? 여자 목소린가요?"

"항상 남자예요."

"지금도 들리나요?"

"아니오."

"그들이 진짜라고 생각해요?"

"전혀요. 나는 진짜가 아니라고 확신해요. 그런데도 어떻게 할 수가 없어요."

논의는 이제 목소리 문제를 지나 삶의 문제로 넘어갔다. 의사와 환자는 루리에게 잠재돼 있는 편집증, 불만, 또래보다 못하다는 열등감에 대해 이야기했다. 독실한 유대교 부부의 아들로 보낸 그의 어린 시절에 대해, 한때 친밀했지만 세월이 흐르면서 소원해진 어머니와의 관계에 대해 이야기를 나누었다. 그는 결혼 생활에 대해 이야기하면서 가끔 아이들을 향해 터뜨리는 화를 다스리려고 애쓴다는 말도 했다. 면접은 이런 식으로 삼십 분가량 이어졌고, 의사는 공책에 거의 두 쪽을 적었다.

정신과 의사는 그에게 조현정동장애 진단을 내려 입원시켰다.

그런데 문제가 하나 있다. 데이비드 루리는 환청을 듣지 않는다. 광고 카피라이터가 아니며, 그의 성은 루리가 아니다. 사실, 데이비드 루리는 존재하지 않는 사람이다.

한 명의 여성이 있다. 여성의 이름은 중요하지 않다. 여러분이 알고 좋아하는 어떤 사람을 떠올려도 좋다. 그녀는 이십 대 중반인데 세상이 무너져 내리고 있다. 일에 집중하지 못하고, 불면증에 시달리며, 사람들과 있는 것이 갈수록 불편해서 자신의 아파트에 틀어박혔다. 그러자 존재하지 않는 것들이 보이고 들린다. 정체를 알 수 없는 목소리들이 그녀에게 편집증을 일으키고 겁주고 화나게 한다. 그녀는 집 안을 서성거린다. 몸이 터질 것 같은 기분을 느낀다. 밖으로 나와 사람들로 붐비는 도시 거리를 걷는다. 행인들의 잔뜩 노려보는 시선이 불편하다.

가족들의 걱정이 점점 늘어간다. 그들은 그녀를 받아들이지만 그녀는 가족을 피한다. 자신을 망가뜨리려는 정교한 음모가 있고 가족도 공모자라고 여긴 것이다. 하는 수 없이 병원에 입원시켰다. 병원에 갇힌 그녀는 점차 현실로부터 유리되기 시작했다. 피곤에 지친 직원들이 그녀를 고분고분하게 만들었다. 그녀는 발작을 일으키기 시작했다. 팔을 마구 흔들고 몸을 떨어 의사들을 난감하게 했다. 그들은 항정신성 약물의 투여량을 늘렸다. 검사를 하고 또 했지만 아무것도 밝혀내지 못했다. 그녀는 갈수록 미치광이처럼 굴었고 폭력적이 되었다. 몇 주가 흘렀다. 그녀는 바람 빠진 풍선처럼 쪼그라들었다. 읽고 쓰는 능력을 잃었고, 급기야 말도 하지 않고 멍하니 텔레비전을 몇 시간이고 쳐다보았다. 가끔 불안에 떨었고 다리가 비뚤거리며 제멋대로 돌아갔다. 병원은 더 이상 그녀를 다룰 수 없다고 판단하여 진료기록에 '정신병동으로 이송'이라고 적었다.

의사는 그녀의 차트에 '진단: 조현병'이라고 적었다.

이 여성은 데이비드 루리와 달리 존재하는 사람이다. 나는 그녀의 눈에서 여덟 살 소년을, 여든여섯 살 노파를, 십 대 청소년을 보았다. 그녀는 내 안에도 존재한다. 내 영혼의 가장 어두운 모퉁이에 있다. 스물네 살 때 까딱하면 내게도 일어날 수 있었던 일을 비추는 거울상이다. 운 좋게도 나는 사려 깊고 창의적인 의사의 추측 덕분에 결국에 정신병동으로 이송되는 것을 면할 수 있었다. 그가 내 신체증상을 뇌염이라고 정확히 짚어내어 오진으로부터 구해준 것이다. 그와 같은 운명의 반전이 없었다면, 나는 무너진 우리의 정신보건 시스템 속에서 길을 잃거나 희생자가 되었을 것이다. 치료가 가능한 자가면역 질환이 조현병처럼 보였기 때문이다.

의사와 의료진이 온전한 정신과 정신이상을 구별할 수 있는지 직접 알아보고자 거의 50년 전에 멀쩡하고 건강한 여덟 명의 남녀가 자발적으로 정신병동에 입원했다. 가상의 '데이비드 루리'는 그 중 첫 번째 '가짜 환자'였다. 그들은 1973년 정신의학 분야를 뒤엎고 정신보건에 관한 국가의 이해를 근본적으로 뒤바꾸게 된 획기적인 과학 연구에 참여한 것이다. 「정신병원에서 제정신으로 지내기 On being sane in insane places」라는 논문으로 발표된 이 연구는 정신의학의 신기원을 이룩했고, 그 과정에서 정신질환자의 적절한 치료에 대한 논의는 물론 우리가 정신질환이라는 민감한 용어를 어떻게 규정하고 사용하는지에 대한 논의도 촉발했다.

이유도 아주 다르고 방법도 아주 다르지만 '데이비드 루리'와 나는 비슷한 역할을 맡았다. 우리는 정상인의 세계와 정신질환자의 세계를 오가는 사절이었다. 즉 실재하는 것과 실재하지 않는 것, 이 둘의 간극을 사람들에게 이해시키는 일을 돕는 가교 같은 존재였다.

내 생각은 그렇다.

의학의 역사를 연구하는 에드워드 쇼터의 말처럼 "정신의학의 역사는 지뢰밭이다". 그러니 독자들은 파편에 다치지 않도록 조심하자.

1부

안목 있는 눈으로 보면
깊은 광기는 최고로 멋진 정신
깊은 정신은 최고로 지독한 광기
모두가 그러하듯 여기서도
다수가 승자

동의한다면 당신은 정상인
반발한다면 곧바로 위험한 자가 되어
쇠사슬로 다루어지지

—에밀리 디킨슨

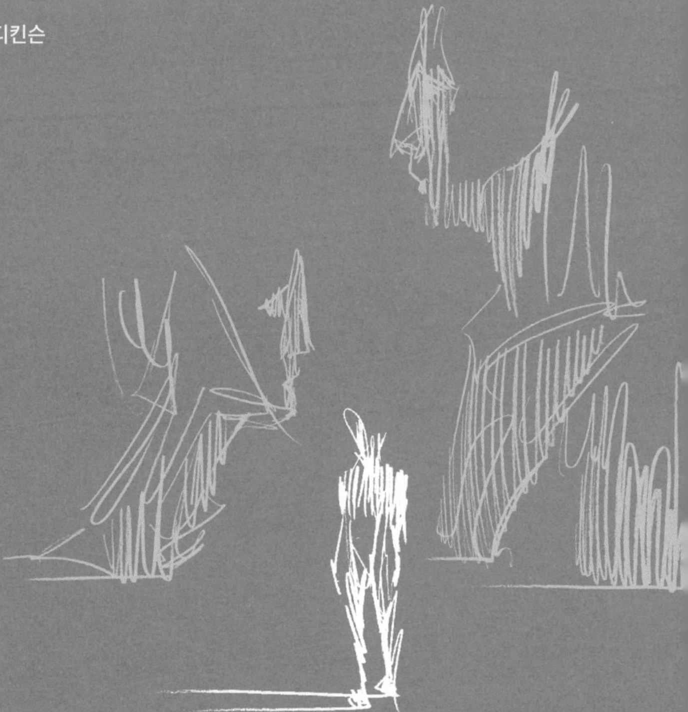

1장

거울상

위대한 행세자

정신의학은 엄연히 의학의 한 분과로 짧은 기간 동안 크나큰 발전을 이루었다. 가까운 과거에 행해졌던 부끄러운 시술들, 이를테면 뇌엽절리술, 강제 불임수술, 감금을 완전히 몰아냈다. 오늘날 정신과 의사들은 효과적인 약물을 다양하게 구비해놓고 있으며, 잘난 체하는 비과학적인 정신분석 용어들을 거의 사용하지 않는다. 예전에는 '조현병 유발 어머니'니 '냉장고 어머니'[아이에게 냉장고 냉기처럼 쌀쌀맞고 매몰차게 대하는 어머니—옮긴이]니 하며 정신이상의 책임을 양육하는 어머니에게 돌리곤 했는데 이런 말도 사용하지 않는다.

21세기에 접어든 지도 20여 년이 지난 지금, 정신의학은 심각한 정신질환이 분명 뇌 장애임을 인정한다.

하지만 이런 진전에도 불구하고 정신의학은 다른 의학 분야에 뒤처져 있는 게 사실이다. 주요 혁신인 더 좋은 약물과 향상된 치료는 인간이 달에 처음 발을 내디뎠을 무렵에 개발된 것이다. 미국정신의학협회는 "심리 관련 문제들의 정신적 측면과 신체적 측면 모두를 평가하는" 자격이 오로지 정신과 의사들에게 있다며 우리를 안심시키지만, 다른 의학 분야와 마찬가지로 여기서도 도구의 제약이 있다. 확실한 정신질환 진단을 가능하게 하는 객관적이고 일관된 척도는 이 글을 쓰는 지금 존재하지 않는다. 예컨대 혈액검사를 통해 우울증을 진단하거나 뇌 스캔으로 조현병을 확인할 수 없다. 그 대신에 정신과 의사들은 징후들을 관찰하고 병력을 살펴보고 가족과 친구들을 면담하여 종합적으로 진단을 내린다. 그들이 다루는 기관은 한 사람의 개성, 정체성, 자아의 거처인 '마음'이다. 그러니 마음의 연구가 가령 피부암의 진행 과정이나 심장병의 기전을 이해하는 것보다 더 난감한 것은 놀랄 일이 아니다.

"정신의학은 힘든 분야입니다. 우리에게 필요한 답을 얻고 실제로 무슨 일이 벌어지고 있는지 이해하려면 우리의 가장 복잡한 기관인 뇌에 대해 알아야 해요." 정신과 의사 마이클 미드의 말이다. "이 신체기관이 어떻게 의식, 감정, 의욕이라는 현상을, 그러니까 우리 인간을 다른 동물들과 구별해준다고 여겨지는 이런 복잡한 기능들을 만들어내는지 이해해야 합니다."

2009년에 나의 뇌를 '불붙게' 했던 그런 질환들은 의료계 양쪽에 다리를 놓는 것이므로 '위대한 행세자The Great pretender'라고 불린다. 겉으로 드러나는 증상을 보면 조현병이나 양극성장애 같은 정신질환을 닮았지만, 여기에는 자가면역 반응, 감염, 뚜렷하게 감지되는 신체 기능장애 같은 원인들이 존재한다고 알려져 있다. 의사들은 내가 앓았던 병을 기술하기 위해 기질성organic, 신체적somatic이라는 용어를 사용하고, 정신질환은 비기질성inorganic, 심리적psychological, 혹은 기능성functional 문제로 치부한다. 전체 시스템이 이런 구별에 기초하고 있다. 질환은 이것 아니면 저것으로 분류되며 이에 따라 우리가 환자를 어떻게 다룰지가 정해진다.

그렇다면 정신질환이란 대체 무엇일까? 온전한 정신과 정신이상을 구별하는 문제, 심지어는 정신질환을 정의하는 문제조차도 그저 의미를 따지는 문제를 넘어선다. 집중적인 도움이 필요할 때 어떤 전문가들이 여러분이나 사랑하는 사람을 돌보게 되느냐를 넘어서는 문제다. 이런 질문에 정확히 대답하느냐 아니냐가 모든 것을 결정한다. 즉 약물을 어떻게 처방할지, 어떻게 치료할지, 보험 처리를 어떻게 할지, 병원에 입원시켜 어떻게 감시하고 누구를 감금시킬지 정하는 기준이 된다. 의사들이 나를 정신질환(마음의 문제, 즉 덜 실재하는 문제)이 아니라 기질성 질환(몸의 문제, 즉 실재하는 문제)이라고 진단했을 때, 그 말은 내가 다른 의학으로부터 격리되지 않고 목숨을 살리는 치료를 받게 되리라는 뜻이었다. 만약 격리되었다면 의료진이 나의 뇌의 수수께끼를 해결하는 노력이 지체되거나 엇나갔을 테고, 그러면 나는 장애를 입거나 목숨을 잃었을 수도 있다. 그야말로 사활이 걸린 문제다. 정신과 의사 앤서니 데이비드는 이렇게 말했다. "많은 의학적 진단이 얼마나 자의적이고 허점투성이인지 일반 대중이 알면 소스라치게 놀랄 겁니다."

실제로 이렇게 '자의적이고 허점투성이인' 진단 체계는 미국에서 매년 정신질환 증상을 경험하게 되는 성인 다섯 명 가운데 한 명의 삶을 바꿔놓는 결과로 이어진다. 심각한 정신질환*과 맞서 싸우는 미국인의 4퍼센트에게는 훨씬 다급한 영향을 미친다. 그들의 수명이 십 년에서 이십 년까지 줄어드는 경우도 있다. 물론 의학은 계속 발전하고 있고 내가 직접적인 수혜자이지만, 우리 중에 가장 병든 자들은 점점 더 병들어가고 있다.

설령 여러분이 운 좋게도 자신의 시냅스의 발화에 대해 전혀 걱정하지 않는다 해도 이런 제약을 비켜가지는 못한다. 여러분이 자신의 괴로움에 이름을 붙일 때, 집단과 견주어 자신의 별난 점을 인식할 때, 자신의 본모습을 이해하려고 할 때 이것이 항상 관여하니까 말이다. 정신과 의사들이 처음에 '격리치료자'라는 이름으로 불렸음을 기억하자. 이들의 지위가 나머지 다른 의사들과 구별되고 환자가 자신으로부터 격리되었음을 나타내는 용어일 뿐만 아니라 아예 다른 존재이기도 함을 보여주는 것이다. 사회학자 앤드루 스

---

* 국립정신보건원은 심각한 정신질환을 "하나 이상의 주요 생활 활동을 크게 방해하거나 제한하는 심각한 기능 손상을 초래하는 (…) 정신·행동·정서장애"로 규정한다.

컬은 『광기와 문명』이라는 책에서 이렇게 말했다. "정신이상은 인간의 상상력에 끈질기게 따라다닌다. 우리를 매혹시키면서 동시에 우리를 겁준다. 정신이상의 공포에 초연한 사람은 거의 없다. 정신이상은 어디까지를 인간이라고 할 수 있는지에 대한 우리의 인식에 도전한다." 확실히 그렇다. 우리와 같은 현실을 보지 않는 사람에게 우리는 몹시 불편함을 느낀다. 비록 과학은 저마다 자신만의 세상으로 삼는 정신적 지도가 그야말로 유일무이하다는 것을 보여주지만 말이다. 우리의 뇌는 주위 환경을 대단히 특정한 방식으로 해석한다. 쉽게 말해 여러분이 파란색이라고 받아들이는 것은 나의 파란색과 다를 수 있다. 그럼에도 정신적으로 아픈 '타자'의 예측 불가한 점에는 다들 두려움을 느낀다. 그것은 우리가 스스로를 아무리 정신이 온전하고 건강하고 정상이라고 여기더라도 마음 한구석에서는 우리의 현실 역시 왜곡될 수 있음을 알기 때문이다.

'정신병동으로 이송'

스물네 살이 되기 전까지 내가 광기에 대해 알았던 것이라고는 초등학생 시절 『앨리스의 일기』[마약에 빠져든 십 대 소녀의 일기를 출판한 것으로 원제는 'Go Ask Alice'—옮긴이]를 몰래 훔쳐서 읽은 것, 새 아버지에게 조현병 진단을 받은 형제가 있다고 들은 것, 상상 속의 적들을 향해 손을 내뻗은 노숙인 옆을 지나가며 고개를 돌린 것이 전부였다. 내가 정신질환을 제대로 마주한 것은 타블로이드 기자로 일할 때 번뜩이는 재치로 화제를 불러 모은 악명 높은 소시오패스를 교도소에서 인터뷰하면서였다. 정신질환은 영화의 주제로 인기였다. 〈뷰티풀 마인드〉에서 러셀 크로가 연기한 천재 수학자 존 내시, 〈처음 만나는 자유〉에서 안젤리나 졸리가 맡은 매혹적인 경계성 인격장애 환자가 그런 예였다. 다들 야망에 차 있어 보였고, 지독한 고통을 당하지만 비범한 이들을 모아놓은 비밀 클럽 같았다.

그러다가 병이 덮쳤다. 자가면역 뇌염이 나를 망가뜨린 것이다. 잠시 나는 미친 사람이 되었고 삶이 송두리째 바뀌었다. 당시의 날카로운 조각들은 십 년이 지난 지금도 내 안에 남아 있다. 기억의 파편들, 내 가족 이야기, 그리고 초기 우울증, 독감과 비슷한 증상, 정신증psychosis[정신에 문제가 나타나는 증상들을 포괄하는 말로 정신질환일 수도, 신경질환일 수도, 약물복용의 일시적 여파일 수도 있다—옮긴이], 걷지도 말하지도 못함, 요추천자, 뇌수술이라고 적힌 진료기록. 내 상상이 만들어낸 빈대가 내 아파트를 완전히 점령하고, 〈뉴욕 포스트〉의 뉴스룸이 무너지고, 아버지의 3층 아파트 창문에서 거의 뛰어내릴 뻔하고, 간호사들을 나를 염탐하려고 잠입한 기자들이라고 철석같이 믿고, 욕실에 눈들이 떠다니며 나를 겁주고, 내가 마음을 통해 사람들을 늙게 만들 수 있다고 믿었던 것이 생생하게 기억난다. 병원에서 나를 치료했던 자존심 강하고 냉정한 정신과 의사도 기억난다. 그는 나를 "흥미로운 사례"라며 항정신성 약물을 불필요할 정도로 많이 처방했다. 이 무렵에 의료진은 나를 포기하기 시작했고, '정신병동으로 이송'이라는 말이 내 진료기록에 오르기 시작했다.

내 가족은 앞서 숱하게 많은 가족이 그랬듯이 정신질환이라는 꼬리표가 휘두르는 폭압에 맞서 싸웠다. 부모님은 결연했다. 내가 미친 사람처럼 행동한 것은 틀림없지만 미치지는 않았다고 믿었다. 둘은 엄연히 달랐다. 내가 폭력적이고 편집증과 환각에 시달리는 것처럼 보였겠지만 그건 내가 병들어서 그런 거였다. 그것은 내가 아니었다. 독감이나 암이, 혹은 불운이 닥치듯 뭔가가 내게 닥친 것이었다. 의사들은 신체적 원인을, 감염이나 종양처럼 지목해서 치료할 구체적인 무엇을 곧바로 찾지 못하자 보는 시각을 달리했다. 혹시 양극성장애가 아닐까 판단하다가 나의 정신증이 극심해지자 조현정동장애로 진단을 바꾸었다. 내 증상으로 보건대 그런 진단은 타당했다. 나는 환각을 보았다. 정신증을 보였다. 인지력이 위축되었다. 급격한 변화를 다른 검사로는 설명할 수 없었다. 의사들은 양극성장애 환자를 보았다. 조현정동장애 환자를 보았다. 그들의 판단은 틀렸다. 그러나 다른 경우였다면 아마도 '옳았을' 것이다.

그런데 그처럼 진단이 명확하지 않은 것은 정신의학에만 해당되는 사항이 아니다. 여러분은 평생 한 번은 원인과 치료법이 여전히 알려지지 않은 병에 걸리거나, 중대한 의학적 실수로 적절한 치료를 제때 받지 못해 곤란을 겪거나 목숨을 잃을 가능성이 크다. 원인과 치료법이 알려지지 않은 질병의 목록은 알츠하이머병에서 심장증후군 X와 영아돌연사증후군에 이르기까지 길다. 일반의에게 진찰받는 사람 세 명 가운데 한 명이 원인을 모르거나 '의학적으로 설명되지 않는' 증상을 보이는 것으로 추정된다. 우리는 타이레놀 같은 일상적인 약이 어떻게 작용하는지, 마취 상태에서 뇌에 정확히 어떤 일이 벌어지는지 제대로 모른다. 매년 2억 5000만 명이 이런 일을 겪는데도 말이다.

탐욕, 오만함, 이윤에 목을 맨 과잉처방으로 아편이 급속하게 확산되었던 예를 생각해보자. 대단히 중독성 강한 이 약물은 헤아릴 수 없이 많은 손상과 죽음을 일으킨 원인으로 밝혀지기 전까지 아무렇게 않게 진통제로 처방되었다. 정설로 받아들여지고 있는 것은 재평가를 거쳐야 하는 경우가 많다.

우리가 인정하든 안 하든 의학은 확실함보다는 믿음으로 돌아갈 때가 훨씬 많다. 몇몇 특별한 경우에 우리는 백신을 접종한다거나 (천연두, 소아마비, 홍역 등) 생활환경을 개선한다거나(물을 정수하거나 담배를 끊는 등) 선제적으로 정밀검사를 하여(전립선암, 유방암, 피부암 등) 병을 예방할 수 있다. 하지만 병을 실제로 치료하는 문제에 있어서는 대체로 한계를 보인다.

불확실함이라는 공통점을 제하면 정신의학은 다른 의학 분야와 결정적인 점에서 차이가 있다. 다른 어떤 분야도 강제로 치료하거나 억지로 사람을 감금하지 못한다. 다른 어떤 분야도 질병인식불능증 같은 상황에 정기적으로 맞닥뜨려 골머리를 앓지 않는다. 질병인식불능증은 병에 걸린 사람이 그 사실을 몰라서 의사가 어떻게 언제 개입해야 할지 까다로운 결정을 내려야 하는 상황이다. 정신의학은 사람들에 대해, 그러니까 우리의 성격, 우리의 믿음, 우리의 도덕에 대해 판단을 내린다. 그것이 실행되는 사회를 비추는 거울인 셈이다. 의사 한 명이 여러분의 진료기록에 적은 하나의 꼬리표로 인해 여러분은 한순간 이제까지 치료를 받던 분야와는 완전히 다른 병동으로 넘겨질 수 있다.

내가 겪은 경험이 다른 많은 환자와 갈라지는 지점이 바로 여기였다. 나의 연령, 인종, 장소, 사회경제적 상황, 후한 보험 보장 같은 여러 운 좋은 요인들 덕분에 의사들은 더 많은 검사를 밀어붙였고, 결국 요추천자를 통해 뇌를 공격하는 자기항체가 있음을 알아냈다. 의사들은 정신질환 진단과 배치되는 명백한 증거를 얻은 것이다. 나의 질병은 이제 확연히 신경학적인 것이었다. 나는 뇌척수액 검사와 항체 검사를 받았고 내 사례를 뒷받침하는 학술 연구도 있었다. 의사들은 무슨 일이 일어났는지 한 문장으로 설명할 수 있었다. 내 몸이 뇌를 공격한 것이었다. 그리고 개선책, 심지어 치료법도 있었다. 희망, 명료함, 낙관론이 모호하고 생뚱맞은 치료를 밀어냈다. 아무도 나를 비난하거나 각각의 증상이 과연 실재하는지 의문을 제기하지 않았다. 술을 먹었는지, 스트레스를 많이 받았는지, 가족의 병력이 어떻게 되는지 묻지 않았다. 문제가 모두 내 머릿속에 있다는 식으로는 더 이상 이야기하지 않았다.

나의 사연은 첨단 신경과학이 미친 여자를 치료한 의학 발전의 쾌거가 되었다. 의학은 이와 같은 사연들이 떠받들고 있다. 폐암 4기의 아버지가 표적치료를 받고 완전관해full remission[증상이 완전히 사라졌다는 뜻으로 '완쾌'와는 다른 의미다—옮긴이]를 보였다. 갓난아이가 달

팽이관 이식을 받았으니 이제 소리 없는 세상이 어떤 것인지 알지 못할 것이다. 희귀한 피부질환의 아이가 줄기세포로 배양한 새 피부 덕분에 목숨을 건졌다. 이런 사연들은 의학이 순차적인 발전의 길을 걸으며 우리는 앞으로 나아갈 뿐이라는 믿음에 힘을 실어준다. 몸의 수수께끼를 풀고 마음의 최전선에 대해 더 많이 알아가고 있으며 언젠가는 모두를 위한 치료법을 손에 넣을 것이라고 말이다.

진단을 받고 나서 4년간 내 질병에 관한 정보들을 수집했다. 병의 공격이 몇 살에 시작되는지, 주사요법의 새로운 진전들이 있는지 알아보았다. 터무니없는 이 모든 일을 혼자 겪어야 하는 상황으로부터 스스로를 보호하기 위한 일종의 갑옷이었다. 나는 우리가 발전하고 있다는 증거다. 그럼에도 정신증이 다시 돌아올지 모른다는 불안은 지금도 여전하다. 쌍둥이를 임신한 채로 글을 쓰는 지금, 나는 내 몸이 말을 듣지 않는 때를 잊지 못한다. 십 대 후반에 흑색종 진단을 받았을 때도 충격이었지만 정신증을 겪었을 때처럼 병이 내 영혼의 일부를 건드린다는 느낌은 아니었다. 정신증은 이제까지 내가 겪은 가장 오싹한 경험이다. 신경에 문제가 있는 '기질성' 질환이었지만, 내 안에서 일어난 것이었다. 나라는 존재를 규정하는 뭔가가 틀어졌다는 것이 다른 '신체' 질환과는 비교할 수 없을 만큼 오싹했다. 그것은 나의 자아감, 내가 세상을 보는 방식, 내 피부에서 느끼는 편안함을 뒤흔들었고, 나의 존재의 토대에 균열을 일으켰다. 사실들을 아무리 많이 모아도 이런 진실 앞에서 나를 감싸주지 못했다. 우리는 아주 가느다란 실에 매달려 있는 존재이며 몇몇은 추락하면 살아남지 못한다는 진실 말이다.

내가 겪은 질병에 대한 인식을 높이고자 나는 『브레인 온 파이어』라는 책을 썼고 그 이후에 여러 의대와 신경학회로부터 강의 요청을 받았다. 다른 사람이 진단을 받지 못하는 일이 없도록 해야겠다는 생각에 나는 선교사처럼 내 질병에 대해 널리 알리고 다녔다. 언젠가 정신병동으로 쓰이는 건물 안에서 정신과 의사들을 앞에 두고 연설을 한 적이 있었다. 예전에 군 기지였던 곳을 흰색을 활용해 밝게 꾸미고 현대적으로 개조했다. '여긴 진짜 병원 같군' 하고 생각했던 기억이 난다.(나는 그곳에 갈 때 가장 어른스럽고 세련되고 정신사납지 않은 옷 한 벌을 챙겨 갔다.)

그날 내가 강의를 마친 후에 정신과 의사 한 명이 발표자들 앞에 나서서 조용하지만 다급한 어조로 자신의 환자에 대해 말했다. 젊은 여성에게 조현병 진단을 내린 적이 있었는데 "왠지 기분이 개운치 않다"는 것이었다. 지금 보니 나와 비슷하더라고 했다. 비슷한 나이에 비슷한 진단이었고 증상도 비슷했다. 그러나 그녀는 함께 치료를 받고 있는 다른 심각한 정신질환자들과도 비슷하게 보였다. 그의 질문은 차이를 어떻게 아느냐는 것이었다. 정신질환 치료가 아니라 내가 받은 개입, 그러니까 내 몸이 스스로와 싸우지 못하도록 막는 주사가 필요한 사람이 누구인지 어떻게 알겠는가? 의사들은 다음 단계를 논의했다. 혈액검사와 요추천자, MRI 스캔을 통해 이 젊은 여성에게 다른 진단이 가능한지 알아보기로 했다. 나중에 병원의 한 부서를 지나다가 집단치료가 벌어지는 현장을 보았을 때 궁금증이 들었다. 그녀도 저곳에 있을까?

내 강의가 있고 나서 그 젊은 여성이 자가면역 뇌염 검사에 양성을 보였다는 것을 알게 되었다. 나와 같은 병이었던 것이다. 그러나 한 달간 병원에 있었던 나와 달리 그녀는 2년 동안 오진 상태로 있었으므로 잃어버린 인지 능력을 영영 회복하지 못할 터였다. 더 이상 가장 기본적인 제 앞가림도 할 수 없었고, 성공적인 진단에도 불구하고 이제는 한 의사의 말처럼 영영 아이로 살아갈 것이다.

뇌의 병과 마음의 병 사이의 경계선

나는 회고록을 출간하고 나서 내 사연을 돌아보는 것을 끝냈다고 생각했다. 그러나 진정한 광기를 맞닥뜨리고 나면, 자신이 두 세계를 잇는 다리였음을 깨닫고 나면, 다시는 결코 등을 돌리지 못한다. 내 진료기록에 적혔던 '정신병동으로 이송'이라는 말이 머릿속에서 떠나지 않았다. 이 젊은 여성에게 일어났던 일은 하마터면 내게도 일어날 뻔했다. 거울에 비친 내 반영을 들여다보는 기분이었다. 그녀는 어쩌면 나였을 수도 있었다.

우리(나와 나의 거울상)는 심각한 정신질환을 겪고 있는 수많은 사람과 어떻게 다를까? 우리는 어떻게 그토록 쉽게 오진될 수 있었을까? 그나저나 정신질환 이란 대체 어떤 의미이고, 어째서 어떤 질환이 다른 질환보다 더 '실재적'일까? 이런 질문들은 회고록이 나오고 나서 계속해서 나를 괴롭혔다. 그러던 중 의료 시스템 내에서 싸우고 있는 사람들의 사연이 내 편지함에 도착하기 시작했다. 몇몇은 나와 같은 질환이기를 바라고 글을 썼다. 정신질환만은 피하고 싶었던 것이다.

내가 받은 이메일 중에 이십 년 동안 극심한 정신증과 싸우고 있는 서른여섯 살의 아들을 둔 아버지의 편지가 있었다. 그는 현대의학이 줄 수 있는 것이 거의 없었다고 말했다. "그들은 자신들이 고칠 수 있는 '신체질환'이 아니라는 이유로 내 아들의 병을 '정신질환'으로 돌리는 것 같았습니다." 유일하게 내놓은 치료법이 약물이었는데 도움이 되지 않았을 뿐 아니라 오히려 상황을 악화시켰다. 가족들은 다른 방안을 요청했지만 돌아온 대답은 이랬다. "이 약을 먹지 않으면 강제로 그에게 먹일 겁니다."

그는 내 사연에서 자기 가족의 곤궁을 보았고, 나의 부모가 의료 시스템에 성공적으로 맞선 것에 감동했다. 내가 회복된 것을 보고 힘을 얻어 아들을 위해 의미 있는 대답을 계속해서 찾고자 마음을 굳게 먹었다. 그러나 나의 한마디가 그를 괴롭혔다. 그의 이메일에 유튜브 링크가 있어서 들어가 보니 내가 회고록의 페이퍼백 출간 모임에서 말하는 영상이 나왔다. 영상을 보면서 나는 내 손바닥으로 얼굴을 후려 맞는 기분을 느꼈다. 그는 내가 한 말을 내게 다시 인용했다. "내 병은 마치 정신질환처럼 보였지만, 실은 정신질환이 아니었습니다. 신체질환이었습니다."

아버지는 아들의 의사에게서 숱하게 들었던 부당한 구별을 내가 똑같이 말하는 것을 듣고 배신감을 느꼈다. "뇌는 신체기관인데 어째서 뇌에서 일어나는 병이 '신체질환'이 아니라 '정신질환'이 되는 겁니까?" 그가 적었다. "내가 뭘 놓치고 있는 거죠?"

그의 말은 당연히 옳았다. 하마터면 나를 정신병동에 감금하고 어쩌면 나를 죽일 수도 있었던 바로 그 증명되지 않은 이분법을 어째서 나는 그토록 전적으로 받아들였을까? 내가 겪은 것이 신체질환이기 때문에 정신질환을 겪는 사람들과는 다르게 '치료'되었다고 믿고 싶었던 걸까? 위험한 환원주의일 수도 있는 것을 내가, 혹은 우리가 사실이라고 믿고 있는 것이 또 뭐가 있을까? 마음과 뇌에 관한 얼마나 많은 오류를 우리는 그저 당연하게 받아들이고 있을까? 뇌의 병과 마음의 병 사이의 경계선은 어디에 있었을까? 우리는 어째서 이 둘을 어떻게든 구별하려고 애쓸까? 우리는 여태 정신질환을 완전히 잘못 보고 있었을까?

이런 질문들에 답하려면 내가 좋아하는 '닥터 하우스' 신경과 의사 수헬 나자르가 수련의들에게 자주 말한다는 조언에 유념할 필요가 있다. "미래를 보려면 뒤를 돌아봐야 해요."

2장

넬리 블라이

1887년 뉴욕

젊은 여성은 거울 앞에서 시선을 얼굴에 고정시켰다. 자신을 노려보는 동그랗게 뜬 슬픈 눈을 간신히 알아보았다. 그녀는 웃었다. 화를 냈다. 얼굴을 찡그렸다. 귀신 이야기를 큰소리로 읽었고 그러다가 오싹한 기분이 들어 가스등을 더 밝게 올리고서야 거울 앞으로 돌아갈 수 있었다. 그녀는 이렇게 흉측하게 노려보는 것을 새벽까지 연습했다. 날이 밝자 몸을 씻었고, 낡고 구멍이 숭숭 난 드레스를 입었다. 앞으로 닥칠 일을 생각하면 점점 불안해져서 마음을 차분하게 가지고자 애썼다. 어쩌면 집에 돌아오지 못할 수도 있었고, 설령 돌아온다 해도 이 임무로 인해 영영 달라질 수 있었다. 그녀는 이렇게 적었다. "미친 척 굴어야 하는 중압감이 어쩌면 나의 뇌를 돌이킬 수 없이 바꿔놓을지도 모른다."

허기가 극심했지만 그녀는 아침을 거르고 2번로에 있는 여성임시숙소로 향했다. 넬리 블라이라는 필명으로 글을 쓰는 전문 기자 엘리자베스 제인 코크런은 오늘 아침에는 넬리 브라운이 되었다. 조지프 퓰리처가 소유한 신문 〈뉴욕 월드〉의 편집자가 그녀에게 내린 임무는 블랙웰섬의 악명 높은 여성 정신질환자 보호수용소에 정신질환자로 가장하고 들어가 그곳 상황에 대해 "있는 그대로의 숨김없는" 일인칭 글을 쓰라는 것이었다. 블랙웰의 보호수용소에 들어가려면 자신이 정말로 미친 사람임을 '증명'해야 했다. 그래서 그녀가 밤새 잠을 자지 않고 버텼던 것이다. 수면 박탈이라는 혹사에 단정치 못한 외모와 위험한 눈매가 더해지면, 수간호사가 지휘부를 설득시켜 그녀를 수용소로 데려갈지도 몰랐다. 전체 계획이 실행되기 위해서는 반드시 필요한 일이었다.

절대로 나갈 수 없는 실성한 자들의 거처

미국 정부는 정신질환 발병을 추적하기 시작하면서 이를 '백치idiocy'와 '실성insanity'이라는 두 범주로 크게 분류했다. 1880년이면 일곱 개의 정신질환 범주(조증, 우울증, 편집광, 불완전마비, 치매, 간질, 음주광)를 포괄하는 것으로 범위가 넓어졌지만, 19세기 전반기에 대부분의 의사들은 광기로 모든 정신질환을 설명할 수 있다는 '단일 정신증unitary psychosis' 이론을 믿었다. 미친 사람처럼 행동하면 미친 사람이었다.

거의 어떤 상황도 여러분을 국가의 보호 대상으로 만들 수 있었다. "상습적 간질, 신진대사장애, 매독, 유행성 뇌염으로 인한 성격 변화, 도덕적으로 바람직하지 않은 상황, 예컨대 친구의 죽음, 사업상의 곤란, 정신적 긴장, 종교적 흥분, 일사병, 과열." 캘리포니아 패튼 주립병원 문서보관소에 있는 접수일지에 적힌 내용이다. 19세기에 패튼 병원에 감금되는 하나의 이유로 과도한 자위행위가 있었다. 또 하나의 이유는 "노새에게 머리를 걷어차이는 것"이었다. 다른 병원의 기록들을 보면 "상습적인 박하사탕 소비"나 "과도한 흡연"으로 들어온 경우도 있었다. 아이가 죽고 나서 불안정한 감정을 보인다? 정신병원에 보내질 수 있었다. 상스러운 말을 한다? 병원에 갇혔다. 월경을 건너뛰어도 병원행이었다. 순응하지 않는 시민들에게 내려지는 이런 편의적 진단의 예는 정신의학 연감 곳곳에 있다. 사회 관습에 감히 저항하는 여성에게는 히스테리를 선고했다. 영국에서 호전적인 여성 참정권 운동가들에게 특별히 내려진 진단은 '반란자 히스테리'였다. 19세기 루이지애나의 한 의사는 자신이 진찰한 노예들에게 특별히 발견되는 두 '질환'이 있으니 행동이 굼뜨게 되는 '악동병dysaesthesia aethiopica'과 도망치려는 (명백히 불가해한) 욕망인 '출분증rapetomania'이라고 했다. 치료법은 매질이었다. 이것은 의학적으로나 과학적으로나 진짜 병이 아니었다. 유사과학이었고, 의학 행세를 하는 순전히 사회적인 제재였다.

19세기 후반에 군중을 향해 돌을 던지면 보호수용소에 있었던 누군가에게 맞을 확률이 높았다. 그리고 일단 병원에 들어가면 무사히 나올 확률이 높지 않았다. 정신이상 선고를 받으면 양육권, 재산권, 상속권이 영원히 박탈될 수 있었다. 많은 사람들이 남은 평생은 아니더라도 오랫동안 갇혀 있었다. 반항하면 매질을 당하거나 사혈·거머리·관장 '치료'를 받으며 극심한 구토를 해야 했다.(당시에 일반의학이 해줄 수 있는 핵심적인 부분이었다.) 이 시기에 정신병동에 들어간 사람들 중에는 몇 달 혹은 몇 주 만에 죽은 사람들도 제법 많았다. 물론 그것이 제대로 진단되지 않은 위험한 질병 때문인지, 병원의 열악한 시설 때문인지, 둘의 결합인지 확실한 증거는 없다.

이 시기에 정신이상 규정이 오락가락했다는 것은 재력 있고 혈통 좋은 사람이 의사 한두 명을 매수해 자신이 원하는 사람을, 예컨대 순종적이지 않은 아내나 성가신 친척을 얼마든지 정신병원에 보낼 수 있었다는 뜻이다. 이런 상황이다 보니 당연하게도 오진에 대한 불안이 확산되었다. 신문들은 실제로 병들지 않았는데도 정신병원으로 치워진 사람들에 대한 기사를 내보냄으로써 이런 공포를 부채질했다.

거침없는 페미니즘 견해를 펼친 영국 작가 레이디 로지나가 그런 예였다. 그녀의 강경한 발언은 마찬가지로 유명한 작가인 남편 에드워드 불워-리튼("어둡고 폭풍이 몰아치는 밤이었다"라는 그 유명한 첫 문장을 만든 사람)과 불화를 빚었다. 불워-리튼은 그처럼 자기 주장이 강한 아내를 그냥 참고 볼 수 없었다. 무엇보다 자신의 의회 위원 자리가 위태로웠으므로 그녀를 정신병원에 가둬 입을 닫도록 했다. 본인의 유명세와 사회적 압박으로 그녀는 3주 뒤에 풀려나 자신의 경험을 1880년에 『엉망이 된 삶*A Blighted Life*』이라는 책으로 펴냈다. "두 명의 의료진의 확인증만 있으면 남편이 아내를 정신병원에 보낼 수 있도록 하는 법보다 더 폭압적인 악법은 세상에 없었다. 의료진은 뇌물을 받고 존재하지도 않는 광기가 있다고 대충 서둘러 확인해줄 수 있었기 때문이다."

엘리자베스 패커드가 미국에서 레이디 로지나의 싸움을 이어갔다. 패커드는 심령론에 관심을 보인다는 이유로 장로교 목사인 남편 시어필러스와 대립했다. 그녀의 이런 관심은 지역사회에서 남편의 위상에 직접적인 위협이 되었다. 그러자 시어필러스는 자신의 평판을 지키려고 한 의사를 시켜 그녀를 "살짝 제정신이 아니라고" 고발하고 잭슨빌 보호수용소에 가두도록 했다. 그녀는 거기서 3년을 보내야 했다. 남편이 있는 집으로 다시 돌아온 패커드는 그가 가둬둔 방의 창문 밖으로 쪽지를 떨어뜨리고 나서야 집에서 나올 수 있었다. 용케 쪽지를 전달받은 그녀의 친구가 사람들을 모아 그녀를 위해 인신보호영장을 청구했다. 패커드는 법정에서 자신의 정신이 온전함을 증명할 기회를 얻었고, 판사는 7분 만에 남편과 의사의 주장과 달리 패커드가 제정신이라는 판단을 내렸다. 그녀는 『수감자의 숨겨진 삶*The Prisoners' Hidden Life*』이라는 책을 출간했다. 사랑하는 사람에 의해 병원으로 내몰린 다른 여성들의 경험도 여기에 담았다. 그녀의 노력 덕분에 일리노이주는 정신이상으로 기소된 모든 사람이 판사 앞에서 자신을 변호할 수 있도록 보장하는 '개인의 자유 보호 법안'을 통과시켰다. 의사들도 매수될 수 있음을 공식적으로 인정한 것이었다.(판사들이 정신질환 관련 문제에 완전히 무지할 수 있다며 패커드의 개혁에 반대한 자들이 있었다.)

블라이는 하숙집에서 크게 소란을 피워 경찰이 출동했고 결국 맨해튼의 에섹스 마켓 즉결재판소로 보내졌다. 판사는 그녀를 가둘지 말지 판단해야 했다. 그녀에게, 아니 어쩌면 〈뉴욕 월드〉에게 다행히도 판사는 아침에 벌어진 사건들을 곧이곧대로 받아들였다.

더피 판사는 고민에 잠겼다. "가엾어라, 그녀는 단정하고 또한 숙녀요. (…) 그녀가 좋은 여자라는 데 모든 것을 걸 수 있소." 비록 가장 남루한 옷을 걸쳤고 나름 최선을 다해 미친 척 굴었지만, 그녀의 고상한 외모와 태도 때문에 판사는 다음 단계를 취하기를 망설였다. 블랙웰의 보호시설과는 거리가 멀다는 것을 잘 알았던 그는 점잖게 자라 그곳에서 험한 꼴을 견디기 어렵다고 느낀 사람을 보내기가 어려웠던 것이다. "가엾은 이 자를 어떻게 해야 할지 모르겠소. 그녀는 돌봄을 받아야 하오."

"섬으로 보내시오." 경관 한 명이 말했다.

그러자 판사는 '정신이상 전문가'를 불러들였다. 당시 정신이상자들과 일하는 의사들은 일상적으로 그렇게 불렀다. 격리치료자, 의료심리학자로 불리기도 하고 '정신병동 의사', '가짜 의사', '미치광이 의사'로 놀림을 받기도 한 이들은 자신이 담당하는 환자와 마찬가지로 주로 보호수용소에 갇혀서 생활했다.(20세기 초에 이르면 '정신과 의사psychiatrist'라는 용어가 선호되었다.)

정신이상 전문가는 블라이에게 입을 벌리라고 해서 그녀의 혀를 검사했다. 그녀의 눈에 빛을 비추고, 맥박을 짚고, 심박 소리를 들었다. 블라이는 숨을 참았다. 나중에 이렇게 적었다. "나는 미친 사람의 심장이 어떻게 뛰는지 전혀 알지 못했다." 활력징후가 그녀의 의도대로 나왔던 모양이다. 그녀를 정상인과 다르게 두기에 충분한 수치를 얻은 전문가는 병동으로 그녀를 데리고 갔다. 거기서 또 다른 의사가 블라이를 검사해 '확실한 정신이상' 판정을 내렸다. 이제 그녀는 배에 태워져서 블랙웰로 가게 되었다.

블라이가 배에서 내리자 위스키에 취한 간병인이 그녀를 맞아 "절대로 나갈 수 없는 실성한 자들의 거처" 여성 보호수용소로 안내했다.

'보호수용소asylum'라는 말은 (호메로스 시에 나오는 전사에게) '붙잡히지 않는 안전한 거처'라는 뜻을 가진 고대 그리스어에서 나왔다. 로마인들에 이르러 이 말은 '피난처', '폭력으로부터 안전한 곳'이라는 현재의 의미를 갖게 되었다. 특별히 정신질환자들을 수용하기 위해 지어진 최초의 보호수용소는 서기 500년경 비잔틴제국에서 등장했으며, 11세기가 시작되면서 유럽, 중동, 지중해의 여러 도시에도 생겨났다. 오늘날 우리가 아는 병원은 현대적인 개념이다. 초창기에는 교도소와 구빈원, 병원이 그렇게 다르지 않았고, 이런 보호수용소에서는 알려지기로 피보호인들을 잔혹하게 다루었다고 한다.

대다수 정신질환자들은 가족과 함께 살았지만, 이 또한 현실은 그렇게 목가적이지 않았다. 18세기 아일랜드에서 정신질환자는 오두막 바닥에 5피트 깊이의 구멍을 파고 그 안에서 살았다. 서 있기도 빠듯한 공간이었고 도망치지 못하도록 위에다 뭔가를 덮었다.("대체로 그곳에서 생을 마감했다.") 당시 유럽의 다른 곳도 크게 다르지 않았다. 독일에서 모종의 정신질환에 시달린 한 청소년은 돼지우리에서 쇠사슬에 묶인 채로 지냈는데, 워낙 오래도록 그 상태로 있어서 결국 다리를 쓰지 못하게 되었다. 잉글랜드에서는 정신질환자들을 구빈원 공터에서 말뚝에 묶어놓았다. 스위스의 한 도시에서는 정신질환자 다섯 명 중 한 명이 집에 감금되어 있었다.

유럽에서 가장 오래된 정신병원인 베들렘 왕립병원(일명 '베들람')은 1247년에 런던에서 수도원으로 시작했다. 중세적인 의미의 병원, 그러니까 도움이 필요한 자들을 위한 자선단체였다. 한 세기 뒤에 그곳은 오로지 정신이상자들만 받아들이기 시작했다. 그들이 생각한 치료법은 사람들을 쇠사슬로 묶고 채찍질을 하고 굶겨서 병을 몸 밖으로 빼낸다는 것이었다. 이곳에 14년이나 갇혀 있었던 한 사람은 목에 "튼튼한 쇠고랑"을 차고 쇠사슬로 벽에 묶여 겨우 한 발짝 움직일 정도만 허용되었다. 정신이상자들은 동물과 다를 바 없는 데다가 가축과 달리 쓸모도 없으므로 더 혹독하게 다뤄야 한다는 믿음에 따른 것이었다.

19세기 중반에 미국의 사회운동가 도로시아 딕스가 벌인 정신병원 개혁운동은 꽤 많은 유산을 누구보다 확고한 목적의식을 갖고 이런 문제를 다루는 데 쏟았다. 그녀는 3년간 미국 대륙 전역을 3만 마일 넘게 여행하며 정신질환자들에게 가해진 잔혹한 조치들을 고발했다. 자신의 피부를 벗겨내고 있는 여성, 마구간에서 생활한 남성, 빛이 전혀 들어오지 않는 지하 우리에 감금된 여성, 쇠사슬에 묶여 몇 년간 한 자리에 있었던 사람들. 그야말로 "인간의 고통과 모멸을 가장 슬프게 담아낸 그림"이었다. 사실상 미국의 시스템은 '가족이 떠맡은' 유럽의 오래된 방식보다 나을 것이 없었다. 지칠 줄 모르는 투사 딕스는 여성들이 정치에서 환영받지 못하던 시대에 매사추세츠 입법기관에 정신적으로 불편한 사람들을 돌보는 "신성한 대의"를 떠맡도록 촉구했다. 그녀의 노력으로 도덕적 치료의 철학에 입각한 새로운 보호수용소 서른두 곳이 설립되었다. 도로시아 딕스는 1887년에 죽었다. 바로 그해에 우리의 용감한 넬리 블라이가 블랙웰에 잠입하여 실제로 바뀐 것이 거의 없음을 폭로함으로써 딕스의 유산을 이어갔다.

블랙웰은 원래는 그런 곳이 아니었다. 이스트 강 중앙에 위치한 147에이커의 섬에 "세상의 등불"로 마련되었으며 딕스가 옹호했던 도덕적 치료의 이론을 구현하고자 했다. 핵심 원칙은 프랑스 의사 필리프 피넬에게서 나왔다. 알려지기로 그는 자신의 피보호인들을 (말 그대로) 쇠사슬에서 풀어주었고 보다 인간적인 방식으로 광기를 치료하는 일에 앞장섰다.(역사학자들 사이에서는 그의 유산에 미화된 면이 있다고 본다.) 피넬은 말했다. "정신적으로 병든 자들은 처벌이 마땅한 죄인들이 결코 아니다. 그러니 그들의 비참한 상황은 고통받는 인간에게 마땅히 주어져야 하는 모든 배려를 받을 자격이 있다."

코네티컷의 의사 일라이 토드는 도덕적 치료를 미국에 소개하면서 새롭게 갖추어야 할 조건으로 "평화, 고요하고 건강한 식단, 규칙적인 일과"를 제안했다. 이렇게 해서 새로운 '휴식처'가 예전의 '미치광이 집'을 대체했고, 도시의 스트레스를 벗어나 마음을 편안하게 해주는 환경으로 옮겨갔다. 몇몇 경우에 보호수용소는 병원 관리자들과 의료진들이 환자들과 더불어 사는 자그마한 도시로 확장되었다. 그들은 농장을 함께 돌보고 부엌에서 함께 요리했으며, 심지어 가구를 직접 만들고 자체적인 철로를 운영하기도 했다. 질서 잡힌 생활과 일상의 노동이 목적을 만들고 목적이 의미를 만들어 회복으로 이어진다는 생각이었다. 여기서 의사와 환자의 관계가 결정적으로 중요했다. 사람으로서 대접받으면 병든 자는 얼마든지 치료될 수 있었다.

블랙웰에서 보낸 열흘

아무튼 원래 의도는 그랬다. 블랙웰섬은 1839년에 이런 이념을 바탕으로 세워졌지만, 넬리의 시대가 되면 미국에서 가장 끔찍한 보호수용소 가운데 하나로 악명을 떨쳤다. 1842년 그곳을 찾은 찰스 디킨스는 곧바로 섬의 "게으르고 무기력한 미치광이 집의 분위기"

에서 벗어나고자 했다.(디킨스는 나중에 어린 여배우와 눈이 맞아 부인을 보호수용소에 집어넣으려고 했다. 이런 곳이 어떤지 그가 알았음을 생각할 때 참으로 극악무도한 행동이었다.) 블랙웰의 보호수용소는 수용 인원을 훨씬 초과하여 받았다. 일례로 일인실에 여섯 명이 들어갔다. 기록을 보면 구속복을 입은 채 독방에서 혼자 아이를 출산한 여성, 쥐약을 푸딩으로 착각하고 먹었다가 죽은 여성을 포함하여 "연이은 비참한 상황들"이 상세하게 나온다.

블라이가 블랙웰에서 만난 환자들은 혼란스럽고 절망적으로 보였다. 혼잣말을 하며 제자리에서 빙빙 도는 사람, 자신은 멀쩡하다고 계속 우기지만 아무도 귀담아듣지 않는 사람도 있었다. 블라이는 병원에 들어오고 나서 미친 척 구는 것을 그만두었다. "나는 평소와 다름없이 말하고 행동했다. 그런데 이상하게도 내가 더 정상적으로 말하고 행동할수록 더 미친 사람 취급을 받았다." 그녀의 말이다. 가짜로 위장한 사람임이 발각되리라는 걱정(곧 희망으로 바뀌었다)은 간호사가 자신을 얼음 욕조에 집어넣고 소름이 돋은 피부가 퍼레질 때까지 문지르고는 세 바가지의 물을 연속으로 퍼붓는 순간 사라졌다. 그녀는 공포에 질려 익사할 것만 같았다.(거의 물고문 수준이었으리라.) "딱 한 번 진짜 미친 사람처럼 보인 적이 있었다. 내가 자초한 터무니없는 상황에 평정심을 잃고 요란하게 웃음을 터뜨렸다."

첫날에 그녀는 인간에게서 버려진다는 것이 어떤 건지 금세 깨달았다. 판사의 시선을 끌었던 숙녀 같은 태도는 여기서 아무 소용이 없었다. 그저 또 한 명의 무가치한 극빈자일 뿐이었다. 환자들은 같은 욕조에서 몸을 씻었다. 매독의 상처가 훤히 드러나 보이는 환자도 같은 욕조를 사용했고, 분뇨와 죽은 벌레들이 둥둥 떠다닐 지경이 되어서야 간호사는 물을 갈았다. 음식은 끔찍했다. 버터는 산패했고, 가끔 나오는 고기는 너무 질겨 한쪽 끝을 입에 물고 양손으로 잡아당겨 뜯어야 했다. 블라이는 최대한 점잖게 이 문제를 글에 적었지만, 변기를 사용하는 것은 참을 수 없는 고역이었다. 물이 채워진 여물통에 용변을 보았는데, 끔찍한 이 섬의 모든 것이 그렇듯 정기적으로 물을 갈아야 하는 변기도 제대로 돌아갈 때가 거의 없었다.

블라이는 6호실에서 자매들의 이야기를 들었다. 독일에서 온 이민자 루이 샨츠는 영어를 못한다는 이유로 이 지옥에 오게 되었다. 블라이는 말했다. "이런 자들과 자신의 무죄를 증명할 온갖 기회를 받는 범죄자를 놓고 보자. 누군들 정신이상자로 선고되어 도망칠 희망도 없느니 차라리 인생을 걸고 살인자가 되는 편을 택하지 않겠는가."

목욕을 거부했다가 간호사에게 매질을 당해 다음 날 아침에 죽은 어린 소녀 이야기를 누군가가 블라이에게 해주었다. 섬에서 행해진 '치료' 가운데 "유아용 침대"라고 하는 것이 있었다. 갑갑한 우리 속에 누워 몸을 전혀 움직이지 못하도록 만들어진 끔찍한 기구였다. 무덤과 다를 바 없었다.

며칠 만에 블라이는 폭로 기사를 쓰기에 충분한 증거를 모았다. 그러자 이제 자유롭게 풀려나지 못할 수도 있다는 걱정이 들기 시작했다. 그녀는 그곳을 "인간 쥐덫"이라고 불렀다. "들어오기는 쉬워도 일단 들어오면 나가기가 불가능하다." 과장만은 아니었다. 1874년의 보고서에 따르면 사람들은 블랙웰에서 평균 10년에서 30년을 보냈다.

이런 상황이 되자 블라이는 자신의 말을 들어주는 사람에게 자신의 정신이 멀쩡하다는 것을 확실히 보여주었다. 그러나 "나의 온전함을 확신시키려고 애쓸수록 그들은 더욱 의심했다."

"당신네 의사들은 여기 왜 있는 거죠?" 그녀가 물었다.

"그야 환자들을 돌보고 그들이 제정신인지 검사하기 위해서죠." 의사가 대답했다.

"그러면 나를 검사해요. 그래서 내가 제정신인지 아닌지 알아봐요."

그러나 그녀가 다시 검사하라고 아무리 애원해도 대답은 똑같았다. "그들은 내 말에 주목하지 않았다. 내가 헛소리를 한다고 생각한 것이다."

다행히도 열흘이 지나도 블라이로부터 아무 소식이 없자 그녀의 담당 편집자가 변호사를 보내 그녀를 쥐덫에서 꺼내주었다. 무사히 맨해튼에 돌아온 블라이는 2부작 폭로기사를 썼다. 1부는 "보호수용소 창살 너머에서", 2부는 "미치광이 집 안에서"라는 제목으로 삽화까지 곁들여 1887년 〈뉴욕 월드〉에 게재되었다. 기사는 전국의 여러 신문에도 나가 대중을 경악시켰고, 정치인들에게 뭔가 조치를 취하도록 압박했다. 맨해튼의 지방검사가 대배심을 소집해 수사를 했고 블라이가 증인으로 나섰다. 배심원들이 섬을 순찰하게 되어 정신병원은 재빠르게 청소와 단장을 했다. 그러나 실상을 덮지는 못했다. 마침내 젊은 기자의 용기 덕분에 공공자선교정국은 수감자들의 복지 예산을 60퍼센트 늘리기로 합의했다.

블라이의 편집자가 개입하지 않았다면 그녀는 얼마나 오래 섬에 갇혀 있었을까? 여전히 안에 있었던 다른 여성들은 어떻게 되었을까? 온전한 정신과 정신이상의 경계는 누군가가 인정하고 싶은 것보다 훨씬 덜 과학적이고 덜 정량적이었다. 〈뉴욕 월드〉에 실린 외부인 칼럼은 블라이의 폭로기사가 "누가 미친 사람이고 누가 아닌지를 전문가들이 제대로 구별할 수 없다"는 것을 보여주었다고 했다. 그 결과 "그녀를 진찰한 의사들이 정신질환 진단에서 이룩한 과학적 성취가 과연 쓸 만한 것인지 아닌지" 논란이 일었다.

19세기인 이때까지도 격리치료자들은 보호수용소를 채운 무리들을 어떻게 해야 할지 여전히 몰랐던 것이 사실이다. 어떤 분야에도 전문 지식이 없어 보였던 이런 '정신이상 전문가'에게 나머지 의학은 쓸모가 없었다. 블라이가 잠입 취재를 하기 몇 년 전, 루이 파스퇴르가 세균이 질병을 일으킨다는 세균병인설을 성공적으로 입증하여 콜레라와 광견병에 대항하는 백신의 개발로 이어졌다. 예방이라는 개념을 도입하여 의학을 혁신한 것이다. 몇십 년 사이에 의학은 사혈瀉血이라는 해로운 시술을 거의 몰아냈고, (블라이가 병원에 들어가기 한참 전에) 백혈병이 혈액 질환임을 확인하여 병리학이라는 새로운 분야가 생겨났다. 의학이 새로운 세기로 접어들면서 한 때 보이지 않았던 것이 눈에 보이게 되었다. 하지만 격리치료자들은 여전히 눈이 멀어 수용소에 환자들을 몰아넣고 잔혹한 '유아용 침대'를 사용했으며, 그럴듯하게 설명할 수 있는 견고한 이론이 없었다.

돈을 들여 문제를 해결하려 한 것을 빼면 블라이의 폭로기사가 나가고 난 뒤로 아무것도 달라지지 않았다.(앞으로 보겠지만 거의 한 세기 뒤에 정신의학의 심장에 훨씬 강력한 박격포탄이 떨어지고 나서야 상황이 바뀌었다.)

전 세계에서 가장 세련되고 부유한 도시로 꼽히는 뉴욕은 시민들에게 그토록 잔혹한 짓을 했음을 이제 의식하고는 멋쩍게 어깨를 으쓱할 뿐이다.

우리도 여전히 그렇다.

3장

광기의 거처를 찾아서

정신의학의 태동

오늘날 블랙웰섬은 더 이상 존재하지 않는다. 1973년에 섬은 프랭클린 D. 루스벨트의 이름을 따서 루스벨트섬으로 바뀌었고, 블라이가 참혹한 열흘을 보냈던 장소는 이제 고급 콘도들이 들어선 개발지구가 되었다. 그러나 그녀가 거기서 목격했던 괴로운 참상은 사라지지 않았다. 그녀가 답을 찾으려 했던 질문들, 예컨대 온전한 정신이나 정신이상이 어떤 의미인지, 자주 우리를 오싹하게 만드는 고통을 받는 인간을 돌본다는 것이 어떤 의미인지 묻는 질문들이 남아 있다.

광기는 인류의 역사 내내 우리를 따라다니며 괴롭혀왔다. 그러나 무엇이 광기를 야기하는지, 단적으로 말해 어디서 원인을 찾을 수 있는지 아직 명확히 밝혀지지 않았다. 이제까지의 설명들을 보면 마음/영혼, 뇌, 환경, 이렇게 세 요인을 오가며 이루어졌다. 처음에 광기는 신이나 악마가 직접 개입한 초자연적인 것이라는 믿음이 지배했다. 기원전 5000년경의 두개골이 발굴됨으로써 우리는 초창기 해결책 가운데 하나가 머리에 구멍을 뚫어('천두술trephining') 그곳에 자리 잡은 악령을 내보내려 한 것이었음을 알고 있다. 또 하나의 방법은 어린아이나 동물을 희생양으로 삼아 악령이 그곳으로 옮겨가도록 하는 것이었다. 초기 힌두교도들은 발작이 그라히Grahi라는 신이 벌인 일이라고 믿었는데 신의 이름을 글자 그대로 번역하면 "붙잡는 자"라는 뜻이다. 고대 그리스인들은 신이 분노하거나 복수할 때 광기가 덮친다고 믿었으며, 이런 믿음은 유대교와 기독교의 가르침과 더불어 계속 이어졌다. 구약성서에 보면 믿음을 잃거나 지나치게 자만한 자에게 "신이 광기로써 벌한다"고 경고한다. 다니엘서에서 신은 느부갓네살에게 일종의 광기를 내려 광폭한 짐승으로 만들고 합리적으로 사고할 줄 아는 인간의 능력을 앗아감으로써 그를 벌한다.("교만하게 구는 자를 그는 능히 낮출 수 있음이라.") 구마 의식, 고문, 심지어 화형도 동요하는 마음에서 악마를 몰아내기 위한 방법이었다. 자살 시도(악마의 부추김을 받은 행동으로 여겨졌다)에서 살아남은 자들은 거리로 끌려가 교수형에 처해졌다.

계몽주의 사상가들은 광기를 비이성으로 재정립했으며 이를 악령에 사로잡힌 결과라기보다 합리적 이성이 무너진 부산물로 여기기 시작했다. 일례로 르네 데카르트는 마음/영혼이 비물질적이고 본래적으로 합리적이며 물질적인 신체와는 완전히 별개라고 주장했다. 이런 식의 사고에는 종교도 여전히 하나의 역할을 했지만, 어쨌든 이런 이분법적 사고 덕분에 광기가 "이론의 여지없이 철학적, 의학적 연구의 합당한 대상"이 되었다고 로이 포터가 『광기의 짧은 역사 *Madness: A Brief History*』에서 언급했다.

이런 의학 연구 분야는 1808년에 독일의 내과 의사 요한 크리스티안 라일에 의해 '정신의학psychiatrie'이라는 이름을 얻었다. 새로운 전문분야(라일은 생각이 가장 깨어 있는 의사들만이 여기에 관심을 보일 것이라고 했다)는 마음과 뇌, 영혼과 신체를 다룬다. 오늘날 전체론적 방법이라고 부르는 것이다. 라일은 이렇게 말했다. "우리는 순전히 정신적이거나 순전히 화학적인, 혹은 순전히 기계적인 질환은 결코 찾지 못할 것이다. 모든 질환에서 우리가 보는 것은 전체다." 당시 그가 펼친 원칙들은 오늘날에도 유효하다. 정신질환은 보편적이고, 우리는 사람들을 인도적으로 대해야 하며, 실제로 일을 맡는 사람은 철학자나 신학자가 아니라 의사여야 한다는 것이다.

라일이 정신의학을 주창했음에도 많은 의사들은 '광기의 거처'를 찾고자 하는 노력을 접지 않았다. 무엇이 광기를 일으킬까? 그것은 하나의 영역에 있을까, 여러 영역에 걸쳐 있을까? 환경에 의해 광기로 내몰릴 수 있을까, 아니면 그것은 오로지 두개골 속의 기관에 있을까? 격리치료자들은 광기를 따로 떼어내서 공략할 수 있으리라는 생각에 신체를 목표로 삼기 시작했다. 그 과정에서 참으로 끔찍한 치료들을 했다. 예컨대 (찰스 다윈의 할아버지 이래즈머스 다윈이 개발한) '회전의자'는 환자를 앉혀놓고 빙빙 돌려 현기증과 극심한 구토를 일으켜 혼미 상태로 만들자는 것이었고, '충격의 욕조'는 느닷없이 바닥이 내려앉아 환자를 아래의 차가운 물속에 빠뜨려 그 충격으로 광기를 몰아낸다는 발상이었다. 잔혹하긴 해도 적어도 악령 탓을 하진 않았으니 한 발 나아간 진전이었다.

초창기 정신과 의사이자 독립선언서 서명자 중 한 명인 벤저민 러시는 광기의 원인이 뇌혈관에 있다고 믿었다. 이런 생각에서 그는 정신 나간 몇 가지 치료법들을 생각해냈는데, 감각을 박탈하는 기구인 '안정의자'도 그중 하나였다. 환자를 의자에 묶고 나무상자를 머리에 씌워 자극을 차단하고 움직임을 제한하면 뇌로 가는 피가 줄어든다는 발상이었다. 환자는 의자에 앉아 오래도록 움직이지 못했으므로 용변을 해결하기 위해 아래에 구멍을 뚫어놓았다. 이렇듯 정신이상자는 그저 방치되고 무시되기만 한 것이 아니라 학대와 고문도 당했다. 정신질환자가 '다른 존재'라는 믿음이 노골적으로 가학적인 행동을 정당화한 것이다.

현미경의 발명으로 뇌와 신경계 모습을 세포 수준에서 묘사하는 것이 가능해졌다. 1874년에 독일의 내과 의사 카를 베르니케는 망가지면 말의 의미를 파악하지 못하게 되는 뇌 부위를 확인했다.(이런 증상을 베르니케 실어증이라고 한다.) 1901년에 프랑크푸르트에서 활동한 의사 알로이스 알츠하이머는 심각한 정신증과 치매 증상을 보이는 쉰한 살의 여성을 환자로 맞았다. 1906년에 그녀가 사망하고 나서 알츠하이머는 그녀의 두개골을 부검하여 병인을 찾았다.

스트링치즈처럼 생긴 섬유질이 뒤엉킨 플라크 침전물을 본 것이다. 그렇다면 그녀가 보인 정신질환은 그저 불운하게 축적된 물질이 야기한 것이었을까?

가장 큰 쾌거는 매독 연구에서 나왔다. 매독은 1400년경에 등장한 질병으로 오늘날에는 거의 잊히다시피 했다.(최근 들어 다시 기승을 부릴 조짐이 있다.*) 매독에 걸렸다고 추정되는 유명인들을 모으면 서양 문명의 명예의 전당을 채우고도 남는다. 빈센트 반 고흐, 오스카 와일드, 프리드리히 니체, 헨리 8세, 레프 톨스토이, 스콧 조플린, 에이브러햄 링컨, 루트비히 판 베토벤, 알 카포네.

이 "가장 파괴적인 질병"의 이야기는 중세 후기부터 흔하게 등장했다. 의사들은 나중에 매독을 "정신이상자의 전신 마비"라고 불렀다. 20세기 초에 남성 보호수용소에 들어온 모든 환자의 20퍼센트가 매독이었던 것으로 추정된다. 이런 환자들은 조증에 신체 균형이 깨진 상태로 비틀거리며 병원에 들어왔다. 자신이 부유하다는 망상에 사로잡힌 사람은 고급 모자 같은 터무니없는 물품에 모든 돈을 다 쏟기도 했다. 그들은 말을 더듬거렸고 경련을 보였다. 몇 달 혹은 몇 년이 지나면서 기력이 쇠해졌다. 개성과 기억, 걷고 말하는 능력을 잃었고, 마지막에는 지역 병원의 후미진 수용소에 치워져서 죽음을 맞았다. 환자들 기록을 보면 패턴이 드러났다. 이런 남녀들

---

* 매독 발병이 미국에서 증가하고 있다. 2000년에 6000명이던 환자가 2017년에 3만 644명으로 늘어났다.

가운데 예전에 매독의 상처가 있었던 사람들이 많았다. 이런 성매개 감염병이 광기의 잠재적 원인이었을까?

전신 마비를 보인 정신이상자들의 뇌를 두 명의 연구자가 사후 부검하여 '스피로헤타 팔리다spirochaeta pallida'라고 하는 나선형 세균을 확인하면서 질문의 답이 나왔다. 병균은 몇 년간 잠복 상태로 있다가 뇌로 침투하여 우리가 3기 매독으로 알고 있는 복합적인 증상들을 일으키는 것으로 보인다.(매독은 대발진大發疹, 한없이 이어지는 병, 숙녀의 병, 위대한 모방자, 위대한 위장자로 불리기도 했다. 정신이상을 포함하여 여러 질환과 닮은 모습을 보이므로 위대한 행세자 병의 예가 된다.) 심리학자이자 정신분석학자인 크리스 프리스의 말처럼 "진단이라는 양파의 껍질을 벗겨 속살을 드러낸" 셈이다. 우리는 개괄적으로 '정신이상'이라고 생각했던 것을 분석하여 신체적 원인을 갖는다는 것을 알아냈다. 그리고 가장 다행한 사실은 충분히 일찍 찾아낸다면 결국에는 치료할 수 있다는 점이다.(비록 원인은 다르지만 매독의 증상은 나를 덮쳤던 자가면역 뇌염과 비슷한 점이 많으므로 자가면역 뇌염에 우리 세대의 매독이라는 미심쩍은 영예를 부여할 수도 있을 것 같다.)

우리가 마음의 과학에 대해 더 많이 알아갈수록 신경학과 정신의학의 경계가 흐려졌다. 20세기 들어 신경학이 독자적인 의학 분야로 갈라서면서 뇌졸중, 다발성경화증, 파킨슨병 같은 "신경계의 기질성 질환에 대해 독점적인 지배권을 주장하고 나섰다." 한편 정신의학자들은 "실험 과학이 만족스럽게 규명하지 못하는" 조현병, 우울증, 불안장애 같은 병을 떠맡게 되었다. 생물학의 눈부신 발전으로 질병을 담당하는 분야가 정신의학에서 다른 의학으로 넘어갔다. 신경학자들은 뇌의 손상이 어떻게 신체 기능을 손상시키는지 알아내는 일을 한다. 정신의학자들은 뇌가 어떻게 감정, 의욕, 자아를 만들어내는지 이해하고자 한다. 비록 두 분야는 상당 부분 겹치지만 별도로 구분됨으로써 마음과 신체의 이원론을 오늘날에도 공고하게 보여주고 있다.

물론 매독과 알츠하이머병이 정신이상을 일으키는 유일한 원인은 아니었다. 다른 병들을 찾아서 추적하고 치료하기 위해 정신의학자들은 서로 다른 유형의 정신질환을 정확하게 서술하는 데 도움이 되는 (그래서 바라건대 다른 원인들을 밝혀낼 수 있는) 진단의 언어를 개발할 필요가 있었다.

크레펠린과 프로이트의 등장

독일의 정신의학자 에밀 크레펠린은 19세기 말부터 이런 문제에 매달려왔다. 그의 이름을 들어본 사람이 거의 없겠지만, 그의 연구는 같은 해인 1856년에 태어난 유명한 지그문트 프로이트의 연구보다 오늘날 정신의학의 실태에 더 많은 영향을 미쳤다. 떠돌이 배우, 오페라 가수, 이야기꾼의 아들로 태어난 크레펠린은 정신질환을 질서정연하게 체계화하는 일에 평생을 바쳤는데 아마도 비정통적인 아버지에 대한 반발이었을 것이다. 그는 신생 분야에 새로운 질병분류학, 새로운 진단 체계를 마련하여 오늘날 정신의학의 교본으로 여겨지는 『정신질환의 진단 및 통계편람*DSM*』에 영감을 주었다. 크레펠린은 수천 건의 사례를 검토하고 분류했다. '광기'라고 기술된 것을 명확한 범주들로 나누고 다양한 증상들을 기술했다. 그가 의학 용어 '조발성 치매dementia praecox'를 기술한 것이 대표적이다. 크레펠린은 1893년에 펴낸 자신의 교재 『정신의학』에서 조발성 치매를 조기 발현 영구적 치매로 규정했다. 이것은 정신증을 유발하는 생물학적 질병이며 호전될 가능성이 거의 없고 추이가 갈수록 나빠지며 "불치의 영구적 장애"를 일으킨다고 했다. 크레펠린은 이런 환자를 '조울정신증' 환자와 구별했다. 조울정신증은 우울증과 조증을 오가는 기분과 정서의 장애로 장기적인 예후가 더 낫다. 이런 구별은 오늘날에도 조현병(그리고 그 구성요소들)과 양극성장애(그리고 그 구성요소들)로 계속 이어진다.(크레펠린이 조발성 치매 진단을 대중에게 소개하고 거의 20년 가까이 지난 1908년에 스위스의 정신의학자 파울 오이겐 블로일러가 '정신이 쪼개졌다'는 뜻으로 번역되는 '정신분열증(조현병)schizophrenia'이라는 새로운 용어를 들고 나와 용어를 둘러싼 오랜 혼란이 생겨났다.* 나중에 정신의학자 쿠르트 슈나이더는 조현병을 환청, 망상, 사고전파[자신의 생각을 주위 사람들이 들을 수 있다고 믿는 것—옮긴이]를 포함하는 '일급 증상들'로 자세히 규정했다.)

---

* '정신분열증'은 가장 오용된 의학 용어 가운데 하나다. 구글 뉴스에서 '정신분열증'을 검색하면 브래드 피트의 영화 〈워 머신〉에서 페이스북의 새로운 운영지침에 이르기까지 온갖 곳에서 그 용례를 볼 수 있다. 모두 명백히 잘못된 용례다.

마침내 정신의학자들은 병의 진행과 결과에 대해 예측할 수 있게 되었다. 가장 중요한 것은 자신의 환자들이 겪는 고통에 이름을 붙일 수 있었다는 점이다. 개인적으로 나는 의사가 할 수 있는 가장 중요한 일이 바로 이 진단이라고 생각한다. 설령 치료법이 아직 마련되지 않았다 하더라도 말이다. 물론 병의 원인에 대해서는 아직 밝혀지지 않았다. 그리고 지금도 마찬가지다.

의사들은 '정신이상자'의 뇌를 헤집기 시작했다. 그들은 광기가 유전적 기원을 갖는다는 설익은 이론을 바탕으로 살아 있는 사람들의 갑상선을, 여성들의 난소를, 남성들의 정낭을 제거했다. 미국의 정신의학자로 뉴저지 트렌턴 주립병원 원장이던 헨리 코튼은 세균 감염의 유독한 부산물이 뇌로 옮겨가서 정신이상을 일으킨다는 정신질환의 '국소감염 이론'을 제안했다. 이론적으로는 끔찍한 발상이 아니었지만(정신증의 원인이 되는 감염이 존재한다) 코튼의 해결책이 악몽이었다. 감염을 없애기 위해 그는 이를 뽑기 시작했다. 그것이 효과가 없자 그는 생각을 고쳐먹는 대신 편도선, 결장, 비장을 제거했다. 그로 인해 환자가 영구적 장애를 얻거나 죽기도 했지만 그는 막무가내였다. 환자들에게는 그를 제지할 아무런 수완도 사회적 힘도 없었다.

임상의들과 연구자들은 정신이상이 열등한 유전자를 통해 후대에 전달되는 유전 질환이라고 주장하며 세력을 넓혀가던 우생학도 받아들였다. 미국의 서른두 개 주가 1907년에서 1937년 사이에 단종법斷種法을 통과시켰다. 생식 능력을 없애서 바람직하지 못한 자들이 확산되는 것을 막자는 것이 그들 생각이었다. 미국의 과학이 승인한 이런 가학적 조치를 나치가 받아들여 1934년부터 1939년까지 30만 명의 독일 정신질환자들이 불임 수술을 받았다.(가장 흔하게 내려진 진단은 "정신박약"이었고 그다음이 조현병과 간질이었다.) 이후 나치는 한 단계 더 나아가 "무가치한 생명들"을 몰살하기 시작했다. 제2차 세계대전이 끝날 때까지 독일에서 20만 명이 넘는 정신질환자들이 이런 식으로 처형되었다.

전쟁이 끝나고 나치의 만행이 공개되어 미국 대중이 경악할 무렵이면 정신질환의 생물학적 원인을 찾고자 집착하는 정신의학을 다시 생각해봐야 할 시점이 이미 지나간 것처럼 보였다. 특히 1955년이면 50만 명이 넘는 사람들이 정신병원에 살고 있었다. 역사상 유례가 없는 수치였다.

운명의 장난이겠지만 크레펠린이 조발성 치매를 사람들에게 알린 그해에 프로이트는 마음을 다루는 새로운 이론인 정신분석을 들고 나왔다. 보호수용소에서 일하는 의사들이 신체를 파고들 때 또 다른 부류의 의사들인 정신분석가들은 신체에서 해답을 찾으려는 노력과 완전히 멀어져서 아예 다른 분야에서 일하는 것처럼 보일 지경이었다. 수용소 밖의 정신의학은 안에서 행해지는 정신의학과 공통점이 거의 없었다. 수용소 밖에서는 뇌의 회백질이 아니라 마음이 모든 정신질환의 거처라는 생각이 지배했다. 신경전달물질, 도파민 경로, NMDA 수용체를 논하는 것이 익숙한 나 같은 사람에게 그 시대에 통용되던 '남근 선망'이니 '남근기'니 '오이디푸스 갈등'

이니 하는 용어들은 별난 세상에서 넘어온 유물처럼 어설프고 어색하게 느껴진다. 그러나 이런 것이 규범이었던 때가 그리 오래전은 아니다. 오늘날 살아 있는 초창기 베이비부머들은 이런 용어들이 정신의학 분야를 지배하던 시절에 태어났다.

정신분석은 제2차 세계대전이 일어나기 직전에 유럽을 거쳐 미국에 상륙하면서 정신적 고통의 이해에 새로운 통찰을 열어주었다. 그리고 이번에는 진정한 치료가 되기도 했다. 전쟁에서 지쳐 돌아온 군인들은 비록 신체적으로는 멀쩡했지만 감정적으로 무너져서 직장에 복귀하지 못하거나 전과 같은 가정생활을 이어가지 못하는 경우가 많았다. 역사상 처음으로 몸을 다친 사람보다 마음을 다친 사람이 더 많았다. 사람들은 경각심을 느꼈다. 젊고 건강한 남자도 신체적 원인 없이 몸을 떨고 두려워하고 히스테리를 보일 수 있다면, 누구에게든 이런 일이 일어나지 않겠는가?

프로이트(정신분석이 미국에서 유행하기 전에 죽었다)는 불확실성이라는 이런 어두운 숲에서 나오는 길을 우리에게 알려주었다. 그의 설명에 따르면 우리의 마음은 세 부분으로 나뉜다. 이드(억압과 충족되지 않은 욕망들로 가득한 무의식), 에고(자아), 슈퍼에고(양심), 이 모두가 전투에 나선다. 분석가의 목표는 "무의식을 의식으로 만드는 것"이며, 외과 의사의 정밀함으로 기저에서 벌어지는 갈등, 즉 성욕, 억압된 욕망, 죽음 충동, 투사, 소망 충족의 환상을 겨냥해 수면 위로 끌어올리는 것이다. 하나같이 어린 시절에서 비롯된 깊고 어둡고 흐릿한 것이다. 재닛 맬컴은 『정신분석*Psychoanalysis*』이라는 책에서 이렇게 말했다. "우리가 행하는 일에 독단적이거나 임의적이거나 우발적이거나 무의미한 것은 전혀 없다."

에밀 크레펠린처럼 생물학적 측면에 집중할 때 따르는 떨떠름하고 불가피한 결과보다는 이런 식의 세심한 관심과 치료될 수 있다는 약속을 누군들 선호하지 않겠는가? 크레펠린의 추종자들과 프로이트가 동일한 환자의 사연을 다르게 해석한 것을 보자. 1893년 쉰한 살의 독일 판사 다니엘 파울 슈레버는 세상을 구하려면 자신이 여자가 되어 새로운 인류 종족을 낳아야 한다는 생각에 집착하기 시작했다. 그는 이런 심란한 생각을 하게 된 것이 자신의 정신과 의사 때문이라고 여겼다. "신의 광선"을 통해 이런 망상을 자신에게 주입했다면서 의사를 "영혼의 살해자"라고 불렀다. 의사들은 슈레버를 크레펠린이 말한 조발성 치매로 진단하고 정신병원에 감금시켰고, 결국 그는 그곳에서 죽었다. 프로이트는 슈레버가 쓴 『한 신경병자의 회상록』을 읽고 슈레버의 이런 행동은 불치의 뇌질환 때문이 아니라 억압된 동성애 충동에서 비롯된 것이라고 했다. 그러니 기저의 갈등을 치료하면 사람을 치료할 수 있다. 여러분에게 선택권이 있다면 어느 쪽 치료법을 고르겠는가? 미국인들은 압도적으로 프로이트를 선택했고, 크레펠린과 그를 따르는 무리들은 한직으로 밀려났다.

1970년대가 되면 거의 모든 정신의학 종신교수는 분석가 훈련을 필수적으로 받아야 했고 대부분의 교재도 그들이 썼다. 하룻밤 사이에 분석가들은 앨런 프랜시스의 표현대로 "이전에도 이후에도 결코 가져보지 못한 세속적 힘"을 거머쥐게 되었다. 사람들은 더 이상 목사나 부모를 찾아가지 않았다. 분석가에게 돈을 주고 자신의 고민을 털어놓았다. 이제 "마음의 의사"가 여러분의 "가족 관계, 문화 전통, 일 패턴, 젠더 관계, 자녀 양육, 성욕"을 꼬치꼬치 캐물었다. 정신과 의사들은 치료 가능성이 거의 없는 까다로운 환자들로 가득한 정신병원의 후미진 병동을 흔쾌히 떠나 분석가가 되기 위한 훈련을 받고는 현대적 삶으로 인한 불안에 시달리는 이른바 건강염려증 환자를 상대로 돈벌이가 되는 대화 요법에 나섰다(일주일에 5일!). 분석가들이 환자(주로 심하게 아프지 않은 부유한 백인 환자)를 골라서 받게 되면서 정작 가장 도움이 필요한 사람들은 방치되었다.

미국인들은 상담실 소파에 앉아 치료사를 '빈 화면' 같은 존재로 받아들였고 마음이 나아질 수 있다고 믿었다. 프로이트가 죽고 몇십 년 뒤에 그의 방법은 갑자기 도처에서 등장했다. 여성용 잡지와 광고에도 나왔고(프로이트의 조카 에드워드 버네이스는 '홍보의 아버지'로 불린다), CIA도 분석가를 고용하기 시작했다. 미국에서 성서 다음으로 많이 팔린 벤저민 스포크의 『육아 상식*The Common Sense Book of Baby and Child Care*』은 프로이트의 이론을 바탕으로 쓴 책이다. 또 다른 화제작 노먼 O. 브라운의 『죽음에 맞선 삶*Life Against Death*』은 자유와 억압이 벌이는 프로이트적 투쟁으로 과거를 재해석하고자 했다. 할리우드는 상담료를 주고 정신과 의사를 촬영 현장에 두었으며, 보험회사는 대화요법에 여타 진지한 의료 행위와 동등한 수준의 보험료를 부과했다.

정신과 의사가 아무리 늘었어도 치솟는 수요를 감당하기는 역부족이었다. 1970년이면 수요가 공급을 넘어섰다. 과거에 병자를 돌본 이들과 달리 정신분석가들은 이제 환자들 말을 귀담아듣겠다고 약속했다. 잘 되면 환자는 이런 관계에서 명확한 이해와 의미를 찾았다. 분석가들은 사람들의 병을 이렇다 저렇다 단정하기보다는 각자의 정신적 고통을 그 환자만의 것으로 보았다. 그들은 다난하고 중층적인 내면의 삶을 파헤쳐 성욕이 얼마나 복잡한지, 어린 시절이 성인의 삶에 얼마나 중요한 역할을 하는지, 무의식이 행동을 통해 어떻게 말을 거는지 우리가 더 잘 이해하도록 했다. "환자와 의사 간에 말의 주고받음"을 통해 우리 안의 병든 부분을 탐사하고 이해하고 심지어 치료하는 길이 열렸다. 1920년에 프로이트는 이렇게 말했다. "언어는 원래 마술이었고 오늘날에도 이런 오래된 마술의 힘을 상당 부분 간직하고 있다. 그러므로 정신요법*에서 언어의 사용을 과소평가해서는 안 될 일이다."

못마땅한 점도 많았는데 일례로 의사들이 책임을 환자와 가족에게, 무엇보다 어머니에게 떠넘겼다. 어머니다운 따뜻함이 결여된 여성은 '냉장고 어머니,' 고압적이고 군림하려 들고 잔소리가 심한 여성(이때 남편은 나약한 경우가 많았다)은 '조현병 유발 어머니'라고 칭

* 용어를 잠깐 구별하자면 '정신요법'은 보다 일반적인 용어로 대화요법과 바꿔 사용할 수 있고 (대체로 특정한 문제에 집중하는 상담과는 구별된다), '정신분석'은 프로이트로부터 시작된 것으로 영국정신분석위원회에 따르면 "말로 하는 치료 가운데 가장 복잡하다".

했고 이런 자들이 아이에게 자폐증과 조현병의 증상을 일으킨다고 여겼다. "지대한 영향력을 행사한 정신분석가"로 꼽히는 빈의 브루노 베텔하임*은 1967년 『텅 빈 요새*The Empty Fortress*』라는 책에서 정신병, 특히 자폐증이 있는 사람들의 가족 구조를 강제수용소에 비교했다. 베텔하임 본인이 다하우와 부헨발트 수용소에 2년간 감금된 적이 있었음을 생각한다면 여간 몹쓸 주장이 아니다. 정신질환을 이기고 회복하려면 가족과 완전히 연을 끊는 방법밖에 없었다.

무엇보다 프로이트의 방법은 진단에 초점을 두지 않았다. 실제로 그의 추종자들은 진단이 쓸모없다는 "극단적인 진단 허무주의"를 내보였다. 체계적 명명, 공유하는 진단의 언어, 이런 것들은 분석가들에게 전혀 중요하지 않았다. 정신과 의사들은 사회적 일탈의 범위를 아주 넓게 잡아 거의 모든 사람에게서 병을 확인했다. 인류학자 타냐 마리 루어만이 『두 마음에 대하여*Of Two Minds*』라는 책에서 말하기도 했던 "진정한 정신적 건강이라는 것이 착각"임을 보여줌으로써 온전한 정신과 정신이상의 간극을 메운 것이다. 1962년 미드타운 맨해튼에서 도심지 주민 1600명을 대상으로 두 시간씩 인터뷰한, 이제는 악명 높은 연구에 따르면 불과 5퍼센트만이 정신적으로 '건강'하다는 판정을 받았다. 갑자기 온 세상이 미친 사람들 천지였고, 정신과 의사들은 망토를 걸친 십자군 전사로 나섰다.

* 1990년에 베텔하임이 자살하고 나서 그가 자격을 부풀리고 연구를 위조하고 아동을 학대했다는 혐의가 제기되었음을 밝혀둔다.

미국은 또다시 넬리 블라이의 시대와 다를 바 없이 보였다. 누구든 정신질환 진단을 받을 수 있었고 오진이 자주 일어났다.

그러다가 1969년 2월에 '데이비드 루리'가 펜실베이니아의 한 병원의 접수실로 들어가 은유적 폭탄을 터뜨렸다. 그는 너무도 많은 사람들이 오래도록 의심했던 바가 사실임을 마침내 증명했다. 정신의학은 지나치게 큰 힘을 가졌고 그것을 어떻게 활용해야 할지 모른다는 것이었다.

4장

정신병원에서 제정신으로 지내기

블라이가 블랙웰섬에서 배를 타고 맨해튼으로 다시 돌아온 여정을 가끔 상상한다. 거센 강바람과 지독한 강물 냄새, 흥분의 안도감, 그리고 자신이 그곳에 두고 온 여자들 생각.

블라이는 말했다. "열흘 동안 나는 그들 중 한 명이었다. 그들의 슬픔은 내 슬픔이었고 내 슬픔은 그들의 슬픔이었다. 그래서 그들이 여전히 결박되어 있는데 나만 자유를 얻으니 몹시 이기적이라는 생각이 들었다. 그들을 살아 있는 무덤에, 생지옥에 그냥 두고 왔다. 또다시 나는 자유의 몸이 되었다."

나의 거울상을, 나처럼 구조되지 못하고 정신병원에 남겨진 다른 사람들을 생각할 때마다 내가 느끼는 감정이 바로 이렇다.

의사들 앞에서 연설하고 한두 달 뒤에 나는 데버러 레비와 그녀의 동료 조지프 코일과 저녁을 함께 했다. 맥린 병원의 심리학자 레비는 심각한 정신질환 발병의 위험을 일으키는 것으로 보이는 유전자를 연구하고, 맥린 병원의 정신의학자 코일은 나를 덮쳤던 병에서 문제가 되는 뇌 부위인 NMDA 수용체와 관련하여 최고 권위자 중 한 명이다.(두 신경과학 연구자들의 대화를 따라가는 것은 격렬한 하키 경기를 따라가는 것과 흡사하다. 퍽에서 한시라도 눈을 떼면 길을 잃고 만다.) 우리는 과거의 히스테리와 현재의 전환장애에 대해, 꾀병과 뮌하우젠 증후군의 차이를 이야기했다. 꾀병은 이득을 얻기 위해(예컨대 소송에서 이기려고) 병에 걸린 척하는 것이며, 뮌하우젠 증후군은 뚜렷한 동기가 없는데도 아픈 척하는 정신장애를 가리키는 말이다.(유명한 집시 로즈 블랜차드의 사례는 본인이 아니라 다른 사람, 주로 아이를 아픈 사람으로 만드는 대리 뮌하우젠 증후군의 극단적인 예이다.) 정신의학과 신경학의 경계를 흐리는 위대한 행세자 병에 대한 이야기도 잠깐 있었다. 의사들이 이것을 판별하기가 얼마나 어려운지 말했고, '정신질환' 행세를 하는 '신체질환'인 내 병이 두 세계를 잇는 다리처럼 보였다는 말도 했다.

나는 최근에 알게 된 나의 거울상 이야기를 하며 대화에 끼어들었다. 우리 둘 사이엔 아무런 차이가 없었다, 그녀도 나와 같은 치료를 받았어야 했다, 그녀에게도 똑같이 재빠르고 긴급한 개입을 했어야 했다, 그래서 나와 같은 회복의 기회를 얻었어야 했다고 했다. 그러나 한 가지 결정적인 차이 때문에 그러지 못했다. 그녀의 정신병 진단이 가로막은 것이다. 나는 그렇지 않았다. 내 이야기에 관심을 보인 레비가 스탠퍼드 교수 데이비드 로젠한의 연구에 대해 들어보았는지 물었다.

"혹시 그 연구 알아요? 사람들이 환청이 들린다고 거짓말을 하고는 고의로 정신병원에 들어가 조현병 진단을 받았다는 연구 말입니다." 그녀가 물었다.

발표된 지 거의 50년이 지난 로젠한의 연구는 (정신의학자가 아니라 심리학자의 연구임에도) 정신의학 역사에서 가장 자주 편저에 실리고 인용되는 논문 가운데 하나다. 1973년 1월 저명한 저널 〈사이언스〉는 「정신병원에서 제정신으로 지내기」라는 제목의 아홉 페이지짜리 논문을 게재했다. 정신의학에는 온전한 정신과 정신이상을 구별하는 확실한 방법이 없다는 것이 논문의 요지였다. "우리는 진단이 유용하거나 확실하지 않을 때가 많다는 것을 오래전부터 알았지만 그럼에도 진단을 계속 사용해왔다. 이제는 우리가 온전한 정신과 정신이상을 구별할 수 없다는 것을 안다." 처음으로 상세하고 경험적인 자료가 뒷받침하고 명망 있는 저널 〈사이언스〉가 승인한 로젠한의 극적인 결론은 그로부터 30년 뒤에 〈신경정신질환 저널〉에 실린 한 논문이 표현하듯 "정신의학의 심장에 칼을 꽂은 것"이나 마찬가지였다.

심리학과 법학을 전공한 로젠한은 논문 서두에서 이렇게 공세를 폈다. “온전한 정신과 정신이상이 존재한다면 대체 우리는 그것을 어떻게 알까?” 정신의학은 모른다는 것이 밝혀졌다. 컬럼비아 대학의 정신의학과 학과장 제프리 A. 리버만은 이 연구로 인해 “정신의학의 진단이 사실상 정당성을 모조리 잃고 말았다”고 했다. 정신의학자 앨런 프랜시스는 그 여파로 인해 “정신의학자들이 연구 혁명에 가담하기 부적합한 믿을 수 없고 고루한 돌팔이처럼 보였다”고 했다.

연구가 발표되고 10년 조금 더 지난 1980년대 말이 되면 심리학 개론 교재의 거의 80퍼센트에 로젠한의 연구가 실렸다. 정신의학 역사서는 적어도 한 섹션은 여기에 할애한다. 심지어 133쪽밖에 되지 않는 『아주 짧은 정신의학 입문서*Psychiatry: A Very Short Introduction*』(‘초보자도 이해하는 정신의학’ 류의 책)에서도 로젠한 연구는 ‘정신의학의 속기 쉬운 면’을 다루는 대목에서 거의 한 쪽을 차지한다. 지금도 「정신병원에서 제정신으로 지내기」는 대다수 심리학 개론 수업에서 가르치는데 40년이 넘은 연구로서는 대단한 위업이다. 그 위력은 과학적 확실함에 있었다. 로젠한 이전에도 기자, 작가, 심지어 정신과 의사들까지 정신질환자의 세계에 잠입하여 그곳의 끔찍한 실상을 폭로했지만, 누구도 그토록 엄밀하게, 그토록 많은 사람들을 대상으로, 그토록 주목을 끄는 방식으로 연구하지 못했고, 적절한 저널에 적시에 발표되어 그토록 폭넓게 인용되지 못했다. 연구자들은 한 신문 보도처럼 “사람들 이목을 끌고자 무모하게 나선 작자들”이 아니라 스탠퍼드 대학에서 법학과 심리학 둘 다 가르친 신망 높은 교수 로젠한이 다양하게 모집한 사람들이었다. 세계에서 가장 권위 있는 저널에 실린 그의 연구는 의료진들이 매일 환자들을 접한 시간과 약물 처방, 심지어 그들이 나눈 교류의 질도 정량화했다. 넬리 블라이를 비롯한 다른 사람들과 달리 데이비드 로젠한이 수집한 자료는 그야말로 흠잡을 데가 없었다.

로젠한을 포함하여 총 여덟 명(대학원생, 심리학자 셋, 의사 둘, 화가, 주부로 남자 다섯, 여자 셋이었다)의 자원자들이 동부 서부 해안의 다섯 개 주 열두 곳의 시설에 정체를 숨기고 들어가 똑같은 한정된 증상들을 보였다. 그들은 의사에게 "쿵thud, 비었어empty, 공허해hollow"라는 목소리가 들린다고 말했다.(로젠한의 엄격한 자료 수집 방침을 따르지 않은 한 명의 가짜 환자는 연구에서 제했다고 각주에서 밝혔다.) 이렇게 표준화된 구조를 마련하여 다른 면에서는 정신이 멀쩡한 사람을 과연 시설에서 받는지 아닌지 알아보았다. 정신병원들은 이런 증상만을 근거로 모든 '가짜 환자'들에게 심각한 정신질환 진단을 내렸다. 한 명만 조울증이었고 나머지는 전부 조현병이었다. 입원 기간은 7일에서 52일까지 다양했고 평균 19일이었다. 입원해 있는 동안 총 2100개의 알약(독한 항정신제)이 이런 건강한 사람들에게 처방되었다.(가짜 환자들은 알약을 그냥 삼키지 않고 '빰'이나 호주머니에 숨겼다가 나중에 변기에 뱉거나 버리도록 훈련받았다.)

사생활의 이유로 일부 사실을 조정한 것을 제외하면 가짜 환자들은 본인의 사연을 이용했다. 지정된 시설에 들어가면 거기서 나오는 것은 그들의 몫이었다. 로젠한은 말했다. "자신의 방법으로 자신이 정상임을 의료진에게 설득시켜서 나와야 한다고 그들에게 말했다.” 넬리 블라이가 거의 한 세기 전에 그랬듯이 그들 역시 들어가자마자 환청을 버리고 “정상적으로” 행동했다. 하지만 입원한 순간부터 임상의들은 모든 행동을 가짜 환자가 앓고 있다고 여긴 정신질환의 틀로 바라보았다. 어떤 의료진도 가짜 환자의 정체를 알아보지 못했다. 다만 첫 세 차례 입원에서 동료 환자들의 30퍼센트는 뭔가 이상하다는 것을 알아챘고 이렇게 말하기도 했다. “넌 미친 사람이 아니야. 기자 아니면 교수야. 지금 병원을 점검하고 있는 거야.” 간호사들은 가짜 환자가 잠입 취재를 위해 병동에서 벌어지는 활동들을 차분하게 기록하는 것을 보고 “환자가 글쓰기 행동을 하고 있다”고 기록했다. 로젠한은 말했다. “일단 조현병이라는 꼬리표가 붙으면 가짜 환자가 여기서 벗어나기 위해 할 수 있는 게 아무것도 없다. 꼬리표는 다른 사람들이 그와 그의 행동을 바라보는 인식에 심대한 영향을 미친다.”

“얼마나 많은 사람들이 이런 정신병원 시설에서 미친 사람 취급을 당했을지 궁금하다. 정신병원 밖에서는 ‘멀쩡한’ 사람일 수도 있는데 안에서는 정신이상자로 몰린, 그러니까 광기가 그들 안에 있어서가 아니라 그들이 이상한 환경에 반응했다는 이유로 정신이상자처럼 보인 경우가 얼마나 많았을까?” 간호사가 “글쓰기 행동”에 대해 언급한 것이 보여주듯 그저 정상적인 행동을 해도 정신질환의 꼬리표를 달면 비정상적인 것으로 잘못 해석된다. 이런 식의 서술이 들어가는 논문이 세계에서 가장 많이 보는 동료 심사 저널 〈사이언스〉에 실린 것은 이례적이었다.(〈사이언스〉는 토머스 에디슨과 알렉산더 그레이엄 벨이 초창기에 투자하기도 했으며, 여기 실린 가장 유명한 논문으로는 인간 유전체의 염기서열을 처음으로 밝혀낸 논문, AIDS 바이러스를 확인한 초기 논문, 알베르트 아인슈타인의 중력렌즈 논문, 천문학자 에드윈 허블의 나선형 성운 논문이 있다.) 그처럼 명망 있는 종합과학 저널에 게재됨으로써 이 연구는 누구도, 어쩌면 데이비드 로젠한 본인도 예측하지 못한 방향으로 흘러갔다.

발표되고 나서 로젠한의 논문은 정신질환은 존재하지도 않는다고 주장한 정신의학 내부의 목소리로 마련된, 보다 이론적인 비판과 궤를 같이하게 되었다. 이로써 추錘가 또 한 차례, 이번에는 제3의 입장으로 기울었다. 정신질환은 암과 마찬가지로 확인 가능한 병이며 뇌에 있다는 생각에서, 그것은 마음속에서 벌어지는 해결되지 않은 갈등에서 비롯된다는 이론을 거쳐, 이제 '병'은 오로지 관찰자의 눈에만 모습을 드러낸다는 확신으로 바뀐 것이다. 로젠한은 건강한 자원자들이 정신이상자 판정을 받은 것은 정신의학이 어떤 객관적이고 외적인 진실로 인해 그런 진단을 내린 것이 아니라 그들이 보호수용소에 있었기 때문이라고 주장하여 의도했든 그렇지 않든 궁극적으로 이런 입장에 서 있다. 로젠한은 반정신의학 논의에서 빠져 있는 결정적인 요소를 제공했다. 바로 그런 확신의 증거였다.

그의 연구가 발표된 시점은 정신의학으로서는 더없는 악재였다. 정신의학을 물고 늘어지는 불만의 목소리들이 나오기 시작했고, 실효는 조금 떨어지는 방식으로 정신의학의 정신을 번쩍 들게 하는 연구들이 있었다. 1971년 미국과 영국에서 대규모로 진행된 한 연구는 대서양 양편에서 조현병에 관해 합의된 바가 거의 없음을 보여주었다. 미국 정신과 의사들은 조현병의 개념을 폭넓게 잡아 조현병 진단을 남발한 반면, 영국 의사들은 오늘날 양극성장애로 알려진 조울증 진단을 더 많이 내렸다. 당시 대서양 양편의 두 정신과 의사가 동일한 진단을 내릴 확률은 50퍼센트도 되지 않았다. 블랙잭의 확률보다도 낮은 셈이다. 훗날 인지행동치료라는 분야를 개척하게 되는 미국의 정신과 의사 에런 T. 벡은 정신의학 진단의 신뢰성 결여를 지적하는 두 편의 논문을 썼다. 1962년의 논문에서 그는 동일한 정신질환자를 두고 의사들이 진단에 합의하는 경우가 54퍼센트에 불과하다고 했다.

그 와중에 정신병원은 미국 전역에서 빠른 속도로 줄어들었다. 1967년 로널드 레이건이 캘리포니아 주지사로 부임했을 무렵에 주립 정신병원들은 환자들의 절반을 이미 내보낸 터였다. 레이건이 주지사로 있으면서 캘리포니아주는 정신병원의 종말을 재촉한 여러 법안들을 통과시켰고 미국의 다른 주들도 이런 추세를 따랐다. 이렇듯 병원은 문을 닫고 있었지만 정신의학의 손길은 담쟁이덩굴처럼 그 너머로, 할리우드, 정부, 교육, 육아, 정치, 대기업으로 넓게 퍼져갔다. 정신의학은 그것을 가장 필요로 하는 사람들인 심각한 정신질환자들에게 등을 돌리면서 난데없이 사회적 명성을 누린 것이다.

사회 전반은 이렇게 과하게 세를 넓히는 정신의학에 반격할 준비가 되어 있었던 모양이다. 로젠한은 논문을 발표하고 나서 일약 학계의 유명인이자 전국지에 그의 연구가 상세하게 보도되는 언론의 총아가 되었다. 〈뉴욕 타임스〉에서 〈이상심리학 저널〉에 이르는 온갖 매체에 때로는 대놓고 적대적인 입장을 취하기도 하는 여러 글들이 소개되면서 사람들이 의학 전문분야로서 정신의학의 한계에 대해 논쟁을 벌였다.(지금도 이 연구와 관련한 여러 레딧 게시판에는 수천 건의 의견이 달리고 있다. 자신들을 무시하거나 이용하거나 모욕하는 의학 전문분야에 주먹을 날릴 수 있는 유명한 학술 논문이 존재한다고 여기는 것이다.) 심지어 그를 모방한 가짜 환자들도 1970년대에 많았다. 일례로 1973년에 한 대학생이 잭슨빌 주립병원에 잠입했다가 정체가 탄로 났는데, 그는 6개월 사이에서 그곳에서 쫓겨난 두 번째 가짜 환자였다.

진단을 비판한 이 연구로 로젠한은 진단의 저명한 전문가라는 명성을 얻었다.(사실 그는 경력의 초창기에 병원에서 6개월을 보냈을 뿐이다. 심각한 정신질환자들을 연구하기만 했고 치료하지는 않았다.) 그는 조현병 진단을 받고 비자발적으로 입원한 선장이 있다는 말을 들었다고 해군에서 증언했고, 보훈부의 심리학 고문으로 일했으며, 수많은 학술대회에서 정신의학의 한계를 고발하는 상징적 인물이 되었다. 변호사들은 정신과 의사가 전문가 증인으로서 얼토당토않다는 증거로 로젠한의 연구를 인용했다. 법정에서 정신과 의사의 증언은 "동전을 던져 결정하는 것"이나 마찬가지라고 주장했다.

데버러 레비가 이 연구를 내게 소개했을 때만 해도 나는 거의 50년이 된 이 논문의 촉수가 다방면으로 뻗어 나가 생물학 중심의 정신병 모델, 탈시설화, 반정신의학, 정신질환자의 권리 투쟁 등 실로 다양한 운동을 촉발했다는 사실을 알지 못했다. 그리고 내가 다 이해했다고 생각한 것을 다른 관점에서 보게 되리라는 것도 몰랐다. 앞서 많은 이들이 그랬겠지만 나 역시 논문을 처음으로 읽으면서 로젠한의 말에서 나의 경험과 겹치는 부분을 너무도 많이 보았다. 의사들이 붙인 꼬리표가 그들이 나를 바라보는 방식을 어떻게 바꿔놓았는지 보았다. 입원하고 있을 때 한 의사가 나의 흰색 민무늬 셔츠와 검은색 레깅스를 보더니 "의미심장하다"면서 내가 과잉성욕자라는 증거라고, 양극성 진단을 뒷받침하는 증상이라고 했다. 그런 꼬리표에 딸려오는 판단을 무시하기란 어렵다. 하지만 의사들이 나의 문제가 신경학적인 것임을 발견하자 (정신질환 진단을 받고 몇 주가 지난 뒤에) 보살핌의 질이 올라갔다. 그간 무심하던 태도를 접고 공감과 이해로 나를 대했다. 마치 정신의 병은 내 잘못이고 몸의 병은 그냥 주어진 것, '실제'의 것이라는 듯이 말이다. 정신과 의사들이 고통의 원인을 오로지 '정신적'인 것에서 찾던 때에 가짜 환자들을 대한 방식과 같았다.

로젠한은 말했다. "'광기'나 '정신이상' 같은 성격 특성들이 어째서 강력하게 드러나는지 우리는 모른다. 다리가 부러지면 회복할 수 있지만 정신질환은 영원히 지속된다고 한다. 부러진 다리는 관찰자에게 위협이 되지 않지만 미친 조현병 환자는 어떤가? 정신질환자들을 대하는 태도에 두려움, 적대감, 무관심, 의구심, 불안이 깔려 있다는 숱한 증거들이 있다. 정신질환자는 사회의 나병 환자들이다."

나는 여덟 명의 가짜 환자들이 입원해 있으면서 겪었던 극도의 자아 상실에 공감했다. 그리고 그들이 공감이나 보살핌을 받을 자격이 없다는 듯이 무시하는 태도에 화가 났다. 로젠한은 말했다. "가끔 이인증depersonalization이 도를 넘어서게 되면 가짜 환자들은 자신들이 보이지 않는 존재이거나 고려의 가치가 없는 존재라고 느꼈다." 나는 불확실성에 마주하여 자신들은 절대적으로 오류가 없다고 밀어붙인 의사들의 오만함에 가짜 환자들이 분노한 것을 십분 이해했다. 로젠한은 이렇게 덧붙였다. "우리가 이제 막 이해하기 시작했다고 인정하기보다 마치 이런 말들 속에 이해의 핵심이 담겨 있기라도 하듯 '조현병'이니 '조울증'이니 '정신이상'이니 하는 꼬리표를 환자들에게 계속 붙이고 있다. 실상은 우리가 온전한 정신과 정신이상을 구별할 수 없는데도 말이다."

「정신병원에서 제정신으로 지내기」를 보스턴의 조용한 호텔 방에서 처음으로 읽으면서 나는 어째서 그토록 많은 일반 대중이 이를 환영했는지, 그리고 어째서 정신의학계가 일제히 이를 경멸했는지 곧바로 이해했다. 내게 이메일을 보낸 그 아버지에게 로젠한의 연구가 타당한 근거가 되리라 믿었다. 내가 환자로 지내면서 겪은 실망과 좌절을 정확히 짚어내고 있었다. 그리고 그의 논문에 깔린 분노의 암류가 온몸으로 느껴졌다. 나 역시도 나의 거울상, 그러니까 정신질환 진단을 받고 삶이 완전히 달라진 이름 모를 젊은 여성의 얼굴을 떠올릴 때면 그런 분노를 느낀다.

"당신은 현대판 가짜 환자예요." 그날 저녁 레비는 나 역시 정신질환자로 오진되었다는 의미로 그렇게 말했다.

나는 이것을 다르게 받아들였다. 이것은 도전이었다. 이 연구가, 그리고 로젠한이 50년 전에 제기한 극적인 질문들이 우리의 정신보건 시스템이 여전히 방치하고 있는 수많은 사람들에게 어떻게 도움이 될지 좀 더 알아보라는 명령이었다.

2부

펠릭스 웅거: 내가 미친 것 같아.

오스카 매디슨: 그래서 자네 기분이 더 나아진다면, 나도 그렇게 생각하네.

—영화 〈별난 커플〉

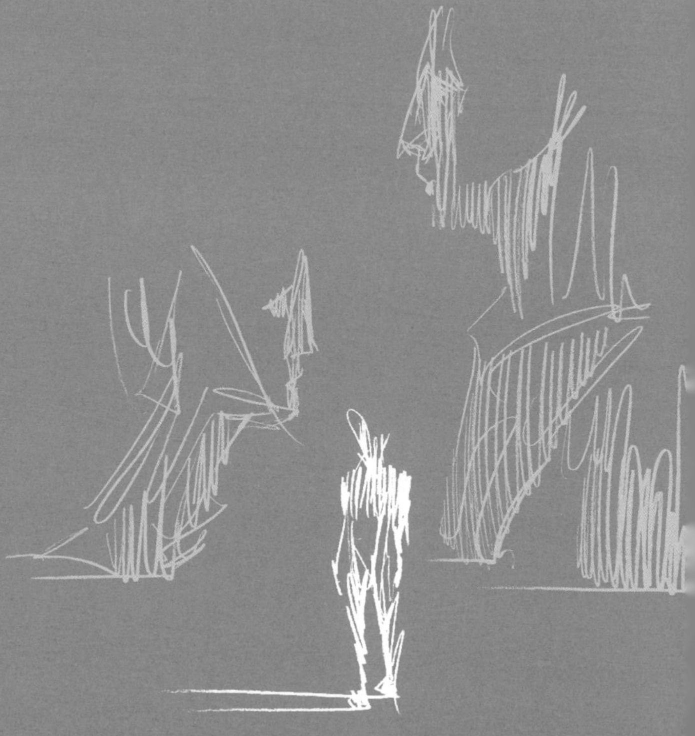

5장

불가사의 속에 신비로 싸인 수수께끼

안개 속으로

나는 데이비드 로젠한에게 물어볼 게 많았다. 그의 경험에 대해, 가짜 환자들에 대해, 연구 구상과 실행 과정에서 어려웠던 점들에 대해 물어보고 싶었다. 그러나 그는 2012년, 그러니까 내가 『브레인 온 파이어』 출간을 준비하고 있던 바로 그 무렵에 세상을 떠났다. 그의 연구가 더 없는지 열심히 찾아봤지만 원래 연구에서 제시한 몇 가지 논점을 명확하게 설명한 후속 논문 한 편과 이상심리학 개론 교재에서 연구를 짤막하게 개인적으로 언급한 것을 제외하면 그 주제를 다시 파고들지 않았다. 그는 심지어 책 출간 계약도 했는데 원고를 넘겨주지 않아 나중에 출판사로부터 소송을 당했다는 사실을 알게 되었다. 그는 옹호자가 절실하게 필요한 이 주제를 외면하고 떠났다. 그를 침묵하게 만든 무슨 일이 일어났던 걸까?

답을 찾는 것은 만만치 않았다. 구글 검색과 기본적인 조사로는 연구가 나오게 된 정황에 대해 알 수 없었다. 뉴스 검색도 도움이 되지 않았다. 여덟 명의 익명의 가짜 환자, 열두 곳의 정신병원, "쿵, 비었어, 공허해"라는 환청, 이런 기본 전제밖에 나오지 않았다. 가짜 환자들의 이름이 무엇인지, 그들이 잠입한 병원이 어디인지 알 수 없었다. 로젠한은 병원의 정체와 관련하여 평생 입을 꾹 닫았다.(다만 그는 델라웨어 주립병원 원장에게 소문과 달리 가짜 환자들을 그곳에 보내지 않았다고 안심시키기는 했다.) 그는 자신의 비판이 개개의 의사들과 병원이 아니라 전체 시스템을 겨냥한 것이므로 그들의 사생활을 지켜주고자 했다. 그의 연구가 일으킨 파장이 얼마나 컸는지를 생각할 때 그토록 많은 부분이 거의 50년이 지나서도 수수께끼로 남아 있다는 것은 놀라웠다.

확실한 것은 연구가 나와는 다른 방식으로 민감한 부분을 건드렸다는 점이다. 1월에 「정신병원에서 제정신으로 지내기」가 나가고 〈사이언스〉 4월호에 편집자에게 온 분노의 편지들이 열두 쪽을 가득 채웠다. 예일 대학의 정신의학자는 이렇게 썼다. "자신의 방법으로 언론의 관심을 끄는 데 성공한 로젠한은 정신의학 치료를 비방하고 잠재적 수혜자들을 방치하는 현 추세를 이어가야 하는 또 하나의 핑계를 제공했는지도 모르겠습니다." 이런 의견도 있었다. "정신의학 치료가 필요한 사람들에게 부적절한 공포와 불신을 조장하고, 양질의 돌봄을 제공하고 가르치려는 사람들의 노력을 훨씬 어렵게 만들 뿐입니다." 당연하게도 그들의 입장을 대변하는 의견이었지만, 바로 그 입장이 이제 바뀌고 있었다.

로젠한이 촉발한 논란은 좀처럼 가라앉지 않았다. 2004년에 작가이자 심리학자인 로렌 슬레이터는 자신이 연구를 재연했다고 주장했다. 그러자 30년도 더 전에 로젠한의 연구를 물고 늘어졌던 바로 그 정신의학계 멤버들이 대거 나서서 또다시 통렬한 비난을 퍼부었다. 정신의학이 왜 그토록 방어적으로 나서는지 이해하기 어려웠다. 로젠한이 확고한 자료로 입증하기 전에도 다른 많은 사람들이 문제를 인정하지 않았던가? 어째서 메시지의 전달자를 공격하는 걸까?

그러는 동안 나는 마침내 그 메시지의 전달자에 더 가깝게 다가가는 연결고리를 찾았다. 데이비드 로젠한이 죽기 전에 방송된 BBC 라디오 프로그램을 통해 로젠한의 개인 파일이 그의 가까운 친구이자 동료인 영향력 있는 스탠퍼드 사회심리학자 리 로스에게 있다는 것을 알아냈다. 나는 곧 차를 빌려 타고 스탠퍼드 대학의 심리학과 건물 조던 홀로 달리다가 속절없이 길을 잃고 말았다.

"늦어서 죄송합니다." 우리의 만남을 녹음한 테이프에서 리 로스에게 말하는 내 목소리를 듣자니 내가 인터뷰하는 사람이 얼마나 대단한 위상인지 뼈저리게 인식하고 있다는 것이 느껴졌다. 리 로스는 백 편이 넘는 연구 논문을 썼고, 세 권의 저서와 다섯 권의 편저가 있으며(내가 방문했을 때 그는 독자들로 하여금 사회심리학 연구의 최고 성과들을 각자의 삶에 응용하도록 권고하는 책 『이 방에서 가장 지혜로운 사람』을 쓰고 있었다), 심리학자 아모스 트버스키(마이클 루이스의 최근작 『생각에 관한 생각 프로젝트』에서 다루는 사람 중 한 명) 등과 함께 스탠퍼드 국제분쟁협상센터를 설립했다.

한편 그는 '기본적 귀인 오류fundamental attribution error'라는 용어를 만들어낸 사람이기도 하다. 남들의 잘못은 내적 요소 탓을 하고('그녀가 늦은 것은 시간개념 없고 방향감각 없는 멍청이이기 때문이야') 자신에 대해서는 외적 요소를 더 많이 고려하는('내가 늦은 것은 스탠퍼드 캠퍼스가 말도 못 하게 복잡하고 주차장 찾기가 끔찍하게 어려워서야') 사람들의 습성을 가리키는 말이다. 리의 연구 관심사는 직관적 판단과 의사 결정의 단점, 개인 간 집단 간 오해의 원인, '소박 실재론naive realism'(모두가 현실을 다르게 경험한다는 것을 인정하지 않으려는 생각)에 이르기까지 폭넓다. 그는 초창기 한 논문에서 '직관적 심리학자'의 단점들을 열거하여 연구자의 편향이 자료 해석을 어떻게 왜곡하는지 보여주었다. 그는 자신의 신념에 반대되는 증거를 보고도 외면하는 '신념 집착belief perseverance'에 대해 연구했다. 아울러 자신의 신념이 아주 일반적인 것이라고 자주 과대평가하는 사람들(극단주의자가 이런 생각을 갖고 있으면 특히 위험하다)을 가리키고자 '허위 합의 효과false consensus effect'라는 용어를 만들기도 했다.

요컨대 리의 관심사를 한두 마디로 정리하자면 '믿음의 오류 가능성'이라고 할 수 있다. 그리고 그는 내가 과거를 파헤치고 있는 사람인 데이비드 로젠한의 친한 친구였다.

리 로스는 친절한 사람이지만 한 동료에 따르면 "어리석은 자를 참지 못한다"고 한다. 그는 느릿하게 말했다. 심하게 매력적인 눈, 부드러운 목소리, 상대방의 말에 주목하려고 고개를 비스듬히 기울이고 빤히 쳐다보는 방식이 나를 긴장하게 만들었다.

어쩌다가 내가 데이비드 로젠한을 찾게 되었는지 두서없이 설명하고 있을 때 그가 끼어들었다.

"나는 길랭-바레 증후군이 있어요. 환청도 있죠. 그러나 환청은 심각한 수면부족 때문에 생긴 겁니다. 눈을 감을 수 없었어요. 체온이 화씨 6도 높아지면 누구든 환청을 겪는다고 하죠."(심각한 정신질환과 가장 흔하게 연결되는 증상인 환청은 사실은 일반 대중에게도 꽤 흔하다. 어떤 연구에 따르면 왼손잡이만큼 널리 퍼져 있다고 한다. 수많은 질환이 환청을 유발할 수 있다. 고열은 물론 청력 상실, 간질, 금주, 사별, 극심한 스트레스도 환청의 원인이 된다. 여러분이 목소리를 듣는다면 소크라테스, 지그문트 프로이트, 잔 다르크, 마틴 루터 킹 주니어, 윈스턴 처칠 같은 명사들과 어깨를 나란히 하는 셈이다.)

길랭-바레 증후군은 몸의 면역계가 신경을 공격하는 자가면역질환이며 가끔 몸이 마비되기도 한다. 리는 5년 전부터 이 병을 앓았는데 그는 삼키거나 말하지 못할 때도 있었다고 한다. 세상과 소통하는 것에 그토록 관심이 많은 사람에게 그보다 더 큰 불행이 있을까 싶다. 인공호흡기와 급식관을 차고 치료를 몇 달간 받고 나서 그는 회복했고 여파는 있다 해도 무시할 정도다.

공교롭게도 데이비드 로젠한 역시 길랭-바레 증후군으로 고생했다. 리는 30년 전에 로젠한이 일했던 복도 건너편 연구실을 가리키며 이 이야기를 꺼냈다. 작은 건물의 같은 층을 쓴 두 사람이 똑같은 희귀 자가면역 질환을 앓고 있었다는 사실을 내가 한 의사에게 알리자 그는 놀라워했다. 10억 분의 1의 확률이라고 했다. 그러나 사실이었다. 나중에 나는 로젠한의 가족과 친구들을 만나 이를 확인했다. 조사 과정에서 내가 알게 된 사소하고 특이한 여러 사항 가운데 첫 번째 것이었다.

내가 방문하기 전에 리는 로젠한이 갖고 있던 책 중에서 그의 사고의 핵심이라고 생각되는 것들을 한쪽에 쌓아놓았다. 토머스 사스의 『정신질환의 신화*The Myth of Mental Illness*』, R.D. 랭의 『자기와 타자*Self and Others*』, 어빙 고프만의 『수용소』가 그것으로 모두 반정신의학 운동과 연관되는 책이었다.

내가 로젠한의 책들을 훑어보고 있을 때 리는 두 사람의 우정이 어떻게 시작되었는지 이야기했다. 그들은 1970년대 초에 로젠한이 스워스모어 칼리지를 떠나 스탠퍼드 심리학과로 자리를 옮기면서 만났다. 당시 스탠퍼드는 쟁쟁한 심리학자들이 모인 호화 교수진을 자랑했다. 1971년에 스탠퍼드 모의 교도소 실험을 하여 유명세를 탄 필립 짐바르도도 그중 한 명이다. 최근 영화로 만들어지기도 한 그의 관찰 연구는 대학의 조던 홀 지하에 교도소와 비슷한 환경을 만들고 자원자들에게 가짜 교도관과 가짜 수감자 역할을 하도록 했다. 며칠이 지나자 권력에 취한 교도관들이 수감자들을 학대했고, 수감자들은 움츠러들고 점차 체념했다. 짐바르도의 연구는 로젠한의 연구가 나오고 오래지 않아 1973년에 발표되었다. 스탠퍼드 교도소 실험은 「정신병원에서 제정신으로 지내기」가 로젠한을 유명하게 했던 것처럼 짐바르도를 일약 화제의 인물로 만들었다.

비밀을 풀어줄 로제타석

우리가 이야기를 나누던 중에 리가 무심하게 손을 뻗어 서류 캐비닛 맨 위에서 서류들이 담긴 상자 하나를 꺼냈다. 그는 자료를 넘겨보다가 두툼한 서류철에서 멈췄다.

내 눈에 생기가 돌았다. 그 안에 무엇이 담겨 있을지 직감한 나는 행운이 믿기지 않았다. 내 짐작이 옳다면 그것은 로젠한을 직접 인터뷰하는 것에 맞먹는 귀한 보물일 터였다. 서류철에서 삐져나온 종이에 '제정신으로 지내기'라는 제목이 적힌 것이 보였다. '가짜 환자'라고 표시된 종이도 있었다. 종이들은 다양한 방향으로 삐져나왔다. 로젠한이 철해둔 모습 그대로였다. 잠깐만 봤는데도 자료 정리자의 손길을 거친 그 어떤 것보다 그의 마음에 대해 더 많은 것을 내보이는 자료임을 알아보았다. 자료 발굴에는 추잡한 훔쳐보기와 비슷한 면이 있었지만, 좋든 싫든 타블로이드 뉴스 편집실에서 일하면서 사람들의 더러운 세탁물을 뒤지는 것에 스스럼이 없었다.

가끔 내용물이 서류철의 설명과 일치할 때도 있었지만 그렇지 않을 때가 더 많았다. 예컨대 아이들의 이타심에 관한 로젠한의 연구라고 적힌 서류철을 열자 메르세데스 판매 계약서가 나왔다. 로젠한이 정교한 퍼즐처럼 섹션을 나누고 다시 붙인 논문 초고가 있었고, 그가 병원에 있을 때 손으로 쓴 수십 쪽의 일기도 있었다. '비판'이라고 표시된 서류철에는 동료들의 인정사정없는 논평이 들어 있었다. "과학 행세를 하는 유사과학", "근거 없음", "전적으로 부적절함". 이 서류철로 보건대 로젠한이 정신의학자들을 어지간히 열받게 했던 모양이다. 그는 자랑스레 그것을 증거로 갖고 있었던 듯하다.

나는 변색된 두툼한 고무줄로 묶어놓은 종이 뭉치를 보았다. 첫 페이지는 이러했다.

1장

우리는 아이디어가 왜 생겨나는지 결코 알지 못한다. 어떻게 언제 떠오르는지 알 뿐이다. 그리고 구체적인 모습이 잡히고 나면 아이디어의 기원은 별 상관이 없지만, 아직 발전시키고 있을 때는 중요할 수 있다. 오늘 밤 그림자 속에 있는 것이 내일 해가 뜨면 길을 막고 있을 수도 있다.

나는 아이디어와 관련하여 이 연구가 어떻게 시작되었는지 도무지 모르겠다. 어쩌면 나보다는 여러분이 상황에서 뭔가를 추론할 수 있을 것이다. 이제 상황을 설명해보겠다.

출간되지 않은 그의 책이었다. 적어도 이백 쪽은 되어 보였다.

가슴이 뛰었다. 더블데이 출판사가 그를 고소했다는 바로 그것이었다. 그들이 얻으려고 했지만 결코 얻지 못한 원고, 세상에 한 번도 공개된 적이 없는 원고. 나는 무심한 척 옆으로 치워놓고 정보를 계속 찾아보았다. 연구가 어떻게 시작했는지, 그 결과가 어떤 맥락으로 이어졌는지를 포함하여 모든 것을 다 파악할 때까지는 마음 편히 쉬지 못할 것 같았다. 나는 관련된 모든 사람들을 알고 싶었다. 기회였다. '가짜 환자'라고 표시된 서류철을 열 때는 흥분을 억누르려고 애썼다.

비밀을 풀어줄 나의 로제타석이었다. 모든 가짜 환자들의 이름이 적혀 있었다.

- 데이비드 루리(1번 가짜 환자), 서른아홉 살의 심리학자. 경제학자 행세를 하고 빌링턴 주립병원에 10일 있었다. 조현정동장애 유형의 조현병 진단을 받았고 완화를 보여 나왔다.
- 존 비즐리(2번)와 새러 비즐리(3번), 정신과 의사와 심리학자. 존은 두 차례 잠입했다. 먼저 카터 주립병원에 3주, 이어 마운틴 뷰에 2주 있었다. 존은 안에 있었던 경험이 "카프카적"이었다고 묘사했다. 부인인 새러는 웨스털리 카운티 병원에 들어가 18일 있었다. 두 사람 다 조현병 진단을 받았고 완화를 보여 나왔다.
- 존의 여동생 마사 코츠(4번). 남편과 사별했고 주부 행세를 했다. 오빠와 올케를 따라 연구에 합류하여 케니언 주립병원에 2주 있었다. 그곳에서 연이어 네 번째로 조현병 진단을 받은 가짜 환자였다.

- 로라 마틴(5번)과 밥 마틴(6번). 유명한 추상화가 로라는 연구에서 유일하게 사립 정신병원에 입원했다. 무려 52일이나 있었고 유일하게 남들과 다르게 조울증 진단을 받았다. 소아과 의사인 남편은 유명하지 않은 정신병원에 들어갔고 의료기술자 행세를 했다. 역시 조현병 진단을 받았다.
- 칼 웬트(7번). 무려 네 차례 잠입했고 총 76일을 갇혀 지냈다. 로젠한은 연구에 집착을 보인 칼이 잠입에 "중독"되었다고 우려했다.
- 빌 딕슨(8번). 로젠한이 가르친 대학원생으로 문을 닫기 직전인 한 공공병원에 들어가 7일 있었고 마찬가지로 조현병 진단을 받았다.

이로써 여덟 명의 환자 가운데 일곱 명이 조현병 진단을 받았으며, 열두 차례 입원 모두 잘못된 진단이 나왔다.

1번 가짜 환자가 데이비드 로젠한임을 알아보는 것은 어렵지 않았다. 그러자 모든 이름이 가명이라는 것도 금방 눈치챘다. 빌 딕슨이나 마사 코츠를 인터넷에 검색해봐야 아무것도 나오지 않을 것이다. 병원 이름도 전부 고친 것이었다.

리의 목소리가 나를 그의 스탠퍼드 연구실에 있는 현재의 순간으로 돌려놓았다.

"데이비드는 어떻게 보면 살짝 어려운 사람이었소."

"무슨 뜻이죠?" 내가 물었다.

"음 그러니까……" 그는 잠깐 멈추고 신중하게 말을 골랐다. "그에게는 남들처럼 비밀이 있었소. 드라마 작가의 면이랄까. 그는 흔히 말하는 불가사의 속에 신비로 싸인 수수께끼였소."

지금 생각해보면 그때 그의 말이 정확히 무슨 뜻인지 물었어야 했지만, 나는 내 앞에 놓인 서류가 약속하는 것에 정신이 온통 팔려 있었다.

리는 서류로 다시 눈을 돌렸다. "여기서 당신의 질문에 대한 답을 찾을 수도 있을 겁니다." 그러고는 이렇게 덧붙였다. "그게 어디 있더라?" 그는 서류를 뒤지더니 서류철 하나를 꺼내 캐비닛으로 가져갔다. "이건 개인적인 거요." 그는 서류철을 자신의 캐비닛에 넣고 서랍을 닫고는 나를 향해 웃었다. 그의 미소는 유혹이었을까? 아니면 내가 지나치게 넘겨짚은 걸까?

차로 돌아오는 중에야 리가 한 말이 머릿속을 맴돌기 시작했다. 불가사의, 신비, 수수께끼.

6장

실험의 배경

로젠한의 본질

나는 여섯 달 뒤에 서류를 다시 보러 캘리포니아로 돌아갔다. 이제 그것은 로젠한의 친한 친구인 심리학자 플로렌스 켈러가 갖고 있었는데 원래 그녀가 주인이었다. 2012년 로젠한이 죽기 십 년 전에 뇌졸중으로 쓰러져 생활지원 시설로 이사를 가면서 정신이 없을 때 플로렌스가 '제정신으로 지내기'라고 표시된 상자를 용케 챙겼다. 그녀가 로젠한에게 그 사실을 알리자 그가 대신 맡아달라고 했다.

플로렌스는 군살 없고 인물 좋고 매력적인 칠십 대 초반의 여성이다. 자신감 있게 편안하게 문을 열고 환한 미소로 나를 맞이하는 그녀를 보고 세상을 대하는 모습이 배우 캐서린 햅번과 비슷하다고 느꼈다. 그녀는 오렌지나무와 메이어 레몬나무가 있는 자신의 집을 구경시켜주었다. 조지프 아이클러가 팔로알토에 지은 20세기 중반 모던한 양식의 단층 주택이었다. 부엌 식탁 위에 똑같은 〈뉴요커〉 두 부가 나란히 놓여 있는 것이 내 눈에 들어왔다.

"어째서 같은 잡지가 두 권이죠?" 내가 물었다.

"라도리스와 나는 잡지를 함께 보지 못해요." 그녀가 웃으며 말했다. 30년 넘게 함께 살고 있는 라도리스를 플로렌스는 'LD' 혹은 '안주인'이라고 불렀고 세상에는 '코델 판사'로 알려져 있다. 라도리스는 팔로알토에서 유명인이다. 상급법원의 재판을 맡는 미국 최초의 흑인 여성 판사였으며, 은퇴한 지금은 국내 뉴스에 법률 자문을 해주고 사법기관의 독립성을 옹호하거나 경찰의 폭력에 맞서는 등 온갖 이슈들에 앞장서서 싸운다. 여러분이 팔로알토에 사는 사람이라면, 라도리스가 여러분을 돕거나 주례를 맡거나 여러분 입장을 옹호할지도 모른다.

신발을 벗고 그녀의 집 현관으로 들어서는 순간 플로렌스와 나는 범죄의 공모자가 되었다. 그녀는 로젠한에 대해 속속들이 내게 일러준 사람이었다. 나는 조사의 모든 단계에서 그녀에게 의지했고 조사하면 할수록 놀라운 반전이 이어졌다. 그녀는 로젠한의 마음과 그의 비밀을 제대로 꿰뚫어보는 사람이었다. 두 사람은 서로 아는 친구의 파티에서 만났다고 했다. 파티에서 플로렌스는 남자들을 향해 퍼붓는 거의 모든 저주의 말이 사실은 여자들을 겨냥한 것이라며 목소리를 높였다. 그러자 머리가 벗겨진 남자가 눈망울을 반짝거리며 맞장구쳤고, 두 사람은 그녀의 이론에 들어맞는 단어들을 하나하나 열거하기 시작했다.

"잡년 자식son of a bitch, 사생아bastard……"

"어미를 욕 먹이는 놈motherfucker……"

그들은 각자 아는 욕설을 죄다 털어놓았고, 모욕의 말이 바닥날 무렵에는 서로 친구가 되었다.

나는 로젠한이 연구를 위해 병원에 들어가기 전과 입원해 있을 때 노란색 메모지에 갈겨 쓴 수십 쪽의 원고를 해석하는 것을 도와달라고 플로렌스에게 부탁했다. 그의 필체는 아름다워서 처음에는 이해하기 쉬워 보였지만, 묘하게도 막상 읽으려고 하면 글자 자체가 판독하기 불가능했다. 그게 '진짜 데이비드', 그러니까 '데이비드의 본질'이라고 플로렌스가 빈정거렸다.

이후 몇 달 동안 미출간 원고에 파고들었다. 그 연구는 우리가 아는 것처럼 로젠한이 정신의학에 도전하겠다는 계획으로 시작한 것도, 넬리 블라이에서 영감을 받아 그가 보호수용소 안에서 벌어지는 상황에 대한 궁금증에서 벌인 일도 아니었다. 1969년 그가 스워스모어 칼리지에서 진행한 이상심리학 심화 수업에서 학생들의 요구사항이 연구의 출발점이었다.

"호기로 시작한 일이었습니다." 로젠한이 한 지역신문과의 인터뷰에서 말했다. "나는 스워스모어 칼리지에서 심리학을 가르치고 있었는데 학생들 말이 수업이 너무 개념적이고 추상적이라고 했습니다. 그래서 내가 말했죠. 정신질환자가 어떤 존재인지 정말로 알고 싶으면 직접 정신질환자가 되어보라고 말입니다."

반정신의학 운동의 확산 속에서

1969년 1월
스워스모어, 펜실베이니아

대학 캠퍼스가 (어쩌면 온 세상이) 미쳐 돌아가는 듯했다. 1969년이 시작하고 여섯 달 동안 대학 캠퍼스에서 여든네 건이 넘는 폭파, 폭파 협박, 방화가 보고되었다. 몇 달 후에는 맨슨 패밀리의 살해 행각으로 미국 전역이 충격에 빠질 터였다. 비행기 납치는 흔한 일이었다. 시카고 민주당 전당대회에서 경찰이 비무장한 시위 군중을 향해 곤봉을 휘두르고 최루탄을 터뜨리는 것을 세계가 지켜본 것이 불과 몇 달 전이었다. 현장을 지켜보던 사람들이 '전 세계가 보고 있다'는 구호를 외치는 와중에 말이다. 리처드 닉슨의 취임식이 스워스모어의 봄 학기 개학과 같은 주에 있었다. 로젠한의 몇몇 학생들은 워싱턴으로 몰려가 수만 명의 무리에 합류하여 야유하고, 자동차 행렬을 향해 병을 던지고, '닉슨은 1급 전범'이라는 문구가 적힌 피켓을 들었다. 닉슨은 순간적인 기지를 발휘하여 리무진 위로 고개를 내밀고 양팔을 벌려 악명 높은 승리의 V자 제스처를 취했다. 이제 우리는 자기 잇속만 챙긴 닉슨의 정치적 행보로 인해 베트남

전쟁이 늘어졌음을 안다. 갖은 수단을 써서 쟁취한 개인적 승리였던 것이다. 매일 밤 뉴스에서 전하는 사상자 수가 1968년에 최고치를 기록하여 베트남전쟁이 실시간으로 보도되었다. 우리는 지구 반대편의 적이 이유도 모른 채 수천 명의 젊은이를 학살하는 이길 수 없는 전쟁을 벌였다. 그런 불가해한 행동이 지구적 차원에서 벌어지는 상황에서 광기는 더 이상 보호수용소에만 한정되지 않는 듯했다. 어떤 젊은이들은 전쟁에 끌려가지 않으려고 일부러 정신이 나간 척하며 시스템을 이용했다. 하긴 안 될 것도 없었다. 모든 것이 실성한 듯 보였으니 말이다.

스워스모어의 졸업생 마크 보니것(그 유명한 작가의 아들)은 격동의 이 시대에 정신증을 겪었던 본인의 경험을 술회한 회고록 『에덴행 급행열차*The Eden Express*』에서 이렇게 말했다. "1960년대가 얼마나 치열했었는지 잊기 쉽다."

1969년에 정신질환(광기, 일탈)의 개념은 미국 역사에서 유례가 없었을 정도로 대화의 단골 소재가 되었다. 의학적 논쟁이라기보다 철학적 논쟁에 가까웠다. '정신질환'은 그저 차이를 추려내는 방법이 아니냐는 것이 많은 사람의 주장이었다. 광기는 더는 수치스럽지 않았다. 그것은 세상의 시인, 예술가, 사상가를 위한 것이었다. 더 넓은 시야로 살아가는 방법이었다. 젊은이들은 (나중에 티모시 리어리가 대중화시킨) 정신분석가 프리츠 펄스의 "마음을 버리고 감각에 주목하라"는 말을 열렬히 받아들였다. 고리타분한 사람들만이 제정신이었다.

그리고 약물이 있었다. 1970년까지 이백만 명의 미국인들이 애시드에 손을 대 "다른 세계"를 엿보고 "의식을 통한 혁명"에 동참했다. 조앤 디디온의 말처럼 "진실은 광기의 저편에 있다"고 확신했던 것이다. 그들은 사회(학교, 부모, 닉슨 대통령)가 자신들에게 요구하는 것을 할 생각이 없었다. 그들은 자신들이 정신병원을 둘러싼 철조망 바깥에 있다고 믿었다. 그렇게 믿었던 것도 무리는 아니다.

젊은이들은 머나먼 유토피아 공동체를 꿈꾸었다. '권위를 의심하라'는 범퍼 스티커가 인기를 모았다. 공개적인 양성애 무정부주의자가 젊은이들의 환멸을 기업화되고 있는 미국의 등장과 연관시킨 책 『바보 어른으로 성장하기』가 엄청나게 팔렸다. 제1차 세계대전 때 보호수용소에서 나온 행복한 환자들이 작은 프랑스 마을을 장악한 초현실적 영화 〈왕이 된 사나이〉가 1966년에 개봉되어 관객에게 질문을 던졌다. 전쟁으로 미쳐버린 세상에서 진정 제정신인 사람은 누구일까? 켄 키지가 쓴 환각적 분위기의 소설 『뻐꾸기 둥지 위로 날아간 새』는 정신의학에 대한 대중의 반감을 일으키는 데 그 어떤 책보다 공헌했다.(나중에 1975년에 잭 니콜슨이 주연을 맡은 영화로 제작되면서 대중의 격분을 부채질했다.) 키지의 이야기는 힘을 잃지 않았다. '멀쩡한' 사람이 정신병원에 갇히게 되는 고전적인 예로 이 책을 능가하는 것은 선뜻 떠오르지 않는다. 소설은 원래 대대적으로 순응을 비판하기 위한 의도로 쓰였지만 정신의학의 해악과 영원히 연결될 것이다. 한 정신과 의사는 "정신의학이 정신질환을 겪는 사람들보다 사회의 편에 서서 사용되고 있는 방식에 근본적인 불신을 보여준" 책이라고 했다.

키지는 멘로파크 보훈병원에서 야간근무를 하던 중에 영감이 떠올랐다. 그는 같은 병원에서 정부 주관으로 이루어진 실험에 참여하여 메스칼린, 디트란, IT-290, 그리고 그가 가장 좋아한 리세르그산 디에틸아미드(LSD)를 포함하여 여러 약물들을 투여받았다.

키지의 이런 경험이 교도소 복역을 피하고자 꾀를 부려 정신병원으로 들어온 랜들 패트릭 맥머피라고 하는 반영웅을 탄생시켰다. 맥머피는 말했다. "그 빌어먹을 콩밭에서 나오게만 해준다면 나는 소심한 자들이 원하는 뭐든 다 했을 거요. 사이코패스든 미친개든 늑대인간이든 그게 뭐 대수겠소?"

교도소 복역을 피하게 된 맥머피는 정신병원에서 온갖 말썽을 일으켰고, 그러는 중에 동료 환자들이 자신과 그렇게 다르지 않다는 것을 깨달았다. "젠장, 당신네들 모두가 제정신이라는 걸 알고 내가 얼마나 놀랐는지 모릅니다." 맥머피가 다른 환자들에게 말했다. "가까이서 보니 거리를 돌아다니는 평균적인 멍청이들보다 당신들이 더 미치지 않았다는 것을 알겠습니다." 맥머피가 알고 놀란 커다란 차이라면 다른 사람들이 자발적으로 병원에 갇혀 있었다는 것이었다. 그들은 그곳에 있기를 택한 것이었다.

하딩이라는 환자가 그 이유를 설명한다. "나는 어릴 때, 이렇게 말할 수 있다면 내가 남들과 다르다는 것을 깨달았습니다. 나는 우리 사회가 수치스럽게 여기는 습관들에 탐닉했지요. 그래서 병에 걸리게 되었습니다. 습관의 문제라고는 생각하지 않습니다. 사회가 거대하고 치명적인 손가락을 내게 가리키고 수백만 명이 일제히 '부끄러운 줄 알아' 하고 외치는 것을 내가 느꼈기 때문입니다." 그는 생물학적 의미로 병에 걸린 것이 아니었다. 주위 세상이 그를 환자로 만든 것이었다.

한층 통렬한 것은 '빗자루' 추장이라고 불리는 소설의 화자 브롬든의 존재다. 그는 듣지도 말하지도 못하는 척하면서 모든 것을 기록하고도 무사한데, 그것은 병원이 그를 빗자루를 든 미친 사람으로만 여겨 보이지 않는 존재이기 때문이다. 결국 맥머피의 싸움은 패하고 말았다. 무지막지한 수간호사 래치드로 상징되는 제도의 권위적 힘이 맥머피를 굴복시킨다. 편의를 위해 그에게 뇌엽절리술을 실시하여 다시는 병원에서 문제를 일으키지 못하도록 한다.

이렇듯 1970년대 초에는 정신병원이 좋은 평을 듣지 못했다.

무엇보다 냉전의 편집증이 모두에게 영향을 주었다. 정치적 이유로 소비에트의 정신병원에 수감된 사람들 이야기가 미국에 전해진 것이다. 소련의 수많은 반체제 인사들이 자신의 의사와 무관하게 병원행을 당했다. 일례로 붉은군대를 이끌었던 표트르 그리고렌코 장군이 있는데, 그가 퇴역하고 나서 공산당의 정책에 반기를 들기 시작하자 "개혁주의자라는 생각이 인격에서 부각되는 편집성 인격 발달에 성격의 사이코패스 특징과 뇌의 동맥경화 증상"을 보인다는 진단(마트료시카 인형처럼 꼬리에 꼬리를 물고 이어지는 문장)이 내려졌다. 그는 극악의 소비에트 '정신이상자 교도소'에 수감되어 5년을 보낸 뒤에야 풀려나서 미국으로 이민을 갈 수 있었다.

더 오싹한 점은 정신질환의 꼬리표를 억압의 도구로 활용했다는 것이다. 혹시 이런 소비에트 정신과 의사들의 상당수는 공산주의를 지지하지 않는 사람이 틀림없이 미친 사람이라고 정말로 믿었던 것이 아닐까?

이렇게 정신질환을 활용하는 것은 미국에서도 벌어졌다. 그것도 백악관에서 말이다. '펜타곤 문서'를 〈뉴욕 타임스〉에 유출한 대니얼 엘스버그를 망신 주려고 전직 CIA 요원인 하워드 헌트는 '배관공'(백악관의 지저분한 일을 맡아서 한 사람)을 엘스버그를 상담했던 정신과 의사 사무실로 보내 흠잡을 만한 정보가 없는지 찾아보도록 시켰다.

정신질환과 관련하여 가장 유명한 사람을 꼽자면 공화당 대통령 후보로 나섰던 배리 골드워터가 있다. 1964년 〈팩트〉에 게재된 "골드워터는 정신적인 면에서 대통령직에 부적합하다고 1189명의 정신과 의사들이 말하다!"라는 제목의 기사에서 정신과 의사들은 (개인적으로 진료하지도 않고) 골드워터가 대통령직을 수행하기에 정신적으로 문제가 있다고 했다.("위험천만한 미치광이"라고 묘사하기도 했다.) 결국 선거에서 패한 골드워터가 〈팩트〉를 고소하여 승소했고, 미국정신의학협회(APA)는 당황하여 1973년에 골드워터 규칙을 제정했다. 정신과 의사가 직접 진료하지 않은 공인에 대해 진단을 내리는 것을 금지하는 윤리 규정으로, 반대 의견이 있지만 오늘날까지 이어지고 있다.* 심장 전문의가 텔레비전으로만 사람을 보고 감히 진단하지 않는 것처럼 정신과 의사도 그래서는 안 된다는 것이 그들의 주장이었다. 정신의학도 다른 의학 분야와 같은 기준을 따라야 한다는 말이었다. 의미심장한 방어적 논리였다. APA는 이렇게 말했다. "정신과 의사는 의료를 행하는 의사다. 정신질환 진단은 당뇨병 진단이나 심장병 진단만큼이나 세심함이 요구되는 일이다."

광기에 대한 옹호

한편, 일반 대중은 광기가 과연 존재하기는 하는 걸까? 라는 의문을 계속 가졌다. 이것은 본인이든 사랑하는 사람을 통해서든 정신질환을 안고 살아가는 사람에게는 터무니없는 질문으로 보이겠지만, 동성의 사람에게 끌리는 것만으로도 '정신적으로 아프다'는 꼬리표가 붙던 시절에는 논쟁거리가 되기에 충분했다. 반권위주의 운동이 일면서 당연하게 여겨졌던 많은 생각에 의심을 갖게 되었다. 그들은 모든 광기가 사회적 구성물이라고 주장했으며, 애초부터 정신병원 시설은 감금을 지배의 도구로 활용했다는 증거라며 프랑스 철학자이자 역사학자 미셸 푸코의 『광기의 역사』를 인용했다. 사회학자들은 낙인 이론을 들고 나왔다. 이 이론은 정신질환이 '일탈자'를 분류하고 정형화할 필요 때문에 사회가 우리에게 들이대는 자기충족적

• APA는 2018년에 도널드 트럼프 대통령의 정신 건강과 관련하여 논란이 일자 골드워터 규칙을 다시 거론했다. "제대로 된 정신의학 진단을 내리려면 텔레비전 출연과 트위터 글과 공개 발언을 검토하는 것만으로는 부족하다."

예언이라고 보았다.

이런 주장이 익숙하게 들린다면, 그것은 우리가 논리적으로 생각하기 시작한 이래 계속해서 맴돌던 (맥락은 다르지만) 똑같은 난감한 질문이기 때문이다. 로젠한은 화제를 불러모은 자신의 연구에서 이 모든 것을 명확하게 밝혔다.

반정신의학 운동이 세를 넓혀가면서 학계 내부에서도 비판의 공격이 나오기 시작했다. 스코틀랜드 정신과 의사 R.D. 랭은 반문화가 크게 호응한 주장들을 펼쳤다. 그는 정신이상이 미친insane 세상에 대한 온전한sane 반응이라는 이론을 내세웠다. 랭은 조현병이 초분별super-sanity, 즉 진심으로 마음이 열린 사람만이 손에 넣을 수 있는 통찰이라고 했으며, "우리가 조현병이라고 부르는 것이 지나치게 꽉 닫힌 우리 마음의 갈라진 틈새 사이로 빛이 새어 나오는, 정상적인 사람들 사이에서도 제법 흔한 증상임을 사람들이 알게 될" 날이 언젠가 오리라 믿었다.

1967년에 랭은 "광기라고 해서 꼭 고장일 필요는 없다. 돌파구일 수도 있다"라고 말했다. 학생들은 가장 대중적이고 영향력 있는 그의 책들인 『분열된 자기』와 『경험의 정치학*The Politics of Experience*』을 바지 뒷주머니에 넣고 다녔다. 모서리가 접힌 그 책들은 사회적 판단을 마음에 강요하는 것을 비꼬는 동시에 그들이 자아, 온전한 정신, 사회에 대한 더 높은 인식을 갖고 있음을 선언하는 명예훈장이었다. 그러나 그를 조롱하기란 쉬웠다. 에리카 종은 『비행공포』라는 책에서 이렇게 빈정거렸다. "조현병 환자들은 진정한 시인이었다. 발광한 미치광이들은 죄다 릴케였다." 마침 얼마 뒤에 랭이 런던에 마련한 킹슬리 홀이라고 하는 보호수용소에서 약물 사용이 횡행한다는 보도가 나기 시작했다. 반문화 스승으로 부각된 랭은 '부활' 세션을 비롯하여 70년대 여러 엉터리 치유를 주관하고 약물과 술에 탐닉하면서 괴짜 이미지가 굳어졌다.(나는 그가 무늬가 있는 소파에 앉아 벌겋게 달아오른 얼굴에 땀을 뻘뻘 흘리며 '어머니의 산도産道'를 통과하는 마임을 하던 모습을 결코 잊을 수 없다. 그의 촬영기사로 일했던 사람이 비디오로 찍은 것을 보여줬다.)

헝가리계 미국의 정신과 의사 토머스 사스는 정신질환을 가리켜 "신화"라고 했고 정신질환의 개념이 "과학적으로 가치가 없고 사회적으로 해롭다"라고 말했다. 그의 가장 유명한 책 『정신질환의 신화』에 보면 "정신질환 같은 것은 존재하지 않는다"는 문장으로 시작하며, 정신의학을 연금술, 점성술과 같은 영역으로 격하시킨다. 그는 정신과 의사들의 의학 전문용어 사용에 신뢰성이 없다고 했다. "여러분이 신에게 말하면 기도하는 것이고, 신이 여러분에게 말하면 그건 조현병이다. 죽은 사람이 여러분에게 말하면 심령술사이고, 여러분이 죽은 사람에게 말하면 조현병이다." 무엇보다 제도적 정신의학은 그가 "기생충"이라고 부른, 사회적 골칫거리나 도덕적으로 편향된 사람들을 통제하기 위한 억압의 도구였다. 정신의학은 그저 억압적인 것만이 아니라 우리들 중 최악에 힘을 실어주었다고 그가 주장했다. 한동안은 사스의 주장이 정신의학 분야 안팎의 지식인들에게 힘을 발휘했다.(로젠한의 사적인 기록을 보면 그는 적어도 처음에는 랭보다는 사스의 정신질환 견해에 훨씬 더 공감했다. 하지만 나중에 사스의 인기가 시들해지면서 그는 자신의 유명한 연구에 영감을 준 사람으로 랭을 언급했다.)

반정신의학 운동은 시민권 운동과 의외로 잘 어울리는 동료였다. 둘 다 공통의 적에 맞서 연대했다. 그것은 사회에서 무엇이 '정상적'이거나 '용인되는 것'인지 결정하는 '제도'의 힘이었다.

이런 정신이 로젠한이 가르쳤던 스워스모어 칼리지를 지배했다. 퀘이커교에 뿌리를 둔 자유주의 상아탑은 펜실베이니아 주 델라웨어 카운티의 블루칼라 보수주의자들에 둘러싸인 고립 지대였다. 1969년 봄 학기에 스워스모어 캠퍼스는 전례 없이 정치적 이슈로 달아올랐다. 전형적인 논란(예컨대 입학처가 수염을 기른 학생은 여행 가이드로 일하지 못하게 하는 금지령을 계속 유지할지 말지)도 여전히 있었지만, 이제 해군 징병관을 캠퍼스에 들일지 말지를 두고 민감한 논란이 벌어졌다.

이런 와중에 스워스모어 아프로아메리칸 학생협회(SASS)는 흑인 학생들의 비중을 더 높일 것을 요구하며 연좌 농성을 벌였다. 캠퍼스는 불과 20년 전에야 흑인 학생에게 문을 열었는데 아직도 겨우 두 자릿수를 차지하는 정도였다. 단식 투쟁을 포함한 전략을 통해 SASS는 봄 학기 개강을 늦추는 데 성공했고, 일주일간 수업이 취소되는 "1969년의 위기"는 학장인 코트니 스미스가 캠퍼스 계단에서 치명적인 심장발작으로 쓰러지면서 끝났다. 한 작가는 스미스 학장이 "상심하여" 죽었다고 했다. 캠퍼스는 인기 있던 학장의 죽음을 애도했고, SASS의 요구조건은 보류되었다. 스워스모어는 "학생들이 학장을 죽인 곳"으로 알려지게 되었다. 부통령 스피로 애그뉴는 그곳을 "크럼 위의 크렘린"이라고 불렀다고 한다.(크럼은 칼리지를 에워싸고 있는 숲이다.) 당연하게도 그해 봄 캠퍼스 분위기는 뒤숭숭했다.

그리고 이런 기류 속에서 데이비드 로젠한의 이상심리학 세미나를 듣는 학생들을 대표하여 몇 명이 1969년 봄 학기가 시작할 무렵 스워스모어의 마틴 홀 지하실에 있는 연기 자욱한 그의 실험실로 찾아갔다. 이 모임으로 인해 세상을 바꾸게 되는 일련의 사건들이 일어나게 되었다.

7장

호랑이 굴 속으로

회색의 음영

데이비드 로젠한 교수는 지난 학기에야 이곳에 왔지만, 팔꿈치 부분을 가죽으로 덧댄 트위드 재킷을 입고 스워스모어에 도착했을 때 그는 영락없는 그곳 사람으로 보였다. 학생들은 정수리가 크게 벗겨진 그의 머리를 보고 뇌가 크기 때문이라고 농담을 했다. 동료들은 뒷짐을 지고 엉덩이를 흔들며 캠퍼스를 활보하는 그의 모습이 캠퍼스 주인의 걸음걸이였다고 회상했다.

로젠한은 이전에 프린스턴 대학 심리학과에서 가르쳤고, SAT를 비롯하여 각종 시험을 개발하는 교육시험서비스(ETS)에서 연구 심리학자로 일했다. ETS는 연구자들에게 어떤 주제든 자유롭게 탐구하도록 허락했다. 언제라도 뒤로 공중제비를 돌고 자기 앞에 놓인 장애물을 넘어설 준비가 된 기민한 마음의 소유자 로젠한에게는 그보다 좋을 수 없는 환경이었다.(로젠한은 초등학생 시절부터 심리적 술수에 능했다. 삐쩍 마른 아이였고 레슬링을 좋아했던 그는 자신의 약점을 강점으로 활용할 방안을 고민했다. 적을 제압하고자 그는 일부러 발을 헛디뎌 매트에 넘어져서 상대방을 방심하게 만들었다.)

그의 마음이 유연하다는 것은 그가 추구한 주제들에 고스란히 드러났다. 로젠한은 꿈의 분석, 최면에 대한 논문을 썼고, '프리덤 라이더스'(인종분리 정책에 항의하고자 버스를 함께 타고 미국 남부를 여행한 흑인과 백인 시민권 운동가들)의 동기 같은 동시대 사회 문제에 대해서도 글을 썼다. 그는 스탠리 밀그램의 복종에 관한 1963년 연구를 재연하여 실험 참여자들이 명령을 따를 때 어디까지 갈 수 있는지 보여주었다. 밀그램은 가짜 충격 상자를 만들었는데 거기엔 15볼트에서 'XXX'에 이르는 여러 전압이 표시된 버튼들이 달려 있었다. XXX는 치명적일 수 있을 만큼 강한 전기충격을 가한다는 뜻이었다. 실험 결과가 발표되자 세상은 경악했다. 자원자들은 그저 명령을 받았다는 이유만으로 생판 모르는 사람에게 강한 전기충격을 기꺼이 가했던 것이다.(밀그램의 표본에서 70퍼센트가 XXX에 해당하는 버튼을 눌렀다.) 제2차 세계대전의 여파에서 벗어나지 못했던 사람들은 이 결과에 심란했다. 동유럽 유대인을 부모로 둔 밀그램은 로젠한과 마찬가지로 홀로코스트의 그림자 속에서 자랐고, 그들은 이 사실을 항상 마음속에 새겼다. 로젠한은 1963년에 밀그램에게 이런 편지를 보냈다. "우리는 당신의 연구를 확장하는 데 관심이 있습니다. 당연하게도 우리는 당신이 주목할 만한 현상을 발견했다고 느낍니다."

로젠한이 당시 관심을 두고 있던 (그리고 국립정신보건원으로부터 연구비 지원을 받은) 주제는 아이들의 친사회적 행동이었다. 특히 "어린아이들이 타인에게 내보이는 자발적 배려"를 연구했는데 그는 이것을 "가치 있는 탐구"라고 했다. 쉽게 말하면, 우리는 살면서 좋은 사람이나 나쁜 사람이 되는가, 아니면 원래 그렇게 태어나는가? 하는 것이다. 이것은 당시 사회심리학자들에게 흥미진진한 질문이었다. 밀그램의 충격상자와 나중에 짐바르도의 교도소 실험 모두 파헤치고자 했던 질문이 이것이었다.

로젠한은 자신의 실험실을 자그마한 볼링장으로 만들고 볼링공 대용으로 구슬을 사용했다. 그는 아이의 승패를 자신이 통제할 수 있도록 조작하고는 돈을 기부한다거나 하는 아이들의 이타적 행동이 어른이 옆에 있느냐 없느냐에 따라 어떻게 달라지는지 기록했다. 로젠한의 연구조교 비 패터슨은 결과가 무작위로 주어진다는 것을 알았기에 이기지 못하면 '실패자'가 된다고 아이에게 말하라는 그의 지시에 겸연쩍었다고 한다. 가끔 경기에 진 아이가 울기도 했다. 그보다 많은 아이들은 작은 핀을 손으로 밀치는 속임수를 썼다. 예상 밖의 사건들이 이어지면서 로젠한과 패터슨은 승리만큼이나 속임수도 아이의 기부 확률을 높인다는 것을 알아냈다. 다른 연구자라면 중도에서 접었겠지만, 좋은 과학자가 그러하듯 로젠한은 연구의 방향을 돌려 속임수 행동에서 자신감의 역할을 다룬 보다 흥미로운 다른 논문을 내놓았다. 뒤로 공중제비를 도는 그의 뇌의 유연함을 보여주는 예이다.

로젠한의 지적 범위는 무궁무진했다. 특히 그는 이상심리학에 큰 관심을 보여 친한 친구인 심리학자 페리 런던과 함께 두 권의 교재를 썼다. 그는 동료이자 친구에게 보낸 편지에서 자신이 이 과목에 매료된 이유를 이렇게 설명했다. “이상심리학은 심리학 중에서도 몹시 복잡한 분야네. 생물학, 화학, 유전학과 긴밀하게 연관되며 사회적 인식, 그리고 우울과 불안에 시달린 적이 있는 사람들의 경험과도 연관되지. 이렇듯 복잡한 분야를 정리하고 이해시켜야 한다는 데서 나는 도전의식을 느끼네.”

그러나 로젠한의 진정한 재능은 교습이었다. 그는 사람들의 마음을 끌 줄 알았다. 묵직한 저음의 목소리는 강당을 가득 메운 사람들을 단숨에 휘어잡았다. 그의 수업을 들었던 학생들은 천부적 능력이라고 했고, 한 명은 그가 “감정이 풍부하고 시적이고 개인의 일화로 가득한 역동적인 강의로 2~300명의 학생들을 매료”시킬 수 있었다고 설명했다.

로젠한의 이상심리학 첫 수업이 큰 인기를 끌자 스워스모어에서 그에게 같은 주제의 심화 세미나를 해달라고 요구한 것은 놀랄 일이 아니다. 그의 세미나를 나도 들을 수 있었다면 얼마나 좋았을까 싶지만, 그 대신 그가 나중에 강의한 것을 테이프 녹음으로 들을 수 있었다. 오손 웰스와도 살짝 비슷한 깊고 풍부하고 윤기 있는 그의 목소리가 내 컴퓨터 스피커를 통해 울려 퍼졌다. “우리는 마음의 이상異常을 통해 마음을 이해할 수 있는지 알아보고자 이번 봄 학기에 이 자리에 모였습니다.” 그가 극적 효과를 위해 단어를 멈췄다 강조하며 길게 늘어뜨려 말하는 방식은 어렸을 때 성가대 선창자 훈련을 받으면서 익힌 억양임이 틀림없다. 권위가 실려 듣는 사람에게 긴장하고 집중하도록 만드는 그런 목소리였다.

“문제는…… 무엇이 이상이냐는 겁니다. 우리는 무엇을 위해 여기 왔을까요?” 그가 물었다. “어떤 것은 검은색일 겁니다. 흰색도 있겠지요. 그러나 회색의 음영에 대비해야 합니다.”

그가 말한 회색의 음영이 어떤 것일지 나는 몰랐다.

잠입 계획

학생들이 그의 연구실로 찾아간 것은 늦은 아침이었을 것이다. 미출간 원고에서 설명하기를 그들은 “수업에 두 가지 문제점이 있다”며 불만을 털어놓으려고 그곳에 갔다. “첫째, 내가 정신질환자의 사례사를 뺐다는 것이다. 둘째, 학생들이 정신병원을 방문하는 것을 내가 단연코 말렸다는 것이다.” 계속해서 로젠한의 말이다.

> 우리는 정신질환자들도 사람이라는 것을 가끔 잊는다. 그들 역시 우리들처럼 존엄성이 있고 수치심과 취약함을 느낀다. 그러니 그런 병

원에 학생들이 찾아가도록 권고하여 스스로를 방어할 수 없는 무기력한 사람들의 사생활을 침범하는 것은 부당하다고 여겼다. 여러분이 그곳에 있다면 아무리 선의라 하더라도 호기심 많은 모르는 젊은이들을 들이고 싶겠는가? (…)

하지만 학생들도 나름의 사정이 있어서 완강하게 나왔다. 실체가 있는 직접적인 경험 없이 추상적인 것만 배우고 싶지 않다고 했다. 가령 조현병 환자를 직접 알지도 않고 (…) 어떻게 조현병을 평가하겠는가? 그들의 생각, 그들의 감정, 그들이 세상을 지각하는 방식을 바로 옆에서 구체적으로 접하지 않고 어떻게 알겠는가? 그것은 1달러로 어떤 것을 살 수 있는지 알지도 못하면서 그 가치를 이해한다고 하는 것과 비슷하지 않은가?

나는 그들의 생각을 이해하면서 내 생각에도 확신이 있었기에 불편한 감정에 사로잡혔다. 논점이 명확해지자 논의가 달아올랐다. 마침내 화합하기 어려워 보이던 이런 두 입장 사이에 타협책이 보이는 것 같았다.

내가 말했다. "정신질환자들이 어떤 존재인지 정말로 알고 싶다면 사례사나 병원 방문으로 괜한 시간 낭비하지 말고 그냥 정신병원에 환자로 입원하면 어떻겠나?"

"언제 말인가요?" 그들이 물었다.

언제라고? '왜요', '어떻게요', '어디요', 혹은 '잠깐만요'가 아니라 언제라니. 용기 있는 친구들이라고 생각했다.

로젠한은 예시바 대학에서 학부 시절에 들었던 소수자 집단에 관한 수업이 생각났다. 수업을 듣는 학생들은 스패니시 할렘의 하숙집에 기거하면서 가난을 몸소 체험해야 했다. 네 명이 살도록 되어 있는 아파트에서 다른 열 명과 함께 지낸 경험은 저지시티에서 폴란드 유대인 이민자 외판원의 아들로 어렵게 살았던 로젠한에게도 깊은 인상을 남겼다. 그 기억은 학창 시절의 열정에 다시 불을 붙였다.

그는 수업을 듣는 학생들의 활동을 재조정하기로 하고 계획을 잡기 시작했다. 우선 그들을 기꺼이 받아줄 정신병원을 찾아야 했다. 다행히도 한 동료가 불과 15분 거리에 있는 하버포드 주립병원에서 일했고, 그가 병원장 잭 크레멘스와 상의해보겠다고 했다. 로젠한은 행운이 믿기지 않았다. 제2차 세계대전 당시 전략사무국(CIA 전신)의 요원으로 일했던 크레멘스는 그처럼 대담한 계획을 실행하고자 할 때 접근하기에 최고로 좋은 사람이었다. 크레멘스가 관심을 보이리라고 로젠한이 믿을 이유는 충분했다. 학생들의 잠입 활동은 자신의 병원 내부가 어떻게 돌아가는지 낱낱이 보고받을 수 있는 기회였기 때문이다. 로젠한과 학생들은 환자 관리 규정과 실상의 차이를 기록할 것이다. 크레멘스는 특히 시설에 불법 약물이 돌고 있을 가능성을 염려했고, 그렇다면 그것이 내부자에게서 나온 것인지 알고 싶어 했다. 로젠한의 연구는 은밀하게 알아보는 좋은 기회였다.

그러나 바로 이런 상황 때문에 하버포드에 잠입하는 것도 심각한 위험이 따르는 일이었다. 3년 뒤인 1972년에 하버포드 병원의 간호사 린다 래퍼티는 병원을 고소하며 여러 혐의들을 폭로했다. 여기에는 "다른 환자들의 동성애 강요, (…) 외부 노동자들의 성적 착취, (…) 의사들이 아무것도 적히지 않은 처방전 양식에 미리 서명하고 서랍에 넣어두면 주말에 간호사들이 채워넣는 관행, 의료진들의 만성적인 결근"이 포함되었다.

비록 래퍼티가 주장한 혐의들은 극단적인 예였지만, 당시는 모든 정신병원이 위태로운 시절이었다. 대대적인 변화가 일어나고 있었는데, 환자들의 혈액 속을 돌게 된 새로운 약물이 변화의 선봉장이었다. 클로르프로마진(미국에서는 소라진이라는 상품명으로 출시)은 당시에 정신의학의 판도를 바꾼 세기의 발명으로 보였다. 1954년 미국 시장에 출시되어 60년대 말이면 대부분의 정신병원에 들어갔다. 소라진은 역사가 에드워드 쇼터의 말처럼 "효과가 있는 최초의 약물"이었으며, 정신과 의사, 정신약리학자이자 제약업계의 호된 비판자인 데이비드 힐리에 따르면 "현대 의학에서 핵심적인 돌파구로 페니실린에 맞먹는다는 평을 널리 받았다."

클로르프로마진은 운 좋게도 우연한 계기로 발견했다. 한 연구자가 항히스타민제를 쥐에게 투여했더니 먹을 것을 얻으려고 밧줄을 오르는 데 관심을 보이지 않더라는 소식을 들은 프랑스 해군 군의관 앙리 라보리는 이 약을 수술 환자들에게 시범적으로 투여하여 해리시키고 진정시키는 효과가 있음을 알아냈다. 내 몸을 열겠다고, 마음대로 해, 이런 분위기였다. 그러자 그의 동료들은 정신질환으로 고생하는 환자들에게 이 약물을 시험해보라고 했다.

그 결과는 (논란이 없지는 않았지만) 놀라웠다. 상당히 많은 수의 환자들에게서 조현병의 가장 두드러지는 양성 증상인 환각, 편집증, 공격성이 감소했다. 저널리스트 수전 시한은 1982년 『세상에 내가 설 자리는 없을까?*Is There No Place on Earth for Me?*』라는 책에서 소라진의 기적을 이렇게 서술했다. "공격적으로 굴던 수많은 환자들이 고분고분해졌다. 하루 종일 소리를 지르던 많은 이들이 혼잣말을 하는 것으로 진정되었다. 덕분에 병동의 환경이 개선될 수 있었다. 나무 벤치 대신에 의자를 두었고 창문에 커튼을 달았다. 적절하게도 한때 치명적이라 여겨졌던 면도칼과 성냥을 환자들에게 나눠 주었다. 이제 자해하거나 남들을 해치거나 병원에 불 지르지 않고 환자들 스스로 면도하고 담배에 불붙일 수 있었다." 로젠한이 잠입 연구를 한 1969년이면 제약회사들은 콤파진, 스텔라진, 할돌 같은 상품명의 다른 약물도 시장에 선보였다. 1년 뒤 미국 제약업계가 항정신제로 한 해 거둬들인 매출은 1억 1650만 달러(현 가치로는 7억 8000만 달러)에 달했다.

이로써 약물이 중심이 되는 현대 정신의학 시대가 열렸다. 정신의학자들은 '광기의 거처'를 찾아서 확인하지는 못했지만, 그것이 어디에 있든 이제 적어도 치료하는 방법은 있었다. 다른 획기적인 발전들도 속속 등장했다. 항우울제가 개발되었고, 양극성장애와 불안장애 치료제로 리튬과 밀타운이 나왔다. 아직은 뇌의 화학에 대해 알려진 것이 거의 없었지만(여전히 많은 사람들이 우울증을 "내면을 향한 분노"로, 강박충동장애를 "항문기의 성심리 발달에 고착된 것"으로, 조현병을 고압적인 어머니 때문으로 여겼다), 정신의학은 이제 진정한 의학 전문분야로서 자격이 되는 시설과 언어를 갖추게 되었다. 나중에 뇌에 대한 화학적 지식이 쌓이면서 우리가 사용하는 용어가 바뀌었다. 조현병은 "도파민 장애"로 일어났다. 우리가 우울한 것은 "카테콜아민 장애"(나중에는 "세로토닌 불균형") 때문이었고, 불안한 것은 "5HT 장애" 때문이었다. 이 모든 것이 더없이 과학적으로 보였고, 대중은 우리의 마음/뇌에 대한 이런 새로운 통찰을 받아들였다. 그리고 이런 통찰과 더불어 오진이 불러오는 새로운 여파가 생겨났다. 다른 약물이 다른 질환을 치료했기 때문이다.(조현병 환자에게는 소라진 같은 항정신제가, 조울증에는 리튬 같은 안정제가, 우울증에는 항우울제가 처방되었다.) 갑자기 진단의 실수는 전에 없던 의미를 갖게 되었다. 이제 진단에 특별한 무게가 실렸다. 의사와 환자뿐만 아니라 보험회사와 제약회사에도 중요해졌다.

명백한 진전이었지만 그렇다고 원만하게 이행된 것은 아니었다. 키지는 『뻐꾸기 둥지 위로 날아간 새』에서 약물들을 쭉 나열하고 반발을 기록했다. "래치드 수간호사는 우리를 벽에 일렬로 서게 한 다음 끔찍한 총구를 들이대겠지요. 밀타운! 소라진! 리브리움! 스텔라진! 이 약들을 장전한 총구를 말입니다. 그러고는 무기를 휘둘러 탕 쏘면 우리는 조용해져서 세상에서 존재가 사라지고 말겠지요." 약의 전반적인 효능은 의심의 여지가 없었지만(어쩌면 키지의 인용문에서 보듯 지나치게 효과적이었지만) 많은 정신의학자들은 자신들이 제공하는 것이 일상에서 두루 영향을 미치는 악성 장애를 근본적으로 치료하지 못하는 피상적인 임시방편이라고 주장했다.

척후병의 출발

잭 크레멘스가 온갖 위험을 감수하고 하버포드에 학부생들의 잠입 취재를 들이기로 하자 로젠한과 학생들은 이제 구체적인 사안을 상의했다. 직원들에게 그들의 존재를 알릴 것인가? 본명을 쓸 것인가, 가명을 쓸 것인가? 주소는 어떻게 할 것인가? 가장 중요한 것으로, 나중에 병원에서 어떻게 나올 것인가?

앞의 문제들은 쉽게 결정했다. 그들은 성만 바꾸고 이름은 그대로 쓰기로 했다. 그렇게 신원을 정하되 대학은 바꿔 익명성을 보호하도록 했다.(그런데 나중에 취업할 때 정신병원에 입원한 전력이 있지만 그건 수업을 위해서였다고 말한다면, 과연 그 말을 믿을 사람이 얼마나 될까?)

호기로 시작한 일이었을지 몰라도 그것은 금세 도발적인 의미를 갖게 되었다. 가르치는 훈련이었다. 병원장은 그들의 임무에 대해 알았지만 로젠한은 나머지 직원들이 이를 모르도록 했다. 그러니 학생들은 치료가 필요하다는 것을 병원에 설득시켜야 했다. 어떤 증상을 대야 그들을 받아들일까? 이를 두고 논쟁이 벌어졌다. 가짜 환자들은 소란을 피워 미친 척할까, 그러니까 넬리 블라이처럼 눈을 동그랗게 뜨고 지저분한 옷차림을 하고 고함을 지를까, 아니면 침착하게 행동할까? 그나저나 광기는 어떤 모습을 하고 있을까?

"다들 긴장했습니다. 나는 확실히 그랬습니다. 정신병원에는 한 번도 가본 적이 없었으니까요. 흥분되는 일이었습니다." 스워스모어 학생이던 하비 시플리 밀러의 회상이다.

그들은 "공허해, 비었어, 쿵"이라는 환청을 생각해냈다. 사실상 권태롭다고 외치는 말, 실존의 위기를 나타내는 말이었다. 솔직히 말하면 정신병원에 빨간 불이 켜졌어야 했다. 로젠한이 알기로는 문헌에 실존적 정신증이 보고된 사례가 하나도 없었으니 말이다. 그는 한 친구에게 보낸 편지에서 "어쩌면 그들은 그것에 대해 논문을 써야 할 거네!"라며 농담을 했다. 스워스모어 사람들만 알아듣는 농담이지만, 키르케고르를 읽었을 가능성이 거의 없는 풋내기 정신의학자를 조롱하는 선택임이 명백했다. 원고를 보면 이때만 해도 로젠한은 논문을 직접 내거나 진지한 자료를 수집하겠다는 계획이 없었다. 위험 부담을 최소로 하면서 필요한 모든 수단을 써서 학생들을 병원에 들이는 것이 유일한 목표였다.

그들은 앞서 비슷한 모험을 시도했던 학자들 연구를 살펴보았다. 그중에는 윌리엄 코딜이라고 하는 의료인류학자가 있었는데, 그는 1950년 예일 대학과 연계된 정신병원에 환자로 들어가 두 달을 보냈고 「정신병동의 사회 구조와 교류 과정」이라는 논문에서 악몽 같았던 경험을 상세히 털어놓았다. 코딜은 접수면접에서 자신의 결혼생활 문제를 과장하고 분노 문제와 술 문제를 강조했으며 다른 개인사는 사실 그대로 말했다. 그렇게 최소한의 거짓말만 했는데도 심각한 고충을 느꼈다고 털어놓았다. 사기꾼으로 살아야 한다는 내적 혼란이 일어난 것이다. 그때의 충격이 대단했는지 코딜은 자신의 연구를 재연하지 말도록 경고했다. "나는 그가 관찰자로서 객관성을 잃고 거의 참여자가, 환자가 되었다고 믿는다." 병원에 있는 그를 찾았던 한 지도교수의 말이다. 로젠한은 자신의 글에 이 말을 적었으며, 코딜과 다르게 참여자들이 "자신의 인생사를 바꾸거나 현재의 삶에 있지도 않은 병을 묘사하거나 실제 문제를 과장하는 일이 없도록" 하겠다고 다짐했다.

로젠한과 학생들은 앞서 블라이처럼 우리의 뒷마당에서 벌어지고 있는 야만적 실태를 폭로한 전 세계 저널리스트들의 기사들을 읽었다. 제2차 세계대전 때 3000명의 양심적 병역 거부자들이 미국 전역의 주립 정신병원에서 대체복무를 했다. 그중 한 명이 찍은 충격적인 사진들이 〈라이프〉에 실렸다. 앨버트 마이셀의 "베들람 1946"이었다. 마이셀의 기사는 펜실베이니아 바이베리의 필라델피아 주립병원과 오하이오의 클리블랜드 주립병원 내에서 벌어진 잔혹한 실태(매질을 호되게 당해 죽은 사람이 있었을 정도였다)를 묘사했는데, 함께 실린 사진들을 보면 독일의 해방된 강제수용소에서 방금 찍은 것이라 해도 믿을 만큼 몹시 심란했다. 흰 구속복을 입고 미라 같은 모습으로 나무 벤치에 앉아 있는 환자의 다리에 치료하지 않은 상처가 곳곳에 보였다. 남자들 여럿이 쓰레기로 가득한 바닥에 벌거벗은 채 고개를 숙이고 모여 있는 사진도 있었다.

영화 〈사랑의 블랙홀〉처럼 똑같은 일이, 다만 더 잔혹한 일이,

정신병원에서 계속 반복되고 있었다. 해럴드 올란스키는 1948년에 '미국의 강제수용소'라는 글에서 미국의 보호수용소를 나치 강제수용소와 비교했다. 프레더릭 와이즈먼의 혹독한 다큐멘터리 〈티티컷 풍자극〉은 정신질환 범죄자들이 수감된 브리지워터 주립병원을 삭막한 흑백필름에 담았다. 환자들은 구타와 욕설을, 그것도 카메라가 보는 앞에서 당했다. 남자들은 벌거벗은 채로 병원 마당을 돌아다녔고, 독방에 갇힌 한 남자는 머리로 벽을 들이박고 주먹으로 내리쳐서 짙은 핏자국이 졌다. 동유럽의 정신과 의사가 면접에서 소아성애자에게 물었다. "당신은 가슴이 큰 게 좋아요, 작은 게 좋아요?" 보다 역겨운 장면에서 같은 정신과 의사는 고무관을 사용하여 한 남자에게 강제로 음식물을 주입하면서 담배를 피우는데, 담뱃재가 깔때기에 떨어질 것만 같다. 극적이고 오싹한 이야기들이지만 여기에는 전면적인 변화를 끌어내기에 필요한 핵심 요소가 없었다. 그러니까 과학적이지 않았다. 궁극적으로, 그런 허점을 메워준 것이 바로 로젠한의 연구였다. 물론 당시에는 그와 학생들이 이런 아이디어가 어떤 힘을 발휘할지 전혀 몰랐지만 말이다.

로젠한에게 가장 많은 영감을 준 것은 사회학자 어빙 고프만의 작업이었다. 그는 워싱턴 DC의 세인트엘리자베스 병원에서 체육교사 보조원으로 위장하여 1년을 보내면서 6000명의 환자들이 몸담고 있는 소도시가 얼마나 형편없이 돌아가고 있는지 기록했다. 1961년(랭의 두 번째 책 『자기와 타자』와 사스의 『정신질환의 신화』도 같은 해에 세상에 나왔다)에 출간된 그의 대표작 『수용소』에서 고프만은 병원을 교도소, 강제수용소와 다를 바 없는 "총체적 기관total institution"이라고 했다. 환자들(사실상 수감자들)의 인간성을 말살하고 어린애처럼 취급하여 정신질환을 효과적으로 치료하기는커녕 증상들을 키웠다고 했다. 이런 기관에서 지내면 정신질환을 치료하지 못할 뿐만 아니라 만성으로 발전하게 되는데, 이를 가리켜 정신의학자 러셀 바튼은 1959년에 '시설 신경증institutional neurosis'이라고 이름 붙였다. 『수용소』는 기념비적인 저작이며 사회학자들과 심리학자들 사이에서 지금도 높은 평가를 받지만, 로젠한의 논문처럼 대중에게 다가가지는 못했다.

로젠한은 정신병원을 "권위주의적인", "타락한", "병을 유지시키는" 같은 용어들로 묘사한 연구를 학생들에게 맡긴 것이었다. 확실히 그는 이곳에서 상당한 치료가 이루어지는 모습을 보게 되리라고는 기대하지 않았다.

아마도 이런 이유에서 로젠한은 학생들이 열여덟 살이 넘었음에도 연구에 참여해도 좋다는 부모의 허락을 받아오도록 요구했던 것 같다. 부모들의 반응은 전혀 협조적이지 않았다. "위험하지 않아요?" "진짜 환자들이 가짜 환자들에게 해를 입히지 않는다고 어떻게 보장하죠? 직원들은 어때요? 종종 직원이 환자들을 괴롭히고 더 못되게 군다던데요." 로젠한은 가짜 환자들에게 "약을 강제로 먹이거나 주사하는 것은 그렇다 쳐도 폭행을 당하거나 충격요법을, 심지어 뇌엽절리술을 당하지" 않는다고 어떻게 보장했을까? 한 어머니는 자신이 정신병원에서 일한 적이 있어서 절대로 아들을 그들

손에 맡기지 않을 거라고 매정하게 거절했다. 빈정대는 문장으로 자신의 심정을 전한 어머니도 있었다. "정신이상에 관한 당신의 정신 나간 실험에 아들을 참여시켜도 좋다고 허락하는 바입니다."

로젠한은 부모들의 의견이 일치했다고 보았다. "병원에서는 치료가 가능하겠지만 정신병원은 그렇지 않다. 환자들을 짐승처럼 다루고 고문을 가한다. 상궤를 벗어난 곳이다. 그들은 아픈 사람을 더 아프게 만들고, 심지어 가장 건강한 사람도 환자로 만든다."

그들은 아픈 사람을 더 아프게 만든다.

로젠한은 친구인 정신의학자 마틴 오른*에게 조언을 구했다. 그는 이렇게 답했다. "서둘지 마, 어쩌면 아예 하지 않아도 돼."

역사가 분명히 말해주었다. 정신병원은 치료와는 거리가 멀었다. 데이비드 로젠한은 자신들의 상대가 어떤 곳인지 먼저 알아보지 않고서는 학생들을 이런 병원에 들여보낼 수 없었다.

일단은 그가 혼자서 들어가야 했다.

* 나중에 오른은 1956년부터 1964년까지 시인 앤 섹스턴과 상담했던 기록물을 그녀가 자살하고 17년이 지나서 그녀의 전기작가에게 넘겨 파문을 일으켰다.

8장

“정체가 발각되지 않을 수도 있어”

데이비드 루리의 탄생

로젠한은 본인의 실제 삶을 바탕으로 새로운 성과 주소, 직업을 가진 다른 데이비드를 만들기로 했다. 어머니의 결혼 전 성을 가져와 실직한 경제학자이자 광고업계 중역인 데이비드 루리를 만들었다. 연기하기 어렵지 않았을 것이다. 그는 실제 삶에서 수학 석사학위 과정을 밟았었기 때문이다.(그는 수업에서 1등을 놓치자 심리학으로 전공을 바꾸었다. 그의 아들 잭이 설명해준 바에 따르면, 로젠한은 자신이 가장 잘하는 것이 아니면 하지 않았다고 한다.) 턱수염을 기른 것(“남들이 알아보지 못하도록!”)을 제외하면 그는 외양을 크게 바꾸기보다는 그저 옷장에서 허름한 소품들을 골라 착용하기로 했다.

그는 크레멘스를 통해 하버포드 병원을 방문하기로 약속을 잡았고 다른 직원들이 자신의 계략을 알지 못하게 신경을 썼다. 큰소리를 치긴 했지만 막상 실행 시간이 다가오자 걱정이 되었다. "생각하고 논의하는 것과 행동하는 것은 다르다." 그는 미출간 원고에 이렇게 적었다. "솔직히 두려웠다. 내가 실제로 들어갈 수 있을까? 그토록 단순한 증상밖에 없는데도? 병원에 들어가는 것도 자신이 없지만 내가 과연 입원하고 싶은지에 대해서도 진지하게 의문이 들기 시작했다."

그의 부인 몰리는 남편의 걱정을 덜어주는 데 별 도움이 되지 않았다. 그렇다고 자신을 성가시게 하는 일이 생겼을 때 잠자코 있는 사람도 아니었다. 두 사람은 1958년 유대교 신년제에 뉴저지 레이크우드의 한 유대교 회당 밖에서 처음으로 만났다. 서로에게 매력을 느껴 대화를 나누느라 예배를 보러 회당 안으로 들어가는 것도 잊었다. 얼마 뒤 몰리가 시카고 대학으로 돌아가면서 둘은 헤어졌고 열렬한 편지를 주고받았다. 한 편지에서 로젠한은 이렇게 썼다. "내가 그대의 팔을 만지고 그대가 내 팔을 만졌을 때 느꼈던 감촉을 잊을 수 없습니다. 내가 그대 가슴을 만지자 (당신도) 팔로 나를 껴안았지요. 당신도 나를 사랑하는 줄 모르고 내가 그대를 사랑했었다고 생각했어요. (…) 탐욕스럽게 울먹이며 사랑을 돌려받고 싶었습니다. 마음이 몹시 아픕니다." 첫 만남이 있고 두 주 뒤에 로젠한은 비행기를 타고 시카고로 가서 청혼했다. 독립심이 강한 몰리는 사람들로 북적이는 호텔에서 외동딸로 자랐기에(그녀의 부모는 여름

휴가에 부유한 유대인들을 대상으로 숙박업을 했다) 가족을 절실히 꾸리고 싶었다. 둘은 결혼했고 몇 년 뒤에 두 아이(니나와 잭)를 차례로 입양했다.

몰리는 화를 잘 내고 까다롭고 고집 센 사람이었다. 특히 음식에 까탈스러워서 레스토랑에서 식사가 마음에 들지 않으면 눈치 보지 않고 돌려보냈다. 어쩌면 겉으로만 그랬는지도 모른다. 친한 친구들은 그녀가 따뜻하고 배려심 많고 유쾌한 유머감각을 가졌다고 했다. 몰리는 페미니스트라는 말이 흉이던 시대에 페미니스트였고, 러시아 역사를 전공한 박사였다. 대학에서 강의했고, 페미니즘 주제와 관련하여 여러 편의 논문을 썼으며, 나중에 두 아이를 키우면서 스탠퍼드 여성연구센터를 공동으로 설립했다. 그녀의 어린 시절 친구가 그녀의 면모를 잘 보여주는 사진 하나를 보내주었다. 이스라엘로 여행을 간 십 대의 몰리가 반자동 엽총을 들고 트럭 침대에 앉아 있는 사진이었다.

몰리가 둘 중에 실세로 보였지만 그들을 잘 아는 사람들은 생각이 달랐다. 로젠한은 그녀를 어떻게 다뤄야 할지 알았다. 그래서 남편이 정신병원에 들어가는 것이 못마땅했음에도 그녀는 그가 준비하는 것을 도왔다.

1969년 2월 5일 수요일, 로젠한은 하버포드 병원에 연락해서 도움을 청하는 것으로 연구에 시동을 걸었다. 전화통화 일지에 보면 "말이 어눌하고 대단히 감정적이어서" 자신을 표현하는 데 어려움이 있는 사람으로 기록되어 있다. 로젠한이 천부적인 말솜씨의 소유자임을 안다면 그의 말이 어눌했다는 대목에서 웃음을 터뜨릴 수도 있다. 어쩌면 그가 지나치게 긴장했는지도 모른다. 아니면 가짜임이 발각될까 두려워 자신이 맡은 역할에 몰입했는지도 모른다. 그것도 아니면 교환수가 "미친 사람"의 목소리가 들리리라고 예상하여 그렇게 들었을 것이다. 어느 쪽이든 그는 걱정할 필요가 없었다. 교환수는 그의 증상이 염려되어 '데이비드 루리'에게 아내와 상의하여 다음 날 오후에 병원에 오도록 했다. 그의 첫 번째 테스트였고, 그는 수월하게 넘어갔다.

로젠한은 그날 밤 잠을 설쳤다. 아침이 되자 그의 두려움은 신경불안이 되었고 그런 와중에 냉철한 목적의식이 갑자기 떠올랐다. 그는 낡은 셔츠와 회색 플란넬 바지에 좀먹은 베이지색 스웨터를 걸쳤고, 주말에 정원을 가꿀 때나 신던 클락스 신발을 챙겼다.

로젠한이 그날 아침에 식사를 하면서 〈뉴욕 타임스〉를 읽었다면, 연좌 농성을 벌인 두 명의 군인이 항명죄로 군사재판에 회부되어 정신감정을 받았다는 기사를 보았을 것이다. 정신과 의사는 항명을 했다고 하는 군인들의 정신이 정상이라고 증언했지만, "두 사람 모두 소시오패스 성향이 있어서 사회 규칙이 올바르다고 하는 것을 실행하는 능력에 장애가 있었다"고 했다. 그렇다면 그들은 미친 사람일까? 판정은 아직 내려지지 않았다.

온전한 정신과 정신이상이라는 게 존재한다면, 우리는 그것을 어떻게 알까?

이제 로젠한이 정신병원에 들어갈 시간이었다.

우리 모두가 그렇듯이 로젠한도 개인적인 글에서조차 털어놓지 않거나 털어놓을 수 없었던 사연이 있었다. 그의 아들 잭을 통해 나는 로젠한의 남동생이 조울증(지금은 양극성장애로 불린다)을 앓았다는 사실을 알았다. 로젠한의 가정은 엄격한 정통 유대교 집안이었다. 그의 남동생은 성인이 되면서 갈수록 보수적이 되어 극렬 정통파 신자가 되었다. 토라 경전은 취미 삼아 공부하고 유대교는 진정한 신자라기보다 학자의 관점으로 접근했던 데이비드와는 딴판이었다. 그의 동생은 극단적 믿음으로 인해 삶의 다른 면들이 꼬였다. 일례로 그는 돈 문제를 겪었으며, 약을 끊고 조증 상태가 되면 로젠한에게 자주 전화를 걸어 자신의 재정 문제, 늘어나는 가족 문제, 이런저런 사람이 자신을 괴롭힌다는 편집증 집착을 털어놓았다.

"아버지는 삼촌과 계속해서 전화기를 붙잡고는 이런 일들을 처리하고 저런 일들을 도와주려고 했습니다." 잭의 말이다. "아버지는 짜증을 내며 그가 리튬을 복용할 때는 괜찮지만 그렇지 않으면 이런 조증 상태가 되어 과대망상에 시달린다는 말을 했습니다. 마침내 삼촌은 이런 생각 때문에 가족을 데리고 이스라엘로 이사를 갔습니다." 잭은 아버지가 동생과의 이런 경험 때문에 심리학에, 특히 이상심리학에 관심을 갖게 되었고 교정矯正에 열의를 보인 것이라고 믿었지만, 로젠한은 이런 가족 문제를 한 번도 공개적으로 이야기한 적이 없었다.

1969년 2월 9일 늦은 겨울 아침, 로젠한과 몰리는 다행히 아무것도 모르는 다섯 살 잭과 일곱 살 니나를 보모에게 맡기고 차에 올랐다. 새로운 걱정거리가 생겨 정체가 발각되리라는 두려움을 능가했다. 바로 "정체가 발각되지 않을 수도 있다는 두려움"이었다. 로젠한은 변속기어를 조정하는 동안 여러 생각이 들었다. "셔츠와 타이, 속옷이 필요할까, 아니면 하루 종일 잠옷을 입게 될까? 아니면 정부에서 지급하는 옷을 입게 될까? 추운 날에 입을 두터운 스웨터가 필요할까? 외출은 할 수 있을까? 학교에 있는 아이들과 연락할 수 있을까? 병원에도 전화는 있겠지? 담배를 피우게 해줄까, 그러면 라이터를 가져갈까?"

로젠한 부부는 필라델피아 간선도로를 따라 달렸다. 잔디가 말끔하게 정리된 멋진 저택들이 옆으로 보였다. 반원형의 회색 담장을 통과하는 순간 하버포드 주립병원의 부지로 들어서고 있음을 알 수 있었다. 그들은 붉은 벽돌로 된 다섯 층짜리 접수처, 일명 4번 건물로 갔다.

사람들이 그곳을 괜히 하버포드 힐튼이라고 부르는 게 아니었다. 로젠한이 방문하기 불과 7년 전인 1962년에 지어진 하버포드 병원은 새로 지은 건물이라는 점에서 펜실베이니아의 자랑이었다. 주정부에서 정신병원 건설에 자금을 대는 경우는 거의 없었기 때문이다. 그곳에서 일했던 한 정신과 의사는 거대한 레크리에이션 건물에 체육관, 당구장, 수영장, 이발소, 미용실, 매점이 갖춰져 있었다고 했다. 400석 규모의 강당, 볼링장, 도서관, 엑스레이 장비가 있는 검사실과 수술실, 고속 소독기(당시로서는 첨단인)도 있었다.

그것은 차세대 정신병원의 모범적인 예였다. 하버포드 주립병원은 인근의 노리스타운 주립병원이 지나치게 비좁아서 이 문제를 해결하고자 만들어진 것인데, 정신병원이 (아무리 첨단이라 해도) 자신들의 값비싼 부지 바로 옆에 들어서는 것을 주민들이 반대하면서 공사가 5년 지연되었다. 그러자 병원장 잭 크레멘스가 집집마다 찾아다니며 병원이 위험 요소나 흉물이 아니라 공동체를 풍요롭게 하는 시설이라고 설득했다. 그는 승인을 얻었을 뿐만 아니라 몇몇 주민은 자원자로 일하겠다고 했다. 병원이 다 지어지고 나서 크레멘스는 세상에 처음 선보이는 "혁신적인 디자인의 견본품"이라고 기자들에게 뿌듯하게 말했다.

하지만 그 말은 과장이었다. 사실은 그런 류로 두 번째였다. 장기 입원환자를 위해 지어진 하버포드 병원의 건물 다섯 채는 영국 정신과 의사 험프리 오스몬드의 혁신적인 작업을 모델로 삼은 것이었다.

LSD를 과학 연구의 주류로 끌어올린 장본인인 "1960년대 사이키델릭 운동의 정신적 지도자" 오스몬드는 환각제 효과와 정신증 효과의 유사성을 가장 먼저 연구한 사람이었다. 그는 정신병동에서 근무하던 중 화학자 알베르트 호프만이 1943년에 새로운 화합물 리세르그산 디에틸아미드(LSD)를 미량 섭취하고 난 뒤에 자전거를 타면서 경험했던 효과를 기술한 논문을 우연히 보게 되었다. 오스몬드는 호프만이 열거한 증상(이인증, 환각, 편집증)을 자신이 근무한

병원의 조현병 환자에게서 보았다. 그래서 LSD가 뇌에 영향을 주는 방식이 조현병과 비슷하다고 추정했다. 정신분석이 여전히 지배하던 시절에 정신질환의 신경생물학적 원인을 들고 나온 새로운 이론이었다. 이런 뇌의 화학 이론으로 무장한 오스몬드는 정신질환자들에게 (그리고 당연히 자신에게도) LSD와 메스칼린을 투여하는 실험을 잇달아 진행했다. 아울러 알코올중독자와 다른 중독자, 치료저항성 사이코패스에게도 약물을 투여하여 성공적인 결과를 끌어냈다.

오스몬드는 환각체험을 하면서 환경이 광기의 경험에 주는 영향에도 관심을 갖게 되었고, 이것은 건물의 구조가 긍정적이고 부정적인 환각을 악화시키거나 완화시킬 수 있다는 인식으로 이어졌다. 그는 대부분의 병원을 부셔야 한다고 주장했다. 그는 1957년 〈매클린스〉와의 인터뷰에서 기존 병원들은 "의료 과실을 방조하고 대중의 무관심을 자아내는 추악한 기념물"이라고 말했다. 그는 병원을 다시 설계하면서 원형 구조로 만들어 사회적 교류를 증진하는 한편, 환자에게 품위 있는 사생활이 가능한 개인 공간을 늘리도록 했다.

오스몬드는 캐나다의 한 정신병원 설계 작업을 맡은 건축가 키요시 이즈미에게 LSD를 건넸다. 그는 LSD를 가리켜 "광인의 눈으로 보고 광인의 귀로 듣고 광인의 피부로 느끼도록" 해준다고 말한 바 있었다. 오스몬드는 자신과 함께 일하려면 '광인의 눈으로 보는 것'이 전제 조건이라고 여겼다. 그는 1957년의 유명한 논문 「정신병동 설계의 기초가 되는 기능」에서 이런 말을 했다. "다리를 쓰지 못하는 사람을 사다리나 아주 가파른 경사면을 통해서만 안으로 들어갈 수 있는 집에 살도록 하는 것은 무정한 처사다." 마찬가지로 지각이나 정신에 문제가 있는 사람을 수용하고자 우울하거나 불길한 건물을 짓는 것은 무정한 처사일 터이다.

LSD의 약효가 도는 동안 건축가 이즈미는 전통적으로 설계된 병원들을 돌아보며 지각에 문제를 겪는 사람들에게 심각한 결점이 되는 사항들을 발견했다. 벽에 붙여놓은 정형화된 타일은 눈에 혼란을 줬다. 달력과 시계가 없어서 시간이 흐르지 않는 불길한 느낌을 자아냈다. 구석진 곳에 둔 옷장은 마치 어둠 속에서 입을 벌리고 있는 것처럼 보였다. 병원 침대는 환자들에게 지나치게 높아서 정신증에 시달릴 때 편하게 걸터앉을 수 없었다. 길게 이어진 복도는 위압감을 주었다.

오스몬드는 그 말에 동의하며 옛날 병원들을 가리켜 "환각을 만들어내는 탁월한 기계, 그것도 대단히 비싼 기계"라고 했다. "여러분의 지각이 살짝 불안정하다면, 연로한 아버지가 벽에서 여러분을 쳐다보고 있는 것을 볼지도 모른다." 오스몬드와 이즈미는 자신들이 이상으로 여긴 정신병원을 캐나다에 지었다. 크레멘스의 하버포드 병원이 따라한 모델이 그것이다. 하버포드는 오스몬드의 쐐기형 치즈 모양이 아니라 Y자 둘을 붙여놓은(거실과 화장실을 공동으로 쓰고 각자의 방이 있는) 형태를 취했지만, 오스몬드의 이론을 폭넓게 받아들였다. 정형화된 타일 대신 밝고 희망적인 색깔을 칠했고, 침대는 바닥에 가깝게 낮추었다. 가구는 환자 집에서 가져온 것처럼 보여야 했다. 인접 환경의 면에서는 이제 환자가 우선이었다. 여러분이 운 좋게도 오스몬드가 지은 병원에서 지낸다면 말이다.

로젠한은 그렇지 못했다.

로젠한은 접수실로 들어갔을 때 가구가 "밖에서 쓰는 것처럼 좋아 보이지는 않았다"고 했다. 주정부에서 지급하는 칙칙한 가구였다. "관공서 느낌을 누그러뜨리는 그림이나 소품, 포스터가 하나도 없었다. 특별히 요구하는 것 없이 최저가 입찰로 구입한 것이 분명했다. (…) 몰개성적인 주립병원의 물품이었다." 오스몬드의 이론이 병원의 이런 면까지 영향을 주진 않았던 것이다. 로젠한은 접수원에게 자신을 소개할 때 자신의 이름이 아닌 것을 사용하는 생경한 감각 때문에 거의 들뜬 목소리로 말했다. 운전면허증을 요구받자 그는 하마터면 정체를 드러낼 뻔했지만, 금세 정신을 차리고 집에 두고 왔다고 했다. 접수원은 별말 없이 신청서에서 다음 질문으로 넘어갔다.

접수번호	5213번
성명	'루리, 데이비드'
주소	펜실베이니아주 미디어, 스테이트 로드 42번지
최근친	몰리 루리(부인)
나이	39세
생년월일	1929년 11월 2일
인종	백인
성별	남성

종교	유대교
혼인 여부	기혼
직업	광고 카피라이터
직장	실직
입원 전력	없음

그들은 기다렸다.

계속해서 기다렸다.

로젠한은 짜증이 치밀었다. 몰리가 제때 집에 도착해서 보모와 교대했는지 궁금하여 공중전화를 찾았지만 보이지 않았다. 내가 정말로 환자였다면 어땠을까? 그가 생각했다.

약속 시간을 거의 두 시간 넘긴 3시 45분에 입원을 판정하는 바틀릿 의사가 로젠한을 진료실로 불렀다.

9장

입원

접수면접

5213번 서류가 바틀릿 의사의 책상에 놓여 있었다. 그가 환자를 두 시간이나 기다리게 했음을 상기시키는 것이었는데 이례적이지는 않았다. 바틀릿 의사가 병원에서 시간 관리에 실패한 것은 하루 이틀이 아니었다.

그는 담배에 눈길도 주지 않고 신청서를 훑어보았다. 데이비드 루리의 첫 번째 입원이었다.

루리가 진료실로 들어왔다. 바틀릿 의사는 그의 맥박을 쟀다. 나중에 기록하기를 키가 작고 머리가 벗겨진 남자로 학계 사람 같다고 했다. 안경과 턱수염에 낡은 로퍼 구두와 낡은 카키색 셔츠를 걸친, 마치 만화에서 시인이나 고뇌하는 교수로 나오는 지적인 분위기의 남자라고 했다.

바틀릿 의사는 이름과 나이 같은 기본적인 질문으로 시작했다. 바틀릿은 환자가 느릿하게 대답했다고 적었다. 명백히 불편해 보였고 신경과민으로도 보였지만, 그래도 정신은 또렷했다.

"목소리를 듣고 있어요." 루리가 말했다. 바틀릿은 루리가 얼굴을 찡그리고 씰룩거리는 것을 보았다. 환청은 넉 달 전에 시작했다고 한다. "비었어." "안에 아무것도 없어." "공허해, 둔탁한 소음이나."

접수면접은 30분가량 이어졌다. 루리는 자신이 유능한 학생이었음에도 대학에서 자리를 잡지 못했다고 말했다. 바틀릿 의사는 이렇게 적었다. "그는 비생산적이고 창의적인 공상에 빠지는 경향을 보이며 직업적으로 사회적으로 자신이 성공하지 못한 것을 합리화하는 데 지적 능력을 소모하는 것 같다." 루리는 직업과 관련한 고민에 대해서도 털어놓았다. 장모로부터 돈을 빌려야 했는데 "난처한" 일이었다고 했다.

두 쪽에 걸쳐 상세하게 손으로 적은 메모는 이런 결론으로 마무리했다. "대단히 똑똑한 이 남성은 오랫동안 자신의 방향을 제대로 잡지 못했거나 자신의 잠재력을 실현하지 못했다. (…) 그는 대단히 겁먹은 상태이고 의기소침해 있다."

바틀릿 의사는 조현정동장애 유형의 조현병 진단을 내렸다. "조현병 증상과 확연한 의기양양이나 의기소침이 결합된 양상을 보이는 환자들에 해당하는 범주"다.

인상: 조현병, 조현정동장애 유형, 의기소침

바틀릿 의사는 로젠한을 입원시킬 필요까지는 없었다. 외래환자를 위한 훌륭한 건물이 있었으므로 그곳을 추천해줄 수도 있었다. 그러나 바틀릿 의사가 본 '데이비드 루리'는 심각한 도움이 필요한 무척 아픈 사람이었다. 그래서 몰리가 남편을 시설에 맡겨서 그의 많은 시민권을 사실상 넘겨주고 30일 동안 병원에서 그를 잡아두도록 허락하기를 원했다. 로젠한이 떠나기를 원한다면 병원에 신청서를 내야 했다.

정신병원 입원의 의미

몰리는 망설였다. 서류에 서명하기 전에 남편과 둘이서 이야기를 나누고 싶다고 의사에게 말했다.

두 사람은 대기실 뒤편에 웅크리고 앉아 자그마한 목소리로 상의했다. 잭 크레멘스와 연락해야 할까? 자발적 입원이라는 것이 정확히 무슨 뜻일까? 병원이 제때 그를 퇴원시켜주지 않으면 수업을 못 하게 되지 않을까? 아이들에게는 뭐라고 둘러대지? 아버지가 잠깐 여행을 갔다고만 알고 있는데. 아버지의 부재에 대해 아이들이 어떻게 반응할까? 로젠한의 일기에 따르면 몰리는 이름을 밝히지 않은 심리학자 친구에게 연락해서 조언을 구했다. 심리학자는 분노로 폭발했다. "둘 다 미쳤어. 그 일을 벌인 그도, 그렇게 하라고 하는 너도."

몰리는 바틀릿의 진료실로 돌아갔다. 다른 방법이 있을 거예요, 그녀가 압박했다. 그러나 바틀릿은 고집을 꺾지 않았다. 병원은 자발적으로 들어오고 나갈 수 없고 입원만 받는다, 루리는 입원을 해야 한다, 표준적인 절차가 그렇다. 병원에 들일 다른 방법은 없다. 바틀릿 의사는 그것이야말로 "진정 환자를 위하는 길"이라고 주장했고 이것은 "세부조항일 뿐 속상해할 일이 아니"라고 했다. "여기서는 일을 그렇게 해요. 전혀 문제되지 않습니다."

"전혀 문제되지 않기는!" 로젠한은 격분했다. 무엇보다 병원장 크레멘스가 이런 절차에 대해 미리 알려주지 않은 것이 화가 났다. 이런 일을 자신이 직접 겪지 않는다면 그저 요식적 행위로 보이겠지만, 자신의 권리, 즉 떠날 권리, 약물을 거부할 권리, 원할 때 먹고 잘 권리가 걸려 있다면 사정은 다르다.

로젠한은 확연히 심란해하는 몰리가 겨우 마음을 다잡고 서명했다고 기록했다. 그녀는 서류 하나를 보더니 동작을 멈췄다. 병원이 충격요법을 시행하도록 허락하는 서류였는데, 그가 입원하려면 허락이 필요했다. 바틀릿 의사는 "가족과 먼저 상의하지 않고는 어떤 유형의 인슐린이나 전기충격도 시행하지 않는다"며 몰리를 안심시켰다. 그럼에도 위협이 덜어지지 않아 그녀는 이 서류에 서명하지 않겠다고 했다. 로젠한이 그녀의 손을 꼭 잡았다. 그는 그녀가 필요했다. 그녀는 매일 그를 보러 올 수 있었다. 로젠한이 어떻게 했는지 설명하진 않았지만, 마침내 그녀는 마음을 고쳐먹었다.

그렇게 해서 로젠한의 정신병원 탐구가 시작되었다.

10장

정신병원에서 보낸 9일

첫째 날

> **간호사 기록**: 02/06. 39세 남자가 오후에 남쪽 3동에 입소. 병력 없음. 첫 번째 정신병동 입원.

먼저 간호사가 로젠한의 소지품을 몰수했다. 여분의 옷가지가 든 가방, 칫솔, 그리고 테이프 녹음기를 가져갔다. 그녀는 녹음기를 보더니 "불법"이며 "다른 환자들을 자극"한다고 했다. (다행히도) 펜과 5달러는 갖고 있으라면서 환자가 소지할 수 있는 최고 액수라고 설명했다. 그런 다음 문을 열어둔 채로 그에게 옷을 벗으라고 했다. 비록 안전을 위한 절차라고는 해도 그에 대한 배려가 전혀 없었다. 마치 정신보건 시스템이 그를 정신질환자로 간주한 순간 더 이상 기본적인 인간의 품위를 누릴 자격이 없다는 듯이 말이다. 간호사는 그의 체온과 맥박, 혈압을 쟀고(모두 정상이었다) 아무 말 없이 키와 몸무게를 측정했다. 그의 몸을 대상으로 이런 검사를 하는 동안 마치 그가 거기 존재하지 않는 듯이 행동했다.

간호사는 로젠한을 엘리베이터에 태우고 두 층 위로 올라갔다. 엘리베이터가 열리자 자물쇠를 채운 육중한 문들이 여러 개 나왔다. 그녀는 수많은 열쇠 가운데 하나로 문을 열었다. 그녀가 걸을 때 열쇠가 딸깍거리는 소리는 그들과 같은 일원으로 오인하지 않도록 그녀를 지켜주는 경종이었다. 로젠한은 어둑한 복도를 쳐다보았다. 베들람의 상투적인 시끌벅적함이 자신을 맞이하리라 생각했지만, 들리는 것이라고는 자유의 상징인 간호사의 열쇠들이 부딪히는 금속성 소음뿐이었다. "이 건물의 잠긴 문을 여는 순간, 위험이 도사리고 있는 컴컴하고 불길한 동굴 속으로 들어가는 기분이 들었다." 하버포드의 한 정신과 의사가 로젠한의 새로운 보금자리가 된 남쪽 3동 건물에서 일했던 시절에 대해 쓴 회고록에서 한 말이다. "물리적 해를 입을지도 모른다는 두려움을 느낀 적이 한두 번이 아니었다."

로젠한은 환한 조명을 하고 유리를 씌운 간호사실을 지났다. 언제나 잠겨 있다고 해서 '새장'이라고 부르는데, 여기서 간호사들은 환자와 교류 없이 휴게실을 지켜볼 수 있었다.

그는 냄새를 맡았을 수도 있다. 대부분의 병원 휴게실에는 느끼하면서 달콤한 커피 향과 담배 연기, 암모니아 냄새, 배설물 냄새가 나니까 말이다. 한 환자가 달려오더니 그를 거세게 끌어안았다. 간호사가 와서 그를 떼어내고 로젠한을 탁자에 앉혔다. 그의 존재(새로운 피!)가 생태계를 교란시켜 휴게실은 흥분으로 달아올랐다.

"개자식!"

"쌍놈!"

"나라면 녀석을 흠씬 패주겠어!"

로젠한이 기다리는 동안 받아 적은 대화의 단편들이다. 대부분의 환자들은 로젠한처럼 조현병 진단을 받았다. 긴장증 환자는 자리에 앉아 멍한 눈으로 바라보았다. 초조하게 왔다 갔다 하며 중얼거리고 주먹을 흔들거나 소리를 지르는 사람도 있었다. 병동의 한 직원은 남쪽 3동에서 벌어진 소란을 보고 말했다. "대체 여긴 뭐 하는 곳이지?"

로젠한은 두 시간 동안 '얼어붙은' 채로 있었다. 배도 고프고 오줌도 마려웠지만 자신이 취약하다는 생각에 발이 떨어지지 않았다. 그는 자신이 완전히 무방비 상태임을 깨달았다. 마음속에서 여러 생각들이 이어졌다. 세수나 샤워는 어디서 하지? 여기서는 뭘 하지? 사람들은 시간을 어떻게 보낼까? 전화는 있을까? 아내와 아이들과 통화할 수 있을까? 의사는 언제 만날 수 있을까? 옷은 언제 돌려받을까?

"온전한 정신과 경험에도, 이곳 상황에 대해 남들보다 내가 더 잘 알고 있음에도, 나는 넋이 나가 무기력했다." 그는 나중에 이렇게 썼다.

누군가가 로젠한에게 차갑고 걸쭉한 스튜와 따뜻한 우유, 오렌지를 건넸다. 로젠한은 오렌지가 여기서 귀한 별미임을 알지 못하고 역겨운 표정으로 쳐다보았다. 밖에서 가져온 먹을 것은 뭐든 소중했다.

둘째 날

간호사 기록: 69/02/07. 환자는 밤새 특별한 불만이 없었다. 잘 잔 것으로 보인다.

아침 6시 반에 화재경보기가 요란하게 울렸다.

"어이, 호로새끼들, 다들 나와!"

첫날 아침 로젠한을 맞이한 말이었다.

그는 간밤에 잠을 거의 못 잤다. 병동에서 나는 소리가 로젠한의 교감신경계를 계속해서 자극했던 것이다. 나중에 마침내 잠이 오긴 했지만 자신의 정체가 발각되는 생생한 꿈에 깨고 말았다. 이제 햇빛이 들어오자 그는 주위를 살펴보았다. 철제침대의 바퀴살, 암막이 쳐지지 않은 창문, 휑한 베이지색 벽, 베이지색 타일 바닥에 놓인 철제탁자, 똑같이 생긴 침대에 누워 있는 낯선 몸뚱이들이 눈에 들어왔다.

또 한 번 목소리가 울렸다. "호로새끼들, 다들 일어나라니까!"

로젠한과 한방을 쓰는 사람들이 마치 슬로모션으로 보듯 몸을 천천히 뒤척이며 일으켜 세웠다. 그는 이런 낯선 자들의 아침 의식을 방해하지 않으려고 눈을 돌렸지만, 워낙에 겁을 집어먹은 터여서 곁눈질로 그들의 동작을 파악하지 않을 수 없었다. 그는 소리를 질러대는 사람들은 물론 이들에 대해서도 아무것도 몰랐다. 이들은 대체 왜 여기 있을까? 범죄를 저질렀을까? 위험한 자들일까? 접착제 흡입에 온통 정신이 팔린 드레이크라는 남자가 칫솔을 쥐고 로젠한의 침대 옆을 지나며 손을 흔들어 인사했다. 로젠한은 말했다. "그는 내가 지켜보고 있다는 것을 알았다."

그는 화장실로 가는 대열에 합류했다. 남자들이 농을 건네고 몸을 밀쳤다. 로젠한은 악취에 기겁하여 뒤로 물러났다. 변기가 흘러넘쳤던 것이다. 맨발의 환자들이 오물을 밟지 않으려고 다리를 높이 들었고, 지켜보기만 하고 아무것도 하지 않는 간병인에게 항의했다. 혼란한 와중에 로젠한은 겨우 밀고 들어가 세면대 앞에 섰다. "거울을 보니 수염이 덥수룩하고 눈이 퀭한 남자가 보였다. 초췌한 모습이었다."

식당에 도착한 로젠한은 식사와 관련한 규칙을 몰라 다른 사람들을 보고 유려한 동작을 따라했다. 플라스틱 쟁반을 든다, 냅킨을 든다, 대열을 천천히 따라간다, 접시를 들어 쟁반에 놓는다, 왼편으로 이동하며 반복한다. 세 명의 여성이 조리대 옆에 서 있었는데 그들의 임무는 음식에 지나치게 욕심내는 환자를 제지하는 것이었다.

"버터는 하나씩이에요."

"하나를 다 먹고 나서 다시 가져가요."

"이봐요, 거기서 당장 물러나요!"

"디저트는 당신에게 좋지 않아요. 이가 썩는다고요."

자리에 앉은 로젠한은 자신이 은식기와 오렌지를 집어오지 않았음을 알았지만 너무 겁을 먹어서 대열로 돌아가지 못했다. 또다시 '얼어붙은' 것이다.

그는 복도나 병동의 조용한 곳에 혼자 있을 때면 주위 환경을 계속해서 살피며 모든 사람을 쳐다보고 자신에게 몰래 다가오는 사람이 없는지 확인해야 한다고 느꼈다. "토머스 사스는 틀렸다. 그들은 정말 나와는 다르다."『정신질환의 신화』의 저자를 가리켜 그가 한 말이다.(사스와 반정신의학 운동가들과 연관성이 없지 않았지만, 그럼에도 로젠한은 정신질환이 실재하지 않는다는 믿음 때문에 그들과 한데 묶이는 것을 못마땅하게 여겼다.)

기다리는 것 말고는 할 일이 없었다. 아침 식사를 기다리고, 점심 식사를 기다리고, 의사를 기다리고, 간호사를 기다렸다. 담배를 피우고 싶다면(실제로 그는 끊임없이 담배를 피웠다) 항상 텔레비전이 놓여 있는 휴게실로 가야 했다. 로젠한은 간섭받지 않고 마음 편히 편지를 보낼 수도 없었다. 입소 초기에 그는 병원을 은밀하게 관찰한 것을 우편을 통해 집으로 보냈다. 암호로 메시지를 전달했는데 횡설수설처럼 보이게 하려고(필체 문제로도 곤란을 겪고 있으므로 마치 도움이 필요한 것처럼 보이고자) 모든 행을 한 줄 띄어서 쓰고 한 쪽이 다 차면 위에서부터 빈 행을 채워나갔다. 로젠한이 편지봉투를 봉하려고 할 때 간호사인 모리슨 부인이 말하기를, 직원이 먼저 읽고 나서 부칠 터이니 봉하지 말라고 했다. "모두가 읽지는 않아요. 의사들과 간호사들만 보죠." 그러나 그는 자신의 편지 내용에 대해 아무런 행정적 반응이 없는 것을 보고 병동의 누구도 자신이 무엇을 쓰든 상관하지 않는다는 것을 깨달았다. 그래서 편지 쓰기를 완전히 접고 그냥 모두가 볼 수 있도록 개방된 곳에 놓인 일기에 다 적었다.

무기력하다. 그가 공책에 자주 쓴 말이다. 환자들은 자신의 많은 법적 권리를 잃었다. 움직임이 제한되었고, 먹는 것은 정해진 시간에 해야 했고, 잠자는 것과 텔레비전 시청도 마찬가지였다. 배설물이 계속 흘러넘치면서 화장실 악취가 휴게실까지 났다. 공동침실 문은 잠겨 있었다. 로젠한은 하나의 자유가 남았음을 확인했다. 그것은 글쓰기였다.

69/02/07

오전 10시 30분

약을 먹지 않았는데 극심하게 피곤하다. 주된 이유는 간밤에 잠을 못 자서이지만 따분함 때문이기도 하다.

휴게실에서 사건이 연이어 터졌다.

텔레비전 소리가 단조롭게 웅얼거리는 가운데 환자 둘이서 요란하게 웃다가 바닥에 넘어졌다. 자신의 몸을 통제하지 못한 것으로 보인다.

환자 한 명이 다른 환자를 때렸다.

장애가 심한 축에 드는 월터가 아무렇지 않게 화장실에서 배설물을 양손에 들고나와 복도를 오가는 것을 간병인이 발견해서 씻겼다.

병동의 말썽꾼 소니가 간호사를 폭행해서 발버둥질하며 제재실로 끌려갔다. 로젠한은 "무더운 데다가 전반적으로 무기력한 그곳 분위기에 짓눌려" 소동의 전말을 다 보지 못했지만, 소니가 요란하게 독방을 두드리는 소리를 모두가 들었다. "이곳의 벽은 회반죽을 바른 것이 전부이므로 그가 벽을 뚫고 놀러 올 가능성이 제법 있다." 로젠한이 농담을 했다. 병동에 온 지 스물네 시간도 되지 않았는데 벌써부터 이런 교수대 유머[심각하거나 절망적인 상황에서 던지는 씁쓸한 농담—옮긴이]를 구사한 것이다.

그러나 농담은 본인을 겨냥한 것이었다. 간호사가 그에게 담당 정신과 의사 로버트 브라우닝과 만날 시간이 되었다고 알려왔다.

면담은 30분도 채 이어지지 않았고, 주로 바틀릿 의사가 접수 면접에서 로젠한에게 물었던 똑같은 주제들을 반복했다. 그들은 로젠한의 재정적 어려움과 전 광고회사 상사에 대한 그의 "편집성 망상"에 대해 이야기했고, 모호한 그의 환청도 당연히 논의의 대상이었다.

사고의 추세: 관계망상, 그리고 그가 광고회사에서 함께 일했던 친구와 관련하여 나타나는 박해망상을 인정했다.

환청이 지난 6개월 동안 있었고 점차 심해지고 있다. 무차별적인 소음으로 시작하여 음악이 이어졌고, 최근에는 목소리가 들리기 시작했는데 그리 또렷한 것은 아니었다. "공허해, 비었어"라고 말했다. "그와 같은 주제의 소리들"도 들렸다. 지난달에 이르러 좀 더 심해졌다.

브라우닝 의사는 로젠한이 말하는 것에서 "경미한 위축"을 보았다. 그가 감정을 표현하는 데 제한이 있는 것처럼 보였다는 뜻이다. 병원 밖에서 로젠한은 감정이 메말랐다는 말을 한 번도 들은 적이 없었지만, 안에서는 근심스러운 표정이나 무심한 말투가 "경미한 위축"으로 여겨진 것이다. 밖에서 글을 쓰는 성격이 안에서는 질환을 앓고 있다는 표식이 된다. 이것은 로젠한 본인이 이상심리학 수업에서 가르치기도 했던 낙인 이론의 생생한 예다.

1946년에 폴란드 심리학자 솔로몬 애쉬는 우리가 다른 사람들을 바라보는 방식에 큰 힘을 발휘하는 '따뜻한', '차가운', '너그러운', '옹졸한' 같은 '중추적인' 성격 특성들의 효과를 연구했다. '미친'이나 '정신이 나간'보다 더 막강한 힘을 발휘하는 표현은 거의 없다. 나중에 행한 다른 실험에서 심리학자들은 두 사람이 나눈 대화를 녹음한 것을 임상의들에게 들려주었다. 절반의 임상의들에게는 일자리 면접이라고 했고, 나머지 절반에게는 정신질환 상담이라고 했다. 일자리 면접이라고 들은 측은 면접을 보는 사람이 제대로 하고 있다고 평가했고, '현실적인', '단정적이지 않은', '상당히 솔직하고 열정적이고 매력적인', '붙임성 있는 화술', '책임감 강한' 같은 용어들을 사용했다. 정신질환자라고 믿은 측은 '엄격하고 방어적인', '동성애에 대한 갈등', '의존적, 수동적 공격 성향', '겁을 집어먹은', '상당한 적의' 같은 단어들로 그를 묘사했다. 일단 '정신질환자'나 '조현병'이라는 꼬리표가 부착되고 나면 이것을 없애기 위해 여러분이 할 수 있는 것이 거의 없다. 특히 의사의 결론과 위배되는 증거가 뒷받침하는 증거에 밀려난다면 손쓸 방법이 없다.

"위축된 말"과 "박해망상"이라는 로젠한의 진단에서 얼마나 많은 것이 정신적으로 아픈 사람이 내보이리라 기대되는 외양과 행동에서 비롯되었을까? 내가 보기에는 너무도 많다. 내가 병원에 입원해 있을 때 임상심리사가 내 바로 앞에서 내가 눈의 초점을 맞추지 못한다고 기록했던 것이 생각난다. 내가 입원하고 몇 주가 지나서야 내 시력 문제가 콘택트렌즈를 끼고 있어서 벌어진 것임을 그녀가 깨닫게 되었다. 나를 미친 사람이라고 여길 때에는 아무도 내 시력에 개의치 않았다. 광기의 판정이 다른 모든 것을, 내 시력까지도 제대로 보지 못하게 한 것이다.

이것은 미셸 푸코가 말한 "의학적 시선medical gaze"의 전형적인 결과였다. 1963년의 저서 『임상의학의 탄생』에서 환자들을 비인격적으로 대하는 것을 가리키고자 만든 용어로, 푸코는 무심하게 질병을 바라보는 이런 태도가 계몽주의 시대에 의사들이 신체에 대해 더 많이 알게 되고 마술적 사고보다는 경험적 지식에 근거하여 진단하면서 나타났다고 말한다. 그 이후로 임상의들은 차트, 백분율, 검사 결과라는 객관적 사실에 점점 더 많이 의존했고 결국에는 더 이상 환자를 보지 않았다. 로젠한의 경험이 그와 같은 임상적 맹목의 완벽한 예였다. 의사들은 로젠한의 차트를 볼 뿐 눈앞에 있는 환자를 보는 데는 실패했다.

의사는 로젠한이 말에 문제가 있다고 판단한 것 말고는 시간과 공간에 대한 감각이 충분히 서 있는 상당히 똑똑한 사람임을 알아보았다. 로젠한은 여덟 개의 수를 앞으로 뒤로 외울 수 있었고, 100에서 7씩 차례대로 뺄셈을 할 수 있었다. 의사는 로젠한에게 몇 가지 속담을 주고 무슨 뜻인지 해석해보라고 했을 때 그의 해석에 깊은 인상을 받았다. "어떤 사람에게 고기가 다른 사람에게는 독이다"라는 속담에 로젠한은 곧바로 "누군가에게 좋은 것이 누군가에게는 나쁜 것"이라고 답했다. "제때 바느질을 한 번 하면 아홉 번의 바느질을 덜 수 있다"에 대해서는 "작은 노력으로 예방하면 큰 노력을 들여 고치는 것에 맞먹는다," "다리에 오기도 전에 다리를 건너지 마라"에 대해서는 "공연한 걱정을 미리 하지 마라"라고 답했다. 이보다 적절할 수 없는 해석이다.

그런데도 의사는 로젠한이 조현병을 앓고 있다고 결론 내렸다. 다만 이번에는 진단이 '잔류형'으로 바뀌었다. 조현병의 증상이 남아 있되 더 이상 정신증을 겪지 않는 사람을 가리키는 범주다. 하루 전에 그에게 내려졌던 조현정동장애 유형과는 다른 진단이었다. 정신분석 전통에 경도되어 있는 정신과 의사들은 대수롭지 않은 차이라며 무시했다. 뭐라고 하든 잔류형이라고 하면 그만이었다.

이제 스물네 시간째 입고 있는 로젠한의 옷에서 병동의 냄새가 났다. 이런 수모보다 그를 더 화나게 하는 건 없었다. 그는 자신의 소지품을 돌려받기 원했지만, 면접 때 몰수해간 가방을 달라고 할 때마다 그들이 거절했다. 이것은 강박적인 집착이 되었다. 그는 잃어버린 옷에 대해 혼잣말로 중얼거렸다.

“내 옷 아직도 오지 않았나요?” 그가 간병인에게 물었다.

“무슨 옷 말인가요?”

로젠한은 한숨을 내쉬었다. “병원에 올 때 가지고 온 옷을 아래층에 두고 간다더군요. 지금 연락할 수 있죠?”

“문을 닫았을 겁니다. 네 시에 다시 와서 확인해봐요.”

“네 시에도 닫혀 있을 거잖아요.” 로젠한이 말했다.

“두고 봅시다. 한번 믿어보죠.” 간병인이 말했다.

잠자러 가기 전에 작업반이 교대할 때 로젠한이 또다시 가방을 달라고 요구했다.

“어제 왔네요.” 새로운 간병인이 이름표를 확인하더니 말했다.

로젠한이 얼굴을 찌푸리는 것을 보고 그가 말했다. “아마도 그가 책상 밑에 있는 걸 보지 못했나 보죠.”

셋째 날

간호사 기록: 69/02/08. 무척 조용하다. 다른 환자들에 대해 뭔가를 적고 있다. 병동에 문제가 없다.

몰리의 방문을 기다리는 동안 로젠한은 "공상하기, 낮잠 자기, 커피 마시기, 공간 돌아보기"로 시간을 보냈다. 토요일은 직원들이 평소보다 적었고 정신과 의사들과 임상심리사들은 가족과 함께 집에 있었으므로 가장 지루한 날이었다. 그는 이곳의 비공식적 규칙을 터득했다. 약을 받을 때 줄을 섰고(그래서 화장실에서 재빨리 뱉어낼 수 있었다), 직원을 찾지 않고 다른 환자로부터 담배에 불을 붙였고, 식당에는 재빨리 갔다. 늦게 도착하면 빵, 설탕, 크림, 디저트 같은 그나마 먹을 수 있는 물품들을 얻지 못했다. 병동의 규칙 하나가 더 있었다. 여기서는 건강할수록 정신과 의사들이 거리를 두었다. 그러니까 정신이 멀쩡해 보일수록 이곳에서는 보이지 않는 존재가 되었다.

마당 산책의 혜택을 제외하면 말 그대로 옥살이였다. 로젠한은 처방약(항정신제 스텔라진 2밀리그램과 항우울제 엘라빌 25밀리그램)을 뺨에 숨겼다가 뱉어 먹지 않았음에도 장소 자체에 짓눌려 맥을 못 추었다. 햇빛이 쏟아져 들어오는데도 블라인드를 열어놓았다. 환자들 불편은 항상 새장에 붙어 있는(이곳에서는 모두가 수감자였다) 간호사들에게는 전혀 중요하지 않았다. 로젠한은 간호사들이 오고 가는 것을 공책에 기록하여 그들이 근무 시간의 절반만 병동에 있고 그중 환자들과 교류하는 시간은 극히 일부라는 것을 알아냈다. 직원은 다른 세상에 존재했다. 식사도 따로, 잡담도 따로, 심지어 화장실도 따로 썼다. "마치 자신들이 맡은 자들의 질병이 전염되기라도 하듯" 말이다.

한 간호사가 스무 명의 남자 환자들이 다 보는 데서 제복의 단추를 다섯 개 풀어 가슴을 정돈했다. 로젠한은 말했다. "유혹하는 것이 아니라 그냥 생각이 없는 것이었다"

마침내 로젠한은 병동에서 신문을 처음으로 보았다. 지역신문 하나와 일주일 지난 1969년 1월 31일자 〈뉴욕 타임스〉였다. 관심거리가 절실히 필요했던 그는 신문을 냉큼 집었다. 공책에 이렇게 적었다.

> "오늘자 신문은 어디 있죠?" 내가 간호사에게 물었다.
>
> "오후는 돼야 와요."
>
> 그 말은 신문이 매일 오기는 하지만 환자들이 아무도 보지 않는다는 뜻이었다.

그는 기사들을 훑어보았다. 소련을 겨냥한 군비경쟁이 가속화되어 센티넬 탄도미사일 방어체계를 구축한다는 기사가 났다. 닉슨이 징병제를 모병제로 전환하겠다는 계획을 발표했다. 프랭크 시나트라 주니어가 록펠러 센터 레인보우 그릴에서 공연한다는 광고 옆에

라오스에서 전투가 재개되었다는 소식이 보였다.

신문을 읽고 나서 로젠한은 자신의 글쓰기로 돌아갔다.

"내가 입을 다물어야 할까? 아니다. 흔드는 사람이 있고 매달리는 사람이 있다. 나는 글을 쓰는 사람이다."

셋째 날 일기에는 병원의 위계에 대한 생각들이 적혀 있었다. 그는 맨 위에 의사가 있고 바로 밑에 간호사들이 있고 맨 아래에 당연히 환자들이 있는 피라미드형 구조로 설명했다. 피부색도 위계를 정하는 요소였다. 환자들보다 한 급 위인 간병인들은 거의가 흑인이었다. 그들은 급료도 처우도 가장 낮았으며 환자들과 접촉하는 일을 거의 도맡아서 했다. 로젠한은 그들을 동료 "하층민"으로 보았다.

"밥 해리스입니다." 로젠한은 그 소리에 현실 세계로 돌아왔다. 목소리의 주인공은 그가 첫날 입소할 때 만났던 간병인 중 한 명이었다. 해리스가 손을 내밀어 로젠한은 악수를 했다. 예기치 않은 친밀한 순간에 기분이 좋았다. 여기서 그런 식으로 그를 맞이한 사람은 아무도 없었다. 대부분의 사람들은 고개를 들지도 않았다. "병실에서 일한 지 여섯 달째입니다. 당신은 여기 처음인가요?"

로젠한은 그렇다고 했다. 해리스는 자기 이야기를 살짝 털어놓았다. 아내와 세 아이를 키우느라 재정적으로 힘들어서 두 개 일(다른 하나는 주유소 일)을 하고 있다고 했다. 간호사 수업을 받을 계획인데, 그러면 현재 간병인으로 받는 55달러 주급보다 훨씬 많이 받을 수 있다고 했다.

두 사람은 병원과 환자들에 대해 잡담을 나누었다. "덩치 큰 저

친구 말입니다. 내가 이해를 못 하는 사람입니다." 해리스가 말했다. "내가 아는 한 가족도 없고, 가끔 보러 오는 친구가 하나 있는데 그도 안 온 지 몇 달은 됐지요. 한 성질 하는 친구인데, 두 달 전에 해링턴에서 아무 이유 없이 옷을 훌렁 벗었습니다. 내가 주시하고 있지요."

다음으로 캐럴에 대한 이야기가 나왔다. "저런 이름을 가진 친구는 대체로 골칫덩어리입니다. 응석받이로 자랐는지 여기서도 어린애처럼 굴지요. 퍼디 부인이 그를 주시하고 있소. 주방의 직원도 그를 경계하오. 항상 디저트를 더 가져가거든." 샘은 "동성애 때문에" 들어왔고, 피터는 "병동에서 소라진을 가장 많이 복용하는" 사람이다. 로젠한의 룸메이트가 옆으로 지나갔다. "그는 여기 처음인데 아마 다른 병원에 있었을 겁니다. 전쟁 이후에 이 병원 저 병원 들락거리는 사람 같지 않나요? 왜 보훈병원에 가지 않고 여기 왔는지 모르겠소. 어린 두 친구, 드레이크, 포스터와 같은 방에 두었는데, 그는 알아차리지 못하겠지만 여간 골칫거리가 아닙니다. 법원 명령으로 여기 와 있는데 변호사들이 여러 차례 그들을 보러 왔습니다. 마약 혐의 때문이지요."

로젠한은 고개를 끄덕이며 대화가 계속 이어지기를 바랐다. 어제 몰리가 방문한 이후로 그가 대화를 나눈 첫 번째 사람이었기 때문이다. 해리스는 직원 이야기로 넘어갔다. 그는 외국인들은 썩 마음에 들지 않지만 헤레라 의사는 예외로 "사람 좋은 쿠바인"이라고 했다.

거의 한 시간 가까이 이야기를 나누고 나서 해리스는 새장의 간호사들이 손짓으로 자신을 부르는 것을 보았다. 그는 조금 뒤에 돌아오겠다면서 양해를 구했다. "이곳에 대해서는 할 얘기가 많아요."

로젠한은 고마움이 왈칵 밀려오는 것을 느꼈다. 어쩌면 이곳도 그렇게 나쁘지만은 않다고 생각했다. 이 간병인은 그를 문둥병 환자가 아니라 사람으로 대했던 것이다. 그러나 로젠한의 눈에 간호사들이 배꼽을 잡고 웃는 모습이 들어왔다. 그들은 해리스에게 차트를 건넸다.

그들이 그를 비웃었을까? 로젠한은 편집증을 느꼈을까? 정신병원에 입소한 가정 있는 중년의 남자가 뭐가 그리 우스울까?

해리스는 약속과 달리 로젠한에게 돌아가지 않았다. 같은 날 나중에 로젠한이 그와 우연히 마주쳤을 때 해리스의 태도가 달라져 있었다.

"해리스 씨?"

"나 지금 바빠요."

로젠한은 그냥 넘어갔다. 어쩌면 해리스는 기분이 안 좋거나 병동에 무슨 문제가 생겼는지도 모른다. 그러나 환자들이 쓰는 화장실 근처에서 그를 다시 만났을 때도 그는 여전히 화가 난 듯 보였다.

"해리스 씨?" 그가 못 들은 모양이었다. "해리스 씨?"

"내가 바쁘다고 하지 않던가요?" 그가 퉁명스럽게 말했다.

보통 로젠한은 그런 무례를 당하면 한소리를 했지만, 자신을 방어하기 위한 기력이 남아 있지 않았다. 심란하여 그는 공책에 이렇게 끄적였다. "해리스의 차별화된 호의조차도 금세 친절한 경멸로 돌변했다."

넷째 날

> **간호사 기록**: 69/02/09. 환자는 주로 글을 쓰거나 텔레비전을 보며 시간을 보낸다.

하루하루가 지루하게 이어졌다. 최소한의 인원으로 돌아가는 쌀쌀한 일요일은 특히 더 그런 것 같았다. 유일하게 근무 중인 간병인 해리스는 로젠한을 자꾸만 피했다. 사람들이 담요를 어깨에 덮고 웅크린 채 복도를 오가는 모습이 우울증에 빠진 유령들 같았다. 로젠한도 담요를 쓰고 멍한 표정으로 복도를 오가며 이런 팬터마임에 가세했다. "텔레비전에서 눈을 떼지 않고 돌아다니거나 앉아 있는 것, 멀쩡한 사람인 내가 자주 한참 동안 이러고 있었다. 정신이 나가서 그런 게 아니다. 입소한 지 72시간이 된 지금, 내 정신은 아직 멀쩡하다. 앞으로도 그럴 거라고 장담하진 못하지만. 달리 할 일이 없어서이다. 아내가 매일 나를 보러 방문하는 것 말고는 따분하기 그지없는 삶이다. 설령 내가 미친 사람처럼 행동하는 것 같아도 그것은 정신증으로 인한 것이 전혀 아니다. 권태 때문이다."

로젠한은 아침을 목구멍에 밀어 넣고 외풍이 드는 휴게실로 돌아가 불편한 잠을 청했다. 그는 점심 때 일어났다. “질척한 연분홍빛 건더기”가 있는 허연 국물이 나왔는데, 요리 솜씨가 끔찍했던 어머니 덕분에 어떤 것이든 삼킬 수 있다고 자랑했던 남자조차 불만을 터뜨렸다고 그의 공책에 적혀 있다. “경리부가 부엌을 장악한 것이 틀림없다. (…) 형편없는 요리, 형편없는 서비스다. 젠장, 이래서 ‘균형 있는 식단’이 되겠는가!” 이것은 그가 사적으로 적은 기록일 뿐, 크게 문제 삼고자 한 말이 아니었다.

로젠한은 환자들에게 차츰 마음을 열기 시작했다. 처음에는 많은 환자들에게 “이루 말할 수 없는 공포”를 느꼈다고 했다. “거리를 두면 공포를 제어할 수 있다. 떨어져 있으면 의식하지 않게 된다.” 그러나 그는 환자로서 그런 거리를 두고도 최소한의 소통을 했다. 그는 마당 산책의 혜택에 대해 알아보았고, 그러다 보니 ‘여기서 나가려면 어떻게 해야 하는가?’라는 불가피한 질문도 하게 되었다. 빌이라는 환자가 핵심 사항을 알려주었다. “의사와 얘기해야 해. 진료실 말고 그냥 오다가다 말하는 거야. 그에게 잘 지내는지 물어봐. 그의 기분을 좋게 해줘.”

의사의 기분을 좋게 해주라고? 여기서 병원을 운영하는 자들을? “의사들은 속아 넘어가려고 있는 자들이다.” 그가 일기장에 적은 말이다. 그는 얼마나 어처구니없는 조작으로 환자가 될 수 있는지, 그리고 시스템과 얽히지 않기 위해 얼마나 고된 노력을 해야 하는지 알고는 귀를 의심했다. 데이비드라는 환자가 놀이의 규칙 하나를 털어놓았다. “예컨대 자살하고픈 생각이 들 수도 있지만 정신과 의사에게 말하지 않을 거야. 그러면 그가 나를 여기 잡아둘 테니까. 밖으로 나가야 내가 원하는 것을 할 수 있어." 조현병 진단을 받았고 오랜 세월 병원을 들락거렸던 폴이라는 환자도 비슷한 시각이었다. "밖으로 나가고 싶으면 협조해야 해. 그냥 협조해. 자신의 주장을 앞세우지 말고."

69/02/09 일요일

오후 1시 45분

우울하다. 울고 싶다. 눈물 한 방울만 떨어지면 펑펑 쏟아질 것 같다. 병동에서 "정상적으로 행동"하는 역할을 떠맡아서 하고 있을 뿐인데 어째서 내가 우울한지 모르겠다.

그는 저녁을 먹으러 식당에 갔다가 돌아와서 휴게실에서 적대적인 해리스 씨와 마주쳤다.

"시간 있어요, 해리스 씨?" 로젠한이 물었다.

"내가 방해하지 말라고 하지 않던가요?" 해리스가 말했다.

로젠한은 말을 섞지 않으려고 자리를 피했다. "그러는 모습이 꼭 환자 같았다." 교수인 데이비드 로젠한은 누구든 그런 식으로 자신에게 말하면 결코 참지 않았겠지만, 환자인 데이비드 루리는 부끄러워 고개를 숙였다. 화장실로 가서 얼굴에 물을 끼얹다가 거울에 비친 자기 모습을 보았다. 이번에 그가 본 것은 초췌한 환자가 아니라 바지에 흰색 셔츠(당연히 꾸깃꾸깃한)를 입은 중년의 남자였다. 이런 깨달음이 그를 혼미에서 깨어나게 했다. 그는 교수, 학자, 지식인처럼 보였다. 넬리 블라이가 단정한 숙녀임을 판사가 알아차린 것과 마찬가지로 낡은 클락스 신발과 좀먹은 스웨터로도 로젠한의 신분을 완전히 가리지는 못했던 것이다. 이제야 로젠한은 상황을 파악했다. 해리스는 그를 정신과 의사로 착각했고, 친밀한 대화는 그가 위계서열에서 자신보다 높다고 여긴 로젠한에게 잘 보이기 위한 욕망에서 나온 것이었다. 간호사가 사실을 알려주자 해리스는 착각에서 벗어났다. 완전히 당혹스러워하던 그의 표정이 떠올랐다. 그는 내가 미친 사람이 아니라고 생각했어. 그러나 안도감도 한순간이었다.

로젠한은 가족과 통화를 하고 싶다고 사정했지만, 간호사들은 꿈쩍도 하지 않았다. 아직 전화 혜택을 누릴 처지가 아니었다. 혜택은 단계별로 조금씩 허락되었다. 먼저 전화 통화, 이어 마당 산책, 그런 다음 낮 외출, 마지막으로 밤 외출 혜택이 주어졌다. 퇴원은 그 다음 일이었다. 로젠한은 자신이 전화를 분별력 있게 사용할 수 있음을 증명해야 했다. "그때 나는 발로 문을 차고 부숴버릴까 생각했다." 그는 자신이 컴컴한 새장 속으로 의기양양하게 들어가는 것을 상상했다. "내가 진짜 환자라고 생각하나 보지! 그렇지 않아. 난 멀쩡해. 연구를 위해 병원에 위장하고 들어온 거야. 사실 나는 데이비드 루리가 아니야. 심리학 교수 데이비드 로젠한이야!"

그러나 끝은 항상 똑같았다. 블라이가 자신의 온전함을 의사들에게 확신시키려고 헛된 힘을 썼듯이 간호사들이 이렇게 묻는 것으로 끝났다. "자신이 '데이비드 로젠한'이라는 생각을 자주 해요?"

다섯째 날

간호사 기록: 69/02/10. 환자는 순순히 협조적이다. 오후에 방문객이 있었다. 이번에는 불만이 없었다.

다섯째 날 아침, 로젠한은 샤워를 너무 오래 한다고 간병인이 환자를 나무라는 소리에 일어나 기분이 좋지 않았다. "피가 솟구쳤다." 비틀거리며 화장실에 간 그는 간밤에 손잡이의 나사가 풀려 사생활을 침범당할 판인 것을 보고 "피가 또 한 번 솟구쳤다"고 기록했다. 팬케이크의 날(말만 그럴듯한)을 맞아 식당에서 로젠한은 배급자에게 시럽을 달라고 했다. 그러자 그들은 식당 모퉁이에서 메이플시럽 통을 옆에 끼고 혼자 먹고 있는 간병인을 가리켰다.

로젠한은 그에게 다가가서 시럽을 달라고 했다.

"없어요. 잼을 발라 먹든가 해요." 그가 말했다. 로젠한은 이미 시럽으로 흥건한 팬케이크에 갈색 액체를 들이붓고 있는 간병인을 노려보았다.

로젠한은 너무도 화가 나서 하마터면 소리를 지를 뻔했다. "우리가 눈이 먼 줄 압니까?" 그러나 그는 아무리 정당한 분노라도 이곳에서는 정신적 장애로 여겨진다는 것을 제때 깨닫고 자제했다.

그는 밖으로 나가고 싶었다. 한 환자의 말이 머릿속에서 떠나지 않았다. "당신이 건강하다는 것을 그들에게 말하지 마세요. 어차피 당신 말을 믿지 않을 테니까요. 아직 아프지만 좋아지고 있다고 말하세요. 그래야 그들이 당신을 내보내 줄 겁니다."

휴게실로 돌아온 그는 계속해서 글을 썼다.

"뭘 쓰고 있습니까?" 한 동료 환자가 물었다.

"책을 쓰고 있습니다."

"어째서 그렇게 계속 쓰는 거지요?"

동료 환자가 그의 글쓰기를 주시한 것은 이번이 처음이 아니었다. 한 환자는 정신병원에 대한 기사를 쓰느냐고 물었고, "당신 잠입 취재 기자입니까?" 하고 대놓고 물은 사람들도 있었다. 한 정신과 의사는 눈치를 챘는지 이렇게 물었다. "루리 씨, 지금 뭘 하는 건가요? 우리에 대한 폭로기사를 쓰는 건가요?" 로젠한이 그에게 질문이 뭐였는지 묻자 의사는 손을 내저었다. 그냥 농담이라고 했다. 당연히 데이비드 루리는 폭로기사를 쓸 리가 없었다. 그건 정신 나간 짓이었다.

휴게실에서 로젠한은 입소하던 첫날 그에게 면도칼을 나눠 주던 간병인 해리슨과 조현병 진단을 받은 열여덟 살의 토미 사이에 실랑이가 벌어지는 것을 보았다.

"해리슨 씨, 당신이 마음에 들어요."

"저리로 가."

해리슨은 토미를 그의 방으로 밀어넣었다. "침대가 어디 있지?"

"그러지 말아요. 나는 아무 짓도 하지 않았어요."

해리슨은 토미를 내던지고 팔과 배에 무릎을 올려 그를 제압했다.

토미는 소리를 지르며 맞섰다. (해리슨은) 잔뜩 화가 나서 토미를 침대에 던졌고, 손을 아래로 뻗어 그의 불알을 거머쥐려 했다.

간호사가 나서서 폭행을 말렸다. 그녀는 토미를 독방에 가두겠다며 위협했다.

나중에 토미는 한 환자의 얼굴을 때렸고, 이번에는 간호사가 지체 없이 그를 독방에 넣기로 했다. 그는 발로 차고 소리를 지르고 주먹을 휘두르며 격하게 반항했다. 간병인 둘과 간호사 하나가 매달려서야 겨우 그를 독방에 넣었다. 로젠한은 문 위쪽에 난 유리창으로 토미를 바라보았다.

그는 벽을 부수기 시작했다. 먼저 침대로 내리쳤고 이어 맨손으로 때렸다. 그가 울부짖고 회반죽이 찢겨나가면서 그의 손과 얼굴, 팔에 피가 묻었는데도 아무도 말리지 않았다. 진정제를 투여하는 사람도 없었다. 간호사, 간병인, 환자 할 것 없이 독방으로 난 작은 창문을 통해 하층민이 자해하는 모습을 보며 즐거워할 뿐이었다.

여섯째 날

간호사 기록: 69/02/11. 조용하고 협조적이며 특별한 불만은 없다. 휴게실에서 텔레비전을 보고 글을 쓰며 시간을 보낸다.

로젠한을 병동의 회의실로 데려간 것은 간호사였을 것이다. 열 명(당연히 그가 모르는 사람도 몇 명 있었다)이서 눈을 가늘게 뜨고 그가 들어오는 것을 지켜볼 때 그는 평정심을 잃었을까? 확실히 그의 담당 정신과 의사인 바틀릿 의사와 브라우닝 의사, 그리고 수간호사는 있었고, 그가 모르는 남자병동 관리자와 임상 감독, 사회복지사도 평가를 내리려고 그 자리에 참석했을 것이다.

이런 일이 항상 순조롭고 예의롭게 진행되지는 않았다. 1967년의 한 회의에서 환자가 매독을 앓고 있다고 시인하자 의사는 음경에 짓무른 상처가 있는지 그에게 물었다. 환자는 고개를 내저었지만 의사는 그에게 사람들이 다 보는 앞에서 속옷을 내리라고 명령했다. 아무도 의사를 제지하거나 이 일이 안 그래도 정신적으로 유약한 사람에게 어떤 영향을 미칠지 생각하지 않았다. 이곳에서 정신과 의사는 왕이었다.

대체로 병동 사람들은 이런 회의를 여러 차례 했다. 그러나 로젠한은 다시 하고 싶지 않았다. 나가고 싶었다. 그는 다른 환자들이 해준 조언을 받아들였다. 그들에게 먹힐 만한 서사로 잘 설득하라는 것이었다. 로젠한은 자신이 바닥을 찍었고 이를 이겨내는 데 하버포드 병원이 도움을 주었다고 말하기로 했다. 그는 입원하기 전에 필라델피아의 한 광고회사와 면접을 보기로 했다고 설명했다. 좋은 기회였다. 그러니 나가야 했다.

직원들은 회의실에서 로젠한을 내보내고 그의 증세를 논의했다. 그들은 진단을 다시 바꾸었다. 이번에는 "부분적으로 완화된 급성 편집성 조현병"이었다. 그리고 그에게 면접을 보도록 낮 외출을 허락했다. 아울러 그의 수감이 끝나간다고 권고했다. 그 말은 조만간 자유롭게 나갈 거라는 뜻이었다. 그렇더라도 외래환자로 정신요법 치료를 계속해서 받는 것이 중요하다고 강조했다.

일곱째 날

간호사 기록: 없음

한편, 병원은 로젠한이 이제 혼자서 돌아다닐 만큼 건강하다고 판단하여 그에게 산책의 혜택을 주었다("신기록!"이라고 그가 적었다). 이제 그는 병동 활동에 참여하고 산책을 나가고 전화기를 쓸 수 있었다. 혜택에는 체육관 이용도 포함되었는데 그는 체육관에 가면 "누가 환자이고 직원인지 구별하기 어려웠다"고 했다. "다른 사람," 즉 환자와 있을 때 그가 느꼈던 공허한 두려움이 사라졌다.

운동을 마치고 그는 식당 밖에서 문이 열리기를 기다리며 왔다 갔다 했다.

"불안해요?" 파우스트라는 간병인이 물었다.

"따분해서 그래요."

로젠한이 보인 행동들은 자기충족적 예언이었다. 그는 미칠 것 같아서 서성거렸고, 미쳤기 때문에 서성거렸다. 그가 서성거린 데는 순전한 따분함을 포함하여 여러 이유가 있었지만, 진단이 모든 교류, 모든 동작, 심지어 발걸음에도 그늘을 드리웠다.

아침에 그는 화장실에 갔다가 대화를 엿들었다. 간병인이 환자를 면도시키고 있었는데 환자가 차가운 물과 무딘 날이 목에 닿는 느낌에 움찔거렸다.

"이봐요, 물은 차갑겠지만 우리는 할 수 있는 최선을 다하는 거예요." 간병인이 말했다.

로젠한은 웃고 말았다. 이것이 당신네들이 할 수 있는 최선이라고?

여덟째 날

간호사 기록: 69/02/13 오후 8시 30분. 환자는 외출을 나갔다가 돌아왔다(좋은 시간을 보냈다고 했다).

병원은 로젠한에게 '면접'을 보도록 하루 외출을 허락했다. 하지만 그는 몰리와 아이들과 함께 시간을 보내고 왔을 것이다. 그의 공책이나 책 어디에도 이날에 대한 기록은 없다.

아홉째 날

간호사 기록: 69/02/14. 환자는 부인의 보호하에 퇴원했다.

오전 8시 35분

떠나는 것도 그리 쉽지 않다.

말 그대로 병원에서 나가는 것이 쉽지 않았다는 뜻일까, 아니면 나가기 위해 필요한 심리적 거리를 두기가 힘들었다는 뜻일까? 확실치 않다. 병동에서 적은 마지막 글에서 로젠한은 환자들과 새로운 우정에 대해 시적 태도를 보였다.(그것이 진심인지 과장인지 떠나는 안도감에서 나온 표현인지는 알기 어렵다.) "마치 친구들을 두고 떠나는 기분이다. 고통에 내몰린 사람들, 저주받은 사람들과 동지애를 느낀다. 행운이 불운처럼 여겨진다."

정오가 되자 로젠한의 기록은 더욱 절박한 어투로 바뀌었다. 그의 퇴원을 맡기로 한 의사가 늦어서 주말 전에 로젠한이 나가는 것에 차질이 생길 수도 있었다. 그렇게 되면 그는 그곳에서 세 번의 아침을 더 갇혀 있어야 했다. 행여나 불안이나 공격성의 징후가 보이면 재입원할 수 있었으므로 로젠한은 담배를 연신 피워대며 신경을 차분하게 가라앉히려고 했다.

그 순간 영화에서처럼 마이론 캐플란 의사가 마지막 순간에 도착했다. 그는 로젠한이 운전과 "돈 관리"를 할 수 있음을 확인하고 나서 그를 부인의 보호하에 병원 바깥세상으로 내보냈다. 그에게 외래환자로 등록하여 "화학요법 치료"(정신약리학 약물을 가리키는 이제는 낡은 용어)를 받도록 했고 진단과 처방을 내렸다.

> 환자에게는 외래환자로 정신요법 치료를 계속 받도록 권고했고, 그도 동의하는 것 같았다. 다만 그가 사립병원의 외래치료를 감당할 수 있다는 건지, 저비용의 치료사에게 받겠다는 건지, 클리닉에 가겠다는 건지는 마음을 정하지 않았다. 환자에게 치료받을 수 있는 몇몇 클리닉을 알려주었고, 하버포드 주립병원에도 외래환자를 위한 클리닉이 있어서 저비용 정신과 의사들에게 치료받을 수 있다고 했다. 그는 몇 주 내에 결정을 내리겠다고 말했다. 치료는 화학요법과 개별 정신요법이었다. 환자는 69년 2월 14일에 퇴원했고, 그는 운전과 돈 관리를 할 수 있다. 외래환자로 정신요법 치료를 계속 받기를 권고한다. 그러므로 진단은 완화된 급성 편집성 조현병이다.

루리가 치료되었다고 의사가 말하지 않고(정신질환이 "완치된" 사람은 아무도 없다) 완화되었다고 말했다는 것을 여러분은 알아차렸을 것이다. 암이 치료되기 시작하는 단계일 때 이런 표현을 많이 쓴다. 병은 언제라도 재발할 수 있어서 마치 씻겨나가지 않는 땀 얼룩처럼 재발의 위협이 상존하고 있다.

로젠한이 처음 병원에 입소했을 무렵에 연구자들은 정신질환 진단의 낙인에 대해 연구하고 있었다. 낙인stigma(고대 그리스에서 노예들에게 열등한 지위임을 나타내고자 찍은 표식을 가리키는 말)은 바깥세상의 시선과 내면의 수치심으로 인해 자기충족적 예언이 되었다. 로젠한은 논문에 이렇게 썼다. "정신질환이라는 꼬리표는 자체적인 삶과 영향력을 갖는다. 환자가 조현병이라는 인식이 만들어지고 나면 그가 계속해서 조현병 환자일 것이라고 예상하게 된다. (…) 꼬리표는 퇴원하고 나서도 살아남아 다시 조현병 환자처럼 행동하리라는 근거 없는 예상을 하게 만든다."

이것은 비단 환자뿐만 아니라 주위 사람들에게도 영향을 미친다. 심각한 정신질환자들에 대한 사람들 시각이 대체로 부정적임을 보여주는 연구는 로젠한 시대부터 현재에 이르기까지 수없이 많다. 그들은 더 폭력적이고 위험하고 믿을 수 없는 존재로 여겨진다. 로젠한이 하버포드에 입원하고 나서 3년이 지난 1972년, 미국 민주당에서 부통령 후보로 밀었던 상원의원 톰 이글턴은 과거 우울증 때문에 정신병원에 입원했던 전력이 알려지자 사임해야 했다. 냉전이 맹위를 떨치던 시절에 '당신은 정말로 이 사람을 버튼 근처에 두고 싶습니까?'라는 의문이 일었던 것이다. 입원은 한참 전 일이고 지금은 모든 판단에 비추어볼 때 그가 회복했다 해도 소용없었다. 일단 꼬리표가 붙고 나면 영원히 아픈 사람이고 완전하게 정상적으로 되는 것이 영영 불가능했다.

퇴원하여 집으로 돌아왔을 때 로젠한과 그의 가족은 얼마나 행복했을까? 몰리를 만나 그녀의 관점을 들어보고 싶다. 그의 모습이 어땠는지 보고 그의 목소리가 어땠는지 들어보고 싶다. 그는 피곤

했을까? 그가 입은 옷들은 구겨졌을까? 그는 다른 사람처럼 보였을까? 가능하면 그들의 머릿속을 열어 기억을 들춰보고 싶다. 그는 병원에 있는 동안 동생을 생각했을까? 새로운 진단에 맞춰 자신의 일부 행동을 조정했을까? 조현병이라는 옷을 걸치기가 이렇게 쉽다는 것을 깨닫고 두려워했을까? 병동에서 지내면서 그답지 못한 일면인 편집증이 자극을 받았을까? 의사들은 엉터리 판단을 내리는 와중에 얼마나 많은 진실을 우연히 드러냈을까?

그의 연구조교 비 패터슨은 로젠한은 돌아왔을 때 "상당히 흔들린" 모습이었다고 말했다. "(병원에서) 그에게 어떤 일이 일어났든 그것이 그에게 깊은 영향을 주었음이 틀림없습니다. 그는 더 조용하고 더 내성적인 사람이 되었습니다." 그의 이상심리학 세미나를 들었던 몇몇 학생들을 만나봤는데, 하나같이 하는 말이 병원에서 돌아온 그의 분위기가 어두워졌다고 했다. 그는 겸손해졌다. 한 학생은 그가 힘들고 지쳐 보였고 전보다 더 나이 들어 보였다고 했다. 학생들이 아무리 요구해도 그는 병원에서 있었던 일을 이야기하기를 꺼렸다. 하나는 분명했다. 더 이상의 실험은 없을 터였다. 그것으로 끝이었다.

논문의 발판으로 삼다

이야기는 여기서 끝날 수도 있었다. 자신의 학생들을 보호하고자 어렵고 고통스러운 역할을 떠맡은 교수의 삶에 일어난 심란한 에피소드로 말이다. 그랬다면 연구는 영원한 가정으로 남았을 것이다. 그의 공책은 아마도 사라졌을 것이고, 그의 일기는 치워졌을 테고, 병동의 경험은 로젠한의 삶에서 흥미로운 각주 정도로만 남았을 것이다. 그러나 그렇지 않았다.

'데이비드 루리'가 병원에서 퇴원한 1969년 2월과 「정신병원에서 제정신으로 지내기」 논문의 초고가 완성된 1972년 사이의 어느 무렵에 이 경험은 일곱 명의 다른 자원자가 합류하면서 (로젠한 본인도 너무 위험하다고 했음에도 불구하고) 교습 실험에서 훨씬 더 거대한, 결국에는 연구로까지 발전하게 되는 프로젝트로 변모했다. 그들은 로젠한이 가까스로 빠져나온 똑같은 수모에 기꺼이 몸을 맡겼고, 그 과정에서 로젠한의 유산은 정신의학의 역사에 길이 남았다.

정신병동에서 보낸 날들이 씻을 수 없는 충격을 주긴 했지만, 로젠한은 그곳을 둘러본 경험이 가치가 있음을, 그리고 '정상적인' 세계가 이 문제에 주목하도록 하는 것이 중요함을 이해한 것이 분명하다. 그는 세상이 넬리 블라이, 도로시아 딕스, 켄 키지, 그 밖의 용감한 선구자들을 귀담아두지 않았던 것과 달리 자신의 연구에 귀 기울이기를 원했다. 주정부가 자금을 댄 시설에서 어떤 일들이 벌어지고 있는지 주목하게 하려면 더 많은 것이 필요했다. 더 많은 자료, 더 많은 병원, 더 많은 잠입 취재원이 필요했다. 그는 무시하고 넘어갈 수 없는 설명을 내놓아야 했다. 그것은 견고하고 정량적이어야 했다. 즉 과학적이어야 했다.

11장

금맥을 캐다

이어지는 잠입

'데이비드 루리'가 실제로 로젠한 본인이었음은 틀림없는 사실이다. 다른 사람들은 어떨까? 그들은 스워스모어에서 그의 이상심리학 수업을 들은 학생들이 아니었다. 그렇다면 그들은 누구이며 그는 그들을 어떻게 찾았을까? 어째서 그들은 이런 어두운 모퉁이를 밝히고자 한 로젠한의 탐구를 사심 없이 도우려고 나섰을까? 이제 나는 그들을 어떻게 찾아야 할까?

로젠한의 사적인 기록을 봐서는 지원자들이 의학의 역사에 자신이 기여한 것을 어떻게 느꼈는지 짐작할 수 없다. 로젠한처럼 그들도 그 경험으로 인해 달라졌을까? 미출간 원고에는 최소한의 단서

들만 나올 뿐, 구체적인 장소나 시간은 알아볼 수 없다.

3장: 잠입하기

학생들을 프로젝트에서 배제하면서 전체 연구는 인력 부족으로 끝날 판이었다. 석 달 뒤에 일어난 우연한 만남이 아니었다면 정말 그랬을 것이다. 내가 아동발달연구협회의 한 회의에 참석했을 때였다. 격한 연구 토론과 논쟁이 이어지면서 무척 힘든 하루였다. 우리는 저녁 식사를 하며 긴장을 풀었고, 그때 나는 정신병원에 들어갔던 경험을 살짝 털어놓았다. 나중에, 같이 식사를 했고 전에 내가 만난 적이 없는 커플이 와서 자신들을 소개했다. 우리는 밤늦도록 정신병원과 정신질환자 돌봄에 대해 이야기를 나누었다.

그가 존 비즐리와 새러 비즐리라고 부른 커플로, 각자 정신보건 분야(존은 임상정신과 의사, 새러는 교육심리학자)에 오랫동안 몸담았다가 최근에 은퇴했다. 앞서 6개월간 그들은 여행과 독서를 하며 은퇴를 마음껏 즐겼다. 그러면서 자신들 분야에 대한 발전에서도 눈을 떼지 않았는데, 그러던 1969년 3월 29일, 캘리포니아 산타모니카에서 로젠한이 아이들의 이타심에 대해 강의하는 것을 듣게 되었다. 세 사람은 의기투합했다. 존에 대해 로젠한은 이렇게 적었다. "생각이 깊은 사람이다. 지난 6개월의 시간을 자신이 몸담았던 정신의학의 본질에 대해 생각하면서 보낸 듯하다." 새러에 대해서는 이렇게 적었다. "아이들의 학교 문제를 그녀에게 털어놓을 걸 그랬다.

그녀는 아이들 (그리고 부모들) 문제에 조예가 깊고 그런 문제들이 해결될 수 있다는 확고한 믿음을 갖고 있다."

로젠한은 이틀 뒤에 존과 새러를 다시 만나 저녁을 함께했다. 로젠한은 말했다. "존은 내가 사용했던 증상에 특히 매료되었다. 스스로에게 자주 물었던 질문이 떠올랐다고 했다. 그것은 그가 환자의 행동을 얼마나 잘 예측할 수 있는가, 특히 그가 환자에게서 보리라 생각했던 것 중에 정말로 보았던 것이 얼마나 되는가 하는 질문이었다. 아울러 그는 치료가 어떻게 행해지는지 직접 눈으로 보고 싶어 했다." 저녁이 끝날 무렵에 존은 로젠한의 실험을 자신이 직접 해보고 싶다고 했다. 로젠한은 존에게 "쿵, 비었어, 공허해" 증상에 대해 지도했고 알약을 뺨에 숨기는 법을 알려주었다. "절차는 간단하지만 살짝 뻔뻔해야 해요. 알약을 혀에 올려놓고 나서는 뒤집어서 아래에 둡니다. 그리고 주는 물을 마십니다. 그러는 동안 앞에 있는 간호사를 계속 쳐다봐요." 그들은 어떤 직업이 좋을까 궁리했다. 존은 은퇴한 농부로 정했다.(휴경지에서 살았기 때문에 농사일에 친숙해서 위장하기가 쉬웠다.) 그는 어떻게 병원에 잠입하고 공책에 적을지 이야기했고, 매일 방문객이 찾아오는 것이 중요하다고 했다.

여섯 달 뒤인 1969년 10월에 존은 로젠한에게 연락하여 소식을 전했다. 그는 조현병 진단으로 카터 주립병원에 20일 동안 입원했다가 방금 나왔다고 했다. 존의 부인 새러는 현재 다른 병원에 잠입해 있으며, 마사 코츠로 알려진 존의 여동생도 조만간 입원할 거라고 했다. 로젠한의 프로젝트는 페트리 접시에 올려놓은 세균처럼 갑자기 증식하고 있었다.

로젠한은 미출간 책에서 존, 새러, 마사의 일기와 쪽지를 인용해가며 그들의 입원을 살짝 소개했다. 존은 첫날밤에 침대에서 벌어진 부조리 연극과도 같은 광경을 털어놓았다. 아침에 일어나보니 낯선 사람이 자신의 침대 가장자리에 걸터앉아 있더라고 했다. "턱수염을 기르고 체구가 좋은, 크기와 온화함이 결합된 사람이 나를 기겁하게 만들었다." 존의 말이다. "그는 조용한 목소리로 일어날 시간이라고 내게 말했다. 다른 환자들은 아직 자고 있었다. 병원도 아직 일과를 시작하지 않았다. 그러나 그는 나보고 일어나라며 이불을 치웠다. 카프카적이었다."

새러는 집에서 가깝고 규모가 작은 웨스털리 카운티 병원에 들어갔다. 로젠한은 새러가 연구에 합류하리라고는 "생각하지 않았다"고 인정했지만, 어째서 특히 남편이 그토록 고통스러운 경험을 한 것을 보고도 그녀가 결국 합류하기로 결정했는지에 대해 아무런 말도 하지 않았다.

"뭐가 그리 불편했는지 모르겠다." 로젠한의 책에 의하면 그녀는 속기로 적었다고 한다. "이전에는 정신질환자와 있는 것이 그렇게 불편하게 느껴진 적이 없었다. 그럴 이유가 없다." 그녀는 자신이 느낀 공포를 어떻게든 이해하려고 애썼다. "어쩌면 내가 거짓말을 하고 안에 들어왔기 때문일 수도 있다. (…) 어쩌면 환자들이 다음에 무엇을 할지 내가 모르기 때문일 수도 있다. 그러나 그들은 하는 일이 거의 없다. 대부분은 약에 취해 몽롱한 채로 있다. (…) 그들이 내

침대를 한두 번 확인해봤다면 어땠을까? 나는 평정심을 유지할 수 없을 것 같다. 어쩌면 약을 삼켜야 할 수도 있다. 조심하자." 둘째 날이 지나자 긴장이 처음 덮쳤을 때와 마찬가지로 갑자기 사라졌다. "한결 기분이 좋다. 이유는 모르겠지만 계속 이랬으면 좋겠다." 셋째 날 아침 그녀가 쓴 글이다. 새러는 총 18일을 입원해 있었고, 진단은 마찬가지로 편집성 조현병 완화였다.

심란한 경험이었지만 존은 로젠한보다 이 일에 더 헌신적으로 몰입했고 한 번으로는 충분치 않다고 판단했다. 그래서 병원에 다시 들어갔는데 이번에는 마운틴 뷰라고 하는 더 큰 병원에 입원했고, 두 주를 있으면서 마찬가지로 조현병 진단을 받았다. 앞서 그는 정체를 들키지 않는 것에 초점을 맞췄다. 이번에는 환자들에게 더 집중하여 "처방약으로 판단이 흐려지기 전에 그들이 겪는 고통을 제대로 평가"하고자 했다.

네 번째 가짜 환자가 되는 존의 여동생 마사는 가족이 벌이는 치킨게임에 자진 합류했다.(대체 어떤 가족이 이런 무모한 일을 벌이는지 궁금하지 않을 수 없다. 재미를 위해서인지 과학을 위해서인지 정말로 알고 싶다.) 최근에 남편과 사별했고 정신질환과 관련하여 전문적인 경험이 전혀 없는 주부 마사에게는 개인적인 이유가 있었다. 아들이 오랫동안 약물 중독에 시달려 정신병원을 들락거렸던 것이다. 그녀는 "아들의 경험을 신기하게" 여긴 터여서 자신이 직접 체험해보기로 했다. 마사 역시 편집성 조현병이라는 진단을 받았고 두 주 뒤에 "완화"를 보여 퇴원했다. 연이어 동일한 결과를 받은 네 번째 환자였다. 로젠한이 스워스모어 수업에서 농담으로 만들어낸 "쿵, 비었어, 공허해"라는 증상은 의사로부터 조현병 진단을 받는 지름길이 되었다.

로젠한은 다른 가짜 환자들이 연구에 합류한 과정에 대해서는 상세하게 전하지 않았다. 그러다가 존 비즐리가 처음 입원하고 여섯 달이 지나서 전국 주요 박물관에서 전시회를 개최할 정도로 이름이 알려진 "유명한 추상화가" 로라 마틴이 똑같은 "쿵, 비었어, 공허해"라는 환청을 들어 연구에서 유일하게 사립 정신병원에 입원했다고 적었다. 로젠한은 윌리엄 워커 클리닉이 "전국에서 최고로 꼽히는 다섯 곳" 가운데 하나라고 설명했다. 다른 환자들과 마찬가지로 로라도 입원에는 전혀 문제가 없었다. 문제는 퇴원이었다. 로라는 조울증 진단을 받고 52일이나 입원해 있다가 의료진의 조언을 무시하고(병원에서는 더 잡아두기를 원했다) 나왔다. 조현병 말고 다른 진단을 받은 사람은 그녀가 처음이었다. 조울증이 예후가 더 좋으므로 이것은 의미심장하다. 사회적 지위가 있는 인물이 고급 사립 시설에 입원했다는 맥락이 그녀의 병세를 덜 심해 보이게 만들지 않았을까?•

로라의 남편 밥이 다음 차례였다. 그는 직업을 소아과 의사에서 의료기술자로 바꾸고 "다른 면에서는 내세울 게 없는" 스티븐슨 주

• 50년을 거슬러 올라가 사회 계급과 진단을 연구한 자료들을 보면 그럴 가능성이 꽤 크다. 예전의 연구들은 사회경제적 지위가 높은 사람이 일반 대중보다 조울증(양극성장애) 진단을 받을 가능성이 더 높았음을 보여준다. 하지만 보다 최근의 연구들은 정반대의 상관관계를 보여준다.

립 정신병원에 들어갔다. 접수면접을 보고 26분 만에 정신과 의사가 그에게 "편집증 유형의 조현병"이라는 진단을 내렸다. 환자가 된다는 것은 그에게 고문이었다. 밥은 말했다. "햄버거가 어찌나 기름으로 번들거리는지 점액질의 셸락[목재 마감재, 레코드판 등의 재료로 사용되는 동물성 수지—옮긴이] 같았다. 감자는 질척거렸다. (…) 환자들이 이런 걸 대체 어떻게 먹는지 모르겠다. 나는 못 먹겠다." 입소한 지 72시간이 지나자 밥은 요리한 음식을 일체 입에 대지 않았다. 빵, 버터, 커피, 차, 그리고 가끔 과일만 먹었다. "어떤 병원에서도 그렇게 엉망인 음식은 보지 못했다. (…) 모든 곳에 벌레가 붙어 있을 것만 같다." 보다 못한 로라와 다른 방문객들이 샌드위치와 쿠키 같은 음식을 몰래 들여보냈다. 밥은 가장 형편없는 음식들, 예컨대 희멀건 고깃덩어리와 입맛 떨어지는 소스를 냅킨에 몰래 싸와서 그곳 음식이 얼마나 끔찍한지 방문객들에게 보여주었다. 로젠한은 미출간 책에서 밥에 대해 이렇게 적었다. "우리는 그가 보인 '증상'에 대해 심각한 우려를 나타냈다. 밥은 이전에 음식과 관련하여 까다롭게 군 적이 없었고, 그가 닥치는 대로 먹는다고 한 친구도 있었다. 그가 청결하게 준비되었는지 병의 가능성은 없는지 우려하고 '독'을 가끔 언급한 것을 볼 때, 만약 그가 그때 퇴원하지 않았다면 병원에서 강제로 꺼내야 했을 거라고 우리가 걱정한 것도 무리가 아니었다." 밥은 19일 만에 나왔고 "완화된 편집증 유형의 조현병"이라는 진단을 받았지만, 어떤 진료기록에도 대단히 실질적인 그의 증상인 '음식 거부'는 나와 있지 않았다. 그는 병원을 나올 때 "허기지고 살짝 우울했지만 그래서 더 단정해" 보였다.

스탠퍼드에 입성하다

존과 로라 같은 사람들 덕분에 자료가 대거 들어왔다. 1970년 가을에 스탠퍼드 대학은 로젠한을 초빙교수로 임명했는데, 아직 발표되진 않았지만 독창적인 이 연구의 설계자라는 그의 명성이 큰 몫을 했다. 이미 그는 자신의 경험에 대해 '정신질환 오디세이: 한 가짜 환자의 정신병원 모험'이라는 제목으로 두 차례 강의한 바 있었다. 그는 동료에게 보낸 편지에서 이렇게 썼다. "염치없게 들리겠지만 자료는 갈수록 흥미진진합니다." 다들 수긍했다. 〈오늘의 심리학〉의 편집자는 개인적으로 출간에 대해 묻기도 했다. 연구에 대한 소문은 하버드 대학의 귀에도 들어가 학과장 조지 W. 고탈스가 이런 편지를 보냈다. "이 연구가 순조롭게 진행되면 미국 심리학계에 크게 기여할 것이라고 다들 입을 모아 말했습니다."

찰스 맨슨이 이끈 히피 무리들의 엽기적인 살인 사건 공판으로 온 세상이 들썩이던 1970년 광란의 여름에 로젠한은 서쪽으로 이사를 갔다. 그는 짐을 차에 싣고 가족을 태우고 경치 좋은 북쪽 노선을 잡아 캘리포니아로 향했다. 한 친구에게 보낸 편지에서 이렇게 썼다. "이토록 아름다운 풍경은 유럽에서도 거의 보지 못했지. 훨씬 아름다워. 군청색, 선녹색 빙하가 호수로 흘러들어 침묵과 고립의 교향곡을 만들어내지." 여행 도중에 카메라가 부서지고 딸 니나가 수두에 걸렸지만 로젠한은 마술적인 경험이었다고 했다. 아이오와는 도시인들 마음을 온통 흔들어놓았다. "비옥한 땅, 굽이진 농장들, 친절한 중서부인들에 마음을 완전히 빼앗겼어. 아이오와에서 가르치고 싶지만 그랬다가는 배우자가 이혼하자고 하겠지."

이런 전원생활의 환상은 팔로알토에 도착했을 때 사라졌다. "우리가 이곳에 살게 되다니 복도 많지." 그가 스워스모어에서 동료였던 교수에게 보낸 편지에 이렇게 썼다. "팔로알토는 살기 좋은 곳이야. 교양 있고 세련된 동네이며 할 일은 또 얼마나 많은지." 스탠퍼드 근처 '프로프 힐' 지구에 위치한 그의 집은 빼어난 경치를 자랑했다. 특히 안개가 걷히면서 산타크루즈 산맥의 산기슭이 모습을 드러낼 때는 환상적이었다. 여덟 살의 니나는 감격에 겨워 "이곳에 살게 된 우리는 행운아"라고 아버지에게 말했다. 몰리는 정원을 새로 가꾸어 석류를 따고 메이어 레몬나무를 심었고, 잭은 아버지가 울타리 손질하는 것을 도왔다. 곧 로젠한은 폭스바겐을 팔고 어린 시절 꿈의 자동차였던 빨간색 가죽 인테리어의 1957년산 암회색 메르세데스 190SL을 구입했다. "내가 겪은 가장 추운 겨울은 샌프란시스코의 8월이었다." 마크 트웨인이 했다고 잘못 알려진 이 말을 그는 좋아하여 동부의 동료들에게 소식을 전할 때 자신의 행복감에 허우적대지 않으려고 이 말을 되새겼다. 그는 스워스모어로 돌아가겠다고 약속했지만 지키지 않았다. 스탠퍼드에 오고 1년 뒤에 그는 심리학과 법학을 가르치는 교수가 되었다. 로젠한에게 햇빛, 무성한 정원, 메이어 레몬나무가 있는 팔로알토는 젖과 꿀이 흐르는 학문의 땅이었을 것이다. 그는 실리콘밸리의 요람에서 남은 평생을 보냈다.

스탠퍼드 대학은 세계적 명성의 심리학과를 만들겠다는 꿈을 갖고 막대한 자금을 투자하여 쟁쟁한 지성들을 스카우트했다. 그리고 학과의 중요성을 과시하고자 로젠한이 도착한 바로 그해 여름에 심리학과 건물을 대학본부 바로 옆의 조던 홀로 옮겼다. 스탠퍼드가 자랑한 교수들에는 성차와 젠더 발달 연구의 선구자인 아동심리학자 엘리너 맥코비, 훗날 대니얼 카너먼과 함께 인지편향과 위험을 연구하여 경제학, 철학, 경영학, 의학 분야에 근본적인 변혁을 가져온 인지심리학자 아모스 트버스키, 『성격과 평가*Personality and Assessment*』라는 책에서 성격은 고정된 것이 아니라고 주장하여 심리학계를 발칵 뒤집은 월터 미셸, 그리고 나를 이런 모험으로 이끈 사회심리학자 리 로스도 당연히 있었다.

"아마 당시에 가장 흥미진진한 대학 가운데 하나였을 겁니다." 자신의 행동을 관찰함으로써 태도를 알 수 있다는 '자기지각 이론self-perception theory'(예를 들어 어떤 친구가 방문할 때 자신의 기분이 늘 좋지 않으면, 자신이 그를 좋아하지 않는 것이라고 판단할 수 있다)을 창안한 대릴 벰의 말이다. 벰은 젠더와 정체성의 연구로 유명한 부인 산드라 벰과 함께 스탠퍼드에서 가르쳤다. "모든 사람이 자기 연구에 관심이 많았습니다. 유대교 속담에 보면 무엇을 하고 있는지 묻는 질문에 두 가지 대답만이 허용된다는 말이 있습니다. 하나는 '토라 경전을 공부한다'는 것이고, 다른 하나는 '토라 경전을 공부하지 않는다'는 것이죠. 당시 스탠퍼드 교수들이 정확히 이랬어요. 자기 연구를 하거나 하지 않거나 둘 중 하나였죠." 그것이 중요한 유일한 것이었다.

로젠한이 자리를 옮긴 다른 이유는 특전이었다. 책에서도 설명했지만 그가 새 일자리를 수락한 "주된 동기 하나"는 "병원 연구를 계속하기" 위함이었다. 스탠퍼드 대학은 스워스모어 칼리지가 제공하지 못한 것을 그에게 주었다. 바로 대학원생들과 접촉하는 기회였다. 일곱 명의 가짜 환자가 가담한 이 무렵에 그는 자신이 거대한 뭔가를 하고 있음을 인식했다. "별 어려움 없이 우리가 정신병원에 입원하여 정체를 들키지 않고 그곳에 계속 있었다는 사실이 나와 동료들 마음속에 의문을 제기하기 시작했다. (…) 이런 병원의 그리 뛰어나지 않은 직원들이 우리를 받아준 것은 그저 운이 아닐 수도 있을까?"

그는 더 많은 자료가 필요했다. 그러려면 우선 자원자가 더 있어야 했다.

로젠한은 빌 딕슨이라는 대학원생에 대해 말하기를 붉은 수염의 텍사스 출신이며 특출나게 정상이라고 했다. 빌은 열정적으로 연구에 합류했고, 당연하게도 조현병 진단을 받고 앨마 주립병원에 7일 있었다.

7번 가짜 환자 칼 웬트를 로젠한이 언제 어떻게 섭외했는지는 확실치 않다. 그는 사업을 하다 심리학 공부로 돌아섰고, 얼마 전 박사과정을 마치고 정신병원에서 임상심리학을 실습할 계획이었다. 가짜 환자가 되는 것에 칼이 관심을 보인 것은 직접 체험하면서 지식을 얻고 싶었기 때문이다. 로젠한은 말했다. "심리치료사가 되려는 사람에게 치료를 직접 받아보도록 하는 것은 흔한 일이므로 칼은 환자들에게 입원을 권하기 전에 자신이 직접 입원해서 알아보자는 생각을 했을 것이다." 칼의 입원 기간은 다른 어떤 참여자보다도 길었다. 그는 총 76일을 병원에 갇힌 채로 지냈다.

칼은 메모리얼 카운티 병원에 입원한 첫 번째가 가장 힘들었다. 접수면접이 20분밖에 걸리지 않아, 임상심리사로 첫발을 들여놓은 칼을 당혹스럽게 했다. 따분해 보이는 정신과 의사가 그에게 다음과 같은 순서로 질문들을 던졌다. "아침으로 뭘 먹었죠? 아버지를 살해하고 싶다는 생각을 해봤나요? 농장에서 자랐나요? 동물과 섹스를 해봤어요? 사람들이 당신을 쫓는다는 생각을 자주 해요?" 칼은 이런 질문들이 '미네소타 다면적 인성검사' 문항에서 본 것임을 알아차렸다. 규범에서 벗어난 사고 패턴이나 행동 패턴을 평가하고자 개발된 심리 필기 테스트로, 오늘날에도 입사 면접에서 법정 소송에 이르기까지 여러 곳에서 수정된 형식으로 사용되고 있다.

칼은 칸막이 없는 공동침실에서 첫날을 보내 환자들과 그들 몸에서 나는 소리에 시달렸다. 존과 비슷한 일이 칼에게도 일어났다. 깨어 보니 거대한 체구의 남자가 이불 밑으로 들어와 곤히 자고 있었던 것이다. 간병인이 칼에게 자고 있는 사람 침대로 가라고 했는데 오물이 묻어 있었다. 침대로 쓸 만한 것은 두 공동침실 사이에 있는 휴게실에 놓인 플라스틱 소파가 유일했다. 칼은 담요를 덮고 손으로 귀를 막아 휴게실에서 나는 투덜거림, 비명, 웃음소리를 가렸다. 그는 그날 한잠도 못 잤다.

로젠한의 공책에 보면 칼은 다음 날 일기에 이렇게 적었다고 한다. "끔찍하게 피곤하다. 좀비들로 득실거리는 곳 같다."

셋째 날에 그는 단 두 문장을 적었다. "돌처럼 몸이 무겁다. 이토록 무기력한 기분은 처음이다."

칼은 메모리얼 카운티 병원에 13일을 입원해 있었다. 완화된 편집성 조현병 진단을 받았고, 의료진의 조언에도 불구하고 병원을 나왔다.

일단 밖으로 나오자 우울함이 가셨고, 그래서 칼은 (존과 마찬가지로) 또다시 자원자로 나섰다. 그는 라이스 주립병원에 입원하여 동일한 진단을 받고 31일 만에 나왔다. 다음에는 고드윈 주립병원에 19일을 입원해 있었고, 네 번째로 몬타데로 병원에 잠입했다. 이 무렵이 되자 로젠한은 칼이 연구에 내보이는 열정을 우려하기 시작했다.

로젠한은 말했다. "이상하게 들릴 수 있겠지만 이런 불쾌한 경험이 그에게 중독성을 갖게 된 것 같다는 우려가 들었다. 그가 애초에 목표했던 것을 생각할 때 지금쯤이면 그가 정신병원에 대해 충분히 배웠을 것이다." 13일 뒤에 칼은 퇴원했고 이번에도 "완화된 편집성 조현병" 진단이었다.

(아마도 전혀 의도하지 않았겠지만) 연구에 결정적인 공을 세운 사

람 역시 칼 웬트였다. 그의 다섯 번째이자 마지막 입원이 연구를 통틀어 가장 중요했다. 왜냐하면 결코 일어나지 않았기 때문이다.

연구에서 놀라운 이 대목은 로젠한의 동료가 도전을 제기하면서 시작했다. 로젠한이 그저 운 좋게도 급이 살짝 떨어지거나 직원이 부족한 시설들을 고른 게 아닐까 의심했던 한 의사가 "뛰어난 치료와 연구 시설"을 갖춘 자신의 병원을 로젠한에게 내주기로 했다.(그는 이름을 밝히지 않았는데 스탠퍼드 대학 병원이라는 소문이 있지만 확인하지는 못했다.) 정신과 의사, 간호사, 사회복지사 모두 "이곳에서는 결코 있을 수 없는 일"이라며 자신했고, 설령 일어난다 해도 "금방 탄로 날 것"이라고 했다.

로젠한이 직원들 회의에 참석하여 앞으로 석 달 안에 한 명 이상의 가짜 환자가 병원에 침투하려 할 것이라고 알렸다. 그가 직원들에게 준 임무는 병원에 들어온 모든 환자에 대해 기록하고 환자가 사기꾼일 가능성이 어느 정도인지 평가하라는 것이었다.

1. 환자가 입원이 필요할 정도로 극심한 심리적 고통을 겪고 있는가, 아니면 가짜 환자로 보이는가?

진짜 환자 __________

가짜 환자 __________

2. 당신의 판단이 얼마나 확실하다고 보는가?(해당사항에 동그라미)

1	2	3	4	5	6	7	8	9	10
꽤 확실하다		그럭저럭 확실하다					전혀 확실하지 않다		

이렇게 하여 로젠한은 칼의 입원을 준비했지만, 잠입을 앞두고 칼이 독감에 걸리고 말았다. 로젠한은 대체할 사람을 구하지 못했다. 어쩌면 로젠한이 잊었을 수도 있고, 계획한 것일 수도 있다. 어느 쪽이라고 밝히진 않았지만 결국 그는 아무도 병원에 보내지 않았다. 그 결과가 내 의견으로는 연구에서 가장 압권이다. 이후 석 달 동안 직원들은 가짜 환자가 병원에 입원하려 하는지 눈을 부릅뜨고 살폈다. 이 기간에 병원에 온 193명의 새 환자 중에 직원들은 41명이 가짜 환자일 가능성이 상당히 높다고 평가했다. 정신과 의사들은 23명을 가짜 환자라고 판정했다. 이런 계산 착오는 우리가 보도록 기대되는 바에 따라 세상에 반응한다는 것을 다시 한번 입증해 보였다. 이 경우에 의료 전문가들은 가짜 환자를 보게 되리라는 말을 듣고 대비했고, 그래서 가짜 환자를 본 것이다.

〈뉴욕 타임스〉가 로젠한을 인터뷰하여 이런 계책에 대해 물었고, 언론들은 이 연구가 사람들에게 관심을 일으킨 여파에 주목했다.

"환자들은 정신이 온전했나요, 그렇지 않았나요?" 기자가 물었다.

"우리는 결코 알지 못합니다." 로젠한이 대답했다. "하지만 한 가지 확실한 것이 있습니다. 이런 식의 터무니없는 오류가 아무렇지 않게 일어나는 진단 과정은 믿을 만한 게 못 된다는 겁니다."

로젠한은 금맥을 캤다. 이제는 금을 세상에 나눠줄 때였다.

12장

그리고 오로지 정신이상자들만이 누가 멀쩡한 사람인지 알았다

논문에 쏟아진 열광적 찬사

그는 실제로 그렇게 했다. 그것도 가장 요란한 방식으로 말이다. 로젠한은 세계에서 가장 명망있고, 탐욕스러운 대중매체와 곧바로 연결되는 저널에서 자리를 찾아냈다. 어떻게 그가 이런 쾌거를 이루어냈을까? 확실히는 모르겠지만 나는 로젠한이 1970년 미국심리학협회 학술대회에 참가하여 〈사이언스〉의 심리학 편집자 윌리엄 D. 가비와 접촉했을 가능성이 있다고 본다. 그러고 나서 로젠한은 1972년 8월에 자신의 논문을 〈사이언스〉의 유명한 편집자이자 학계의 슈퍼스타 필립 에이벌슨(화학원소 넵투늄의 공동 발견자이며 우라늄 연구로 원자폭탄 제조에 기여했다)에게 제출하면서 자신의 발견을 이렇게 요약했다. "논문은 정신병원에서 정상인과 정신질환자를 구별하지 못한다는 것을 보여주는 실험 자료를 담고 있습니다. 아울러 가짜 환자들의 눈으로 관찰한 정신병원 입원의 실태에 대해서도 간략하게 서술합니다."

로젠한의 연구가 1973년 1월에 〈사이언스〉에 소개되자 전 세계에서 보낸 팬레터가 그의 스탠퍼드 연구실로 쇄도했다. 카마리요 주립병원의 정신과 의사들은 정신질환 진단이 효과적이지 못하다는 로젠한의 주장을 뒷받침하는 자신들의 사례 증거를 알려왔다. 오스트레일리아 심리학자 로빈 윙클러는 자신도 가짜 환자 연구를 했다며 몇 가지 자료를 공유했다. 토머스 사스는 축하를 보내왔다. 미국의 가장 중요한 게슈탈트 심리학자 중 한 명으로 집단 심리치료를 개척한 에이브러햄 루친스도 격려의 편지를 보냈다. 학생들은 그의 연구에 참여하고 싶다며 연락해왔다. 과거와 현재 환자들은 로젠한에게 자신들 역시 정신병원에 있는 정상인이라면서 이를 증명해 밖으로 내보내달라고 애원했다. "1973년 3월 수요일에 웨스트버지니아주 헌팅턴 신문에 난 당신의 기사 "여덟 명의 경이, 누가 정상인과 정신질환자를 구별할 수 있는가?"를 읽었습니다. 나는 아홉 번째 환자입니다." 유명인, 무명인, 악명 높은 사람 할 것 없이 여러 사람이 전역에서 편지를 보내왔다. "내 이름은 칼 L. 하프입니다. 워싱턴주 시애틀에서 살인 폭행 혐의로 기소되었습니다. '벨뷰의 저격수'라고 하죠. 나는 무죄입니다." 이런 편지도 있었다. "데이비드 로젠한 박사님. 나는 스물아홉 살 흑인으로 호전적인 사회민주주의

자입니다. (…) 이런 주립병원들은 강제수용소와 다를 바 없습니다. (…) 어째서 세계에서 가장 부유한 나라가 자국의 정신질환자들을 제대로 돌보지 않는 겁니까?"

로젠한은 거의 모든 편지에 일일이 답장했다. 때로는 기지를, 때로는 전문가의 권위를 발휘하며 관심과 공감을 나타냈다. 예컨대 "호전적인 사회민주주의자 흑인"에게는 이런 답장을 보냈다. "루이지애나의 작은 마을에서 매사추세츠의 케임브리지로 이사 온 호전적인 흑인이 스트레스를 받지 않았다고 하면 거짓말이겠지요. 그리고 그 스트레스가 조현병으로 오진된다 해도 그리 이상한 일은 아닐 겁니다. 내가 뭐라고 말할 수는 없습니다. 보지도 않고 진단할 수는 없으니까요. 다만 진단과 무관하게 당신이 아주 힘들게 살아온 것은 분명해 보입니다."(언급하고 넘어가자면 그의 편지는 대부분 타자로 작성되었다. 그는 자신의 독특한 필체가 알아보기 어렵다는 것을 알고 있었던 듯하다. 전에 가르친 학생인 폴린 로드에게 보낸 편지에서 이렇게 설명했다. "너그러이 이해해주게. 내가 손 글씨를 못 쓰네. (…) 아직도 상형문자로 쓰는데 로제타석은 없네.")

로젠한은 새로이 얻은 명성을 십분 활용했다. "여러분 지역에 있는 정신병원의 공포"에 대해 여러 곳에서 강의했고 사람들은 열광했다. 그는 여기저기서 불러주는 인기인의 삶을 만끽했다. 그가 무대 위로 올라가서 묵직한 저음의 목소리로 관중을 사로잡는 장면이 눈앞에 선하다. 모두가 그를 자신들 병원에, 자신들 기금마련 행사에, 자신들 학술대회에 초대하려고 안달했다. 이렇게 다들 그를 원한 이유는 모든 사람이 의심하고 있던 것이 사실임을 그가 증명했기 때문이다.

언론도 여기에 편승했다. 결정적인 통계는 아니지만 내가 계산한 바에 따르면 텔레비전과 라디오 쇼 외에 지역신문과 전국지 일흔 곳에서 그의 연구를 보도했다. 〈로스앤젤레스 타임스〉는 아예 노골적으로 "여덟 명이 정신이상을 가장하다: 열두 개 병원에 대한 보고서"라는 기사를 냈다. 몬태나주 헬레나의 〈인디펜던트 레코드〉는 사설을 통해 "의사들이 정상인과 정신질환자를 구별할 수 있는가?"라는 질문을 던졌다. 보다 창의적으로 접근한 신문도 있었다. 〈벌링턴 프리 프레스〉는 "조증, 조현병이라는 꼬리표가 논쟁을 불러일으키다"라는 제목을, 〈팜비치 포스트〉는 "그리고 오로지 정신이상자들만이 누가 멀쩡한 사람인지 알았다"라는 제목을 기사에 내걸었다. 논문이 발표되고 곧바로 두 출판사가 로젠한에게 접근하여 그의 연구를 책으로 내자고 제안했다. 그는 1973년 5월에 더블데이와 계약했다. 이듬해까지 그는 여덟 챕터를 완성했는데, 거의 십 년이 지나서 원고를 넘겨주지 않았다며 출판사가 그를 고소한 것을 생각하면 제법 많은 분량이다.

로젠한의 연구는 비전문가들이 정신의학의 용어와 판단을 보지 못하게 가로막고 있던 반투명거울을 박살 냈다. 연구를 읽은 젊고 당돌한 변호사들은 법정에서 정신과 의사들이 하는 전문가 증언의 신뢰성을 떨어뜨리고자 이 연구를 내세울 수 있었다. 로젠한의 연구가 있기 1년 전, 미국시민자유연합의 변호사 브루스 에니스는 「정신의학의 죄수들」이라는 보고서에서 환자를 범죄자로 취급하는 "사업"이라며 정신의학 분야 전체를 기소했다. 에니스를 비롯한 사람들은 정신과 의사의 신뢰성이 동전 던지기와 다를 바 없으므로 이들이 "전문가 증인으로 법정에 나가 증언하도록 허락해서는 안 된다"라고 주장했다. 로젠한의 연구가 발표되고 나서 판사들은 정신과 의사의 전문가 증언을 갈수록 기각했다. 특히 의사가 정신병동 입원을 권고했을 때에는 그의 판단을 존중하지 않았다.

대통령이 "나는 사기꾼이 아닙니다!" 하고 주장하던 시절에 미국인들은 이미 너무도 많은 사람이 체감하고 있던 것에 과학적 기초를 제공하는 이런 연구(세상을 떠들썩하게 했지만 그럼에도 완벽하게 상식에 기반한)를 이해할 준비가 되어 있었다. 그것은 세상이 뒤죽박죽이어서 누가 위에 있고 누가 아래에 있는지 아무도 증명할 수 없다는 것이었다.

오늘날 정신의학에 대해 글을 쓰는 여러 분파들은 거의 모든 사항에 의견이 엇갈리지만, 로젠한의 연구가 대중의 여론뿐만 아니라 정신의학이 스스로를 바라보는 방식에도 압도적인 영향을 미쳤다는 것은 다들 인정한다.

"로젠한의 연구가 행해졌을 때는 벌거숭이 황제의 실체가 드러날 무렵이었습니다." 컬럼비아 대학의 정신의학자이자 『정신과 상담의*Shrinks*』의 저자 제프리 리버만이 인터뷰에서 이렇게 말했다. "로젠한은 우리의 기반 지식과 정신의학 진단을 내리는 방법론에 있는 확연한 약점들을 극적이고 대단히 효율적으로 지적하여 그것이 틀릴 수 있음을 폭로했습니다."

의학 저널리스트 로버트 휘태커는 『매드 인 아메리카』라는 책에서 이렇게 말했다. "로젠한의 연구는 미국 정신의학계가 벌거숭이임을 폭로한 것과 다를 바 없다. 미국 정신의학계가 제멋대로 경솔하게 조현병 진단을 남발해왔다는 증거다."

『정신질환의 진단 및 통계편람』 제4판의 총괄자 앨런 프랜시스는 이렇게 말했다. "그것은 우리 모두에게 충격을 던진 획기적 연구였습니다. 확신의 위기를 불러왔습니다."

『광기는 문명이다*Madness is Civilization*』의 저자 마이클 스토브는 이렇게 말했다. "그 시대를 대표하는 가장 유명한 심리학 실험으로 (…) 정신의학이 정신질환과 마찬가지로 신화임을 보여주었다. (…) 거트루드 스타인이라면 그곳에 아무도 없다는 증거가 차곡차곡 쌓여 있었다고 말했을 것이다."

인권 운동에 불을 지피다

정신의학계를 먹여 살리던 진단이 잘못되었다면 또 무엇이 잘못되었을까? 많은 것에 잘못이 있었던 것으로 밝혀졌다. 로젠한의 연구가 풍파를 일으키던 바로 그 무렵에 "동성애 문제"라는 형식의 또 다른 논쟁이 정신의학계에 몰아친 것은 우연이 아니었다.

당시 게이는 정신질환으로 여겨졌다. 편람 제1판에 따르면 "소시오패스 인격장애"의 한 형식으로 분류되었다.(로젠한이 스탠퍼드에 왔을 무렵에 대학가에 이런 농담이 돌았다고 한다. 교수가 학과에서 게이 교수를 고용하는지 묻자 "당신이 재직 중에 그런 일을 했다가는 도끼 살인범으로 몰릴 수도 있다"는 대답이 돌아왔다.) 게이 미국인은 체포되거나(예컨대 성인끼리 합의하에 동성애를 하는 것은 1969년에 마흔아홉 개 주에서 여전히 불법이었다) 일자리를 잃는 위험을 감수해야 했다. 게다가 정신병원에 갇힐 수도 있었다. 정신분석가들이 이런 믿음에 근거를 제공했다. 그들은 동성애가 병이며 건강하지 못한 가족 관계에서 비롯되었다고 주장했다. 널리 읽힌 대중적 저서에서 정신분석가 에드먼드 버글러는 명쾌한 주장을 펼쳤다. "동성애자는 겉으로 보이는 태도와 상관없이 본질적으로 꺼림칙한 사람들이다. (…) (그들이 취하는) 겉모습은 거만함, 가짜 공격성, 칭얼거림이 혼재되어 있다."(그러면서 덧붙였다. "나는 동성애자에 대한 편견이 없다. 내가 보기에 그들은 의료적 도움이 필요한 아픈 사람들이다.") 로널드 레이건은 대통령이 되기 전에 이런 말을 했다. "우리는 질병이 무엇인지, 어떤 것이 질병인지 아닌지를 두고 토론할 수 있지만, 나는 그것(동성애)이 비극적인 질병이라는 믿음을, 신경증과 다를 것 없다는 믿음을 갖고 있습니다."

어떤 정신과 의사들은 보다 "생물학적인" 방식으로 동성애를 "다루기" 시작했다. 정신분석을 통해 동성애를 '치료'하려고 했던 전환요법으로 악명 높은 정신분석가 찰스 소카리데스는 "동성애가 사실상 유행병 단계에 접어든 정신질환"이라고 했다. 툴레인 대학에서 전기 뇌 자극 프로그램을 개발한 로버트 갤브레이스 히스는 "동성애 문제"에 대해 몸의 "치료"를 실시한 사람이었다. 1970년에 히스는 B-19라는 동성애 환자의 뇌에 전극을 삽입하고는 그가 이성애 포르노그래피 영화를 보는 동안 전기 자극을 여러 차례 그에게 가했다. 히스의 기록에 따르면 환자는 "여성에게 점차적으로 증가하는 관심"을 보여 마침내 여성과 성관계를 맺고 싶다는 소망을 밝혔다. 히스는 이를 받아들여 스물한 살의 매춘부를 연구실로 들여보냈다. 여의치 않은 환경임에도 B-19는 "정액을 분출했고", 적어도 히스에 의하면 "치료된" 채로 구역질이 나는 실험을 마쳤다.

이런 소식이 대중에게 전해지자 인권의료위원회에서 항의에 나섰고, 지역의 한 기자는 히스의 연구를 길게 기사로 내면서 이런 제목을 붙였다. "히스 의사의 수수께끼 실험들: 누가 미쳤고 누가 제정신일까?" 명백히 로젠한의 연구를 빗댄 제목이다.

동성애 인권 운동가들은 이미 맞서 싸우기 시작했다. 로젠한이 연구를 시작했던 그해에 경찰관들이 웨스트 빌리지의 한 게이바를 불시에 단속하여 스톤월이라는 이름을 역사책에 새기며 동성애 인권 운동을 촉발시켰다.

그러나 동성애자들이 더 큰 시민권 투쟁에서 승리하려면 의사들이 동성애 선호에 질환이라는 꼬리표를 붙이는 것을 그만두도록 해야 했다.

1970년 5월에 게이 운동가들이 샌프란시스코에서 열린 미국정신의학협회 학술대회에 잠입하여 "정신과 의사들headshrinkers을 움찔하게 만들고shrinked", 세미나를 방해하고 인간 사슬을 만들어 건물을 에워쌌다. 정신의학자 리오 알렉산더는 "규율이 이렇게 무너진 것이 혐오스럽다"고 회의에서 발언했다. 그는 시위자 한 명의 문제를 "편집증 얼간이"라고 진단했고 "멍청한 잡년"이라고도 했다. 정신의학에 대한 대중의 인식은 좋지 못했다. 1년 뒤 워싱턴 DC에서 열린 정신의학협회 학술대회에서 동성애 인권 운동가 프랭크 카메니가 마이크를 잡고 이렇게 외쳤다. 그는 미국 육군지도국에서 천문학자로 일하다가 자신의 성적 지향이 드러나자 해고당했다. "정신의학은 적의 화신이오. 정신의학은 우리를 박멸하고자 끝장을 보는 전쟁을 일으켰소. 그러니 우리도 당신들에게 전쟁을 선포하겠소."

정신과 의사들은 1972년 댈러스에서 열린 정신의학협회 회의에서 '정신의학: 동성애의 친구인가 적인가?'라는 투박한 제목을 내걸고 토론 참여자를 초청하고 이 문제를 의제로 채택했다.

토론 참여자로 나선 사람은 존 프라이어*라고 하는 젊은 정신과 의사였다. 그는 고용자가 자신의 성적 지향을 알게 되어 여러 차례 해고를 당한 적이 있었다. 토론에 응하면서 그는 한 가지 조건을 내걸었다. 자신의 정체를 밝히지 않는다는 것이었다. 프라이어는 필라델피아의 월넛 스트리트에서 축 늘어지는 살색 가면과 검은색 곱슬

* 프라이어는 1973년에 로젠한과 만났다. 그는 자신이 일하던 필라델피아 근처 노리스타운 주립병원에서 '정신질환자의 권리'라는 주제로 심포지엄이 열렸을 때 로젠한이 여기에 참석하도록 했다. 다른 초대 손님으로는 바틀릿 의사도 있었다. 아울러 프라이어는 같은 방문 때 로젠한이 노리스타운에 가짜 환자로 잠입하여 미출간 책에 필요한 더 많은 정보를 얻을 수 있도록 도왔다.

머리 가발을 구입했다. 그리고 이와 함께 벨벳 옷깃과 벨벳 보타이의 헐렁한 턱시도를 걸치고 나와 회의장에서 눈에 거슬리는 존재가 되었다. 그가 종이에 써온 글을 읽을 때는 특별한 마이크가 그의 목소리를 왜곡했다.

> 감사합니다, 로빈슨 의사님
> 나는 동성애자입니다. 나는 정신과 의사입니다.

이 발언으로 그는 자신의 성적 지향을 공개적으로 밝힌 첫 번째 동성애 정신과 의사가 되었다. 아울러 프라이어는 미국정신의학협회에 소속된 정신과 의사 중에 자신과 같은 사람이 많다고, 백 명 남짓 된다고 밝혔다. 이 발언으로 자신을 보호하기 급급하고 편협한 정신의학계는 크게 술렁였다.(하지만 프라이어는 이후 22년간 "닥터 익명"으로 살면서 자신의 정체를 공개하지 않았다.) 이성애 정신과 의사들은 자기 동료가 그토록 심각한 '기능장애'를 가질 수 있다는 것이 믿기지 않았다.

「정신병원에서 제정신으로 지내기」 논문이 나오고 몇 주 지나지 않은 1973년 2월 1일, 미국정신의학협회 이사회는 자신들 직업과 관련한 여러 난관을 논의하고자 애틀랜타에서 비상회의를 소집했다. 그중 최고 의제는 "오늘날 정신의학에 만연하고 있는 비판에 대한 깊은 우려"였다.(로젠한을 의식한 것이 분명했다.) 특별 회의에서 논의한 결과 『정신질환의 진단 및 통계편람』 제2판을 수정하기로 했다. 같은 해 나중에 협회는 정신과 의사들에게 설문지를 보내 동성애를 정신질환으로 편람에 포함할지 말지 의견을 물었다.(동성애를 지어낼 수는 없었다.) 배제하는 쪽을 지지하는 사람들이 보기에도, '질환'을 설문조사를 통해 뺄 수 있다는 발상은 정신의학 분야 전체가 얼마나 얄팍하게 돌아가는지 보여주는 것이었으며, 정신의학 진단 체계가 자의적이고 비과학적이라는 로젠한의 주장에 더욱 힘을 실어주었다.

당시 협회의 명명법위원회에 소속되어 있던 컬럼비아 대학 정신의학과 교수 로버트 스피처가 편람 수정 작업에 합류했다. 그의 첫 번째 과제는 정의를 내리는 것이었다. 스피처는 이렇게 말했다. "동성애가 정신질환이 아니라고 말하려면 먼저 정신질환이 대체 무엇인지 물어야 합니다." 스피처는 편람을 샅샅이 뒤져 모든 질환을 묶어주는 공통점이 있는지 알아보았다. "나는 정신질환이 고통이나 전반적 손상과 연결되어야 한다고 주장하는 것이 해결책이라고 판단했습니다." 그 무렵에 게이정신의학협회라고 하는 비밀단체가 스피처를 회의에 초대했는데, 여기서 나눈 교류가 분수령이 되었다. 명백한 고통을 겪거나 손상을 입지 않고도 어엿하게 살아가는 그와 같은 사람들이 게이라면, 어떻게 그것을 장애라고 부를 수 있겠는가? 이런 깨달음에 힘입어 협회는 동성애를 편람의 개정판에서 삭제했다. 다만 그 흔적은 자신의 성적 지향으로 괴로워하는 사람들을 가리키는 "성적 지향 장애"라고 하는 진단에 남았다.(솔직히 말하면 동성애가 범죄와 병으로 여겨지던 시절에 동성애자라면 누구든 괴로워하지 않았을까?) 한 지역신문은 "2000만 명의 동성애자들이 즉각 완치되다"라는 제목의 기사를 내걸어 동성애 삭제를 빈정거렸다.

다른 이익단체들도 움직였다. 퇴역군인들은 외상후 스트레스 장애를 포함하라고 로비를 벌여 1980년에 편람에 들어갔다. 같은 시기에 페미니스트들은 "자기패배적 인격장애" 같은 희생자를 벌하는 질병의 범주에 우려를 표명했다. 가부장적 억압에 과학적 기초를 제공한다는 것이었다. 심리학자 마시 캐플런은 이렇게 말했다. "여성들은 선을 넘는 행동(여성스럽지 못한 행동)으로 처벌(진단)을 받고 전통적인 역할을 강요당해 미쳐갈 뿐만 아니라 남성 중심적인 가정들(우리가 그것을 통해 서로를 바라보는 선글라스)로 인해 임상의들이 정상적인 여성을 비정상으로 판단하는 일이 벌어지고 있다." 정신의학은 자신들의 비이성적 행태를 굳이 숨기려고도 하지 않았다.

그러는 동안 다른 과학자들은 우주를 탐사하고, 심장을 이식하고, 듣지 못하는 사람들에게 달팽이관을 이식하여 청력을 선사했다. 의사들은 호지킨 림프종 환자에게 다른 여성의 골수를 이식하는 데 성공했다고 보고했다. 유방촬영술이 개발되어 비침습적 방법으로 몸 안을 들여다보며 유방암을 감지하는 것이 가능해졌다. 우리는 세계의 커다란 수수께끼들을 하나씩 풀어갔다. 우주, 암, 불임을 정복하고 있었다. 그러나 아래의 질문에 대해서는 여전히 적절한 대답을 하지 못했다. 정신질환이란 무엇일까? 혹은 더 적절하게 묻자면, 무엇이 아닐까?

3부

사람들은 묻는다. 어떻게 그곳에 들어갔어?
사실 그들은 자신들도 그런 곳에 들어가게 될지
알고 싶은 것이다.
나는 그들의 진짜 질문에 대답해줄 수 없다.
그저 이렇게 말하는 수밖에. 쉬운 일이야.

—수재나 케이슨, 『처음 만나는 자유』

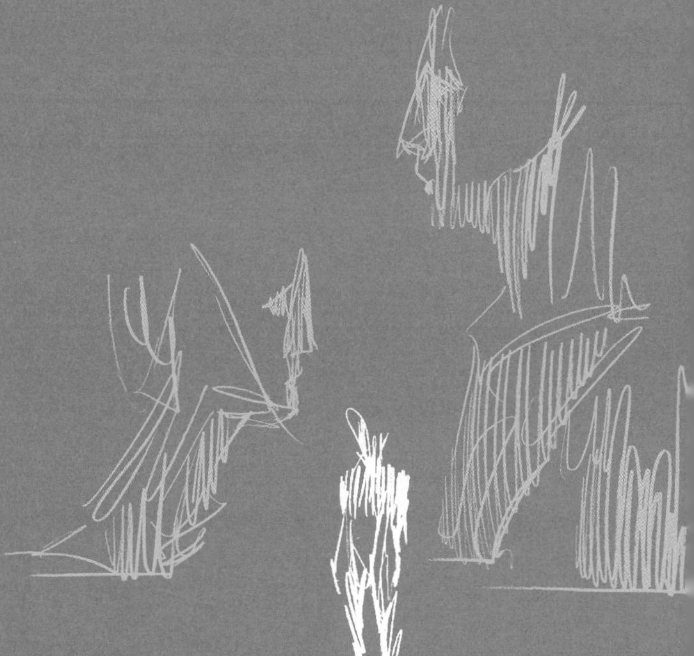

13장

첫 번째 단서

낯익은 이름

정신의학 종사자들에게 혁명적인 전환이 필요하다고 본 사람들에게 흥미로운 때였다. 그 선두에 로젠한과 그의 연구가 있었다. 하지만 이상하게도 로젠한은 명성이 절정에 이르렀을 때 화제의 중심에서 물러나기 시작했다. 예컨대 그는 어째서 책을 완성하지 못했을까? 그는 책 계약을 유리하게 맺었고(선인세 1만 1000달러면 조교수 연봉에 맞먹는 금액이었다), 심지어 여덟 챕터까지 집필을 마쳐서 다 합치면 백 쪽이 넘었다. 1974년까지 로젠한은 더블데이의 편집자 루서 니콜스에게 여러 장의 원고를 보냈다. 니콜스는 흡족해하며 빨리 더 읽어보고 싶다고 했다. 성공을 거의 장담하며 편지에 이렇게 썼다. "이런 식의 자료를 더 모으다 보면 당신이 알아차리기 전에 책이 완성될 겁니다. 그리고 현재의 관심을 이어가고 위에 기술한 몇몇 특징들을 개선한다면 대단히 기분 좋은 보상이 당신에게 돌아갈 겁니다. 그럴 자격이 있어요." 그러나 로젠한은 이런 "기분 좋은 보상"을 얻지 못했다. 그는 일부 학자들에게만 가능한 전 세계적 관심과 선망을 얻었고 그 분야의 위인들 사이에서 한자리를 차지했다. 그러나 그의 아들 잭의 말처럼 연구는 "그의 실존에 골칫거리가 되었다."

그가 관심에서 물러났다는 직감이 이렇게 갑작스럽게 든 것은 내가 제대로 살펴보지 못한 그의 사적 논문들에 나타나는 특이한 사항들과 맞아떨어졌다. 그는 연구의 세세한 사항들을 비밀로 하려고 상당한 노력을 기울였고 사적인 기록에서조차 가명을 사용했다. 그는 누구를 보호하려고 했을까?

나는 팔로알토로 다시 가서 로젠한의 아들인 잭을 찾았다. 어쩌면 그가 아버지의 동기를 더 잘 이해하도록 돕는 단서를 주지 않을까 하는 기대가 있었다. 잭은 껴안아주고 싶은 곰 인형 같은 유형의 남자로, 아버지를 존경했지만 그와 달리 학문에는 관심이 없다고 솔직히 털어놓았다. 그는 웃음소리가 호탕한 활동적인 남자다. 교실보다 야외 활동에 재능이 있는, 정장과 타이보다 운동복과 야구모자가 더 잘 어울리는 사람이다. 두 딸과 부인 셰리가 있고, 코치로 재직하는 축구팀을 주 챔피언에 올려놓았다.

잭이 사진과 편지, 책을 차고에서 가지고 와서 식탁 위에 펼쳤다. 처음 보는 물품들이었다. 10년 전에 아버지가 요양원으로 이사 가면서 용케 버리지 않았다. 잭은 아버지의 신랄한 유머와 온화하지만 엄격한 훈육에 대한 이야기를 들려주었다. 십 대 시절에 몰래 파티에 갔다가 집으로 돌아왔는데, 부모님 침실로 들어가는 미닫이문 말고는 모든 입구가 잠겨 있었다고 했다. 그가 들어갔을 때 아버지는 깨어 있었고, 침대에서 잭을 맞으며 재미있게 놀았는지 묻고는 문을 닫으라고 했다. 잭은 어떤 벌을 내릴지 불안해서 밤새 잠을 자지 못했지만, 다음 날 아침에도 아버지는 화를 내지 않았다. 나중에야 외출금지를 내렸다. 잭은 그때의 경험에 몸서리쳐서 다시는 몰래 나갈 생각을 하지 않았다고 했다.

우리는 잭의 사진첩을 열어보았다. 잭의 결혼식 날 로젠한이 축하의 몸짓으로 양팔을 펼치고 있는 사진이 눈에 들어왔다. 로젠한의 턱수염이 흰털로 얼룩덜룩하게 보였고, 젊은 잭은 뺨에 혈색이 돌았다. 예시바 대학 졸업식 날 모자와 가운에 검은테 안경을 쓰고 장난스럽게 웃고 있는 로젠한, 카메라를 가지고 장난치는 이십 대의 로젠한, 결혼식 날의 로젠한과 몰리, 언짢게 노려보는 어머니 옆에서 동생과 함께 웃고 있는 어린 시절의 로젠한 모습도 있었다.

잭은 차고에서 상자들을 뒤지다가 로젠한이 하버포드에 입원했을 때 쓴 일기를 더 찾아냈고 병원에서 자신에게 보낸 편지도 찾아냈다. 얼핏 보기에는 데이비드가 손으로 쓴 다른 기록처럼 보였다. 아름답지만 거의 읽을 수 없는 암호화된 필체.

그러다가 단서가 눈에 들어왔다.

하마터면 무시하고 넘어갈 뻔했다. 그의 미출간 책 '정신질환 오디세이Odyssey into Lunacy'와 관련한 또 하나의 메모라고 여긴 것이다. 그러나 이것은 타자가 아니라 손으로 쓴 것이었다. 참고문헌을 추가하라고 표시해놓은 곳 옆에다 로젠한은 이렇게 적었다.

"목록을 확인할 것 (?) 성적 집착 (W. 언더우드 덕분이다)."

W. 언더우드. 낯익은 이름이었다.

결정적 기회를 잡다

하지만 나는 연구를 하면서 워낙 많은 이름을 접했기에 어디서 본 이름인지 확인하기가 불가능했다. 그러다 몇 주 뒤에 서류철을 넘기다가 내가 스탠퍼드의 그린 도서관을 방문하면서 1973년 졸업앨범을 복사한 자료에서 심리학과 대학원생 명단을 보게 되었다. 거기에 W. 언더우드가 있었다.

펍메드PubMed[생명과학, 의학 관련 자료검색 사이트—옮긴이]에서 '윌번 언더우드'를 검색하니 데이비드 로젠한과 연결되는 결과가 나왔다. 1973년과 1974년에 윌번 언더우드와 데이비드 로젠한은 애정과 아이들의 이타심에 관한 두 연구의 공동 저자였다. 아이를 '승자'나 '실패자'가 되도록 승부를 조작하여 행복하거나 슬프게 했을 때 아이가 얼마나 타인에게 너그러워지는지 측정한 실험으로, 로젠한이 스워스모어에서 아이들을 연구할 때 사용했던 바로 그 볼링 게임이었다. 논문의 제2저자로 올라 있는 버트 무어가 무엇을 해야 할지 내게 알려주었다. 그는 댈러스 대학의 행동과학 및 뇌과학부 학과장이었다. 40년 전에 같이 연구했던 사람과 연락은 고사하고 기억이나 할까 의문이었지만, 아무튼 나는 버트에게 긴급 도움을 청했다.

놀랍게도 버트는 몇 분 만에 이메일에 답장을 보내 '빌'의 연락처를 알려주었다. 버트 무어가 췌장암 말기에 투병하는 와중에 내게 답장했다는 것을 나는 나중에야 알았다.

'빌'이라는 이름에서 나는 로젠한이 붉은 수염에 목소리가 작은 대학원생이라고 말한 '빌 딕슨'을 떠올렸다. 로젠한에 따르면 딕슨은 "접수면접을 통과할 가능성이 가장 낮은 사람"이었다. "교수들이 자신의 학생들을 객관적으로 평가하리라 기대해서는 안 된다. 그렇더라도 예나 지금이나 빌은 대단한 균형감각의 소유자였다. 그는 무척 열심히 일했고 노는 것도 마찬가지로 열심이었다." 빌에 대해 다른 말은 없었지만 이 정도로도 내게는 상당히 매력적으로 보였다.

나는 빌 언더우드가 가짜 환자였다고 버트가 확인해준 것은 아니라는 사실을 떠올리며 애써 흥분을 가라앉혔다. 그가 텍사스 지역 어딘가에 살고 있다고 알려준 것이 전부였다. 나는 빌에게 연락을 취했고, 닷새 뒤에 내 생일날 이런 선물을 받았다.

반갑습니다, 수재나

나는 실제로 가짜 환자 연구에 참여한 사람입니다. 내가 덧붙일 것이 있을지 모르겠지만, 그래도 나와 이야기하고 싶다면 연락 주세요.

빌 U

그가 맞았다. 살아 있는 가짜 환자와 연락이 닿은 것은 처음이었다.

14장

빌 언더우드

빌이라는 남자

한 달 뒤에 나는 오스틴-버그스트롬 공항에서 차를 빌려 오스틴 힐스에 있는 언더우드의 집으로 향했다. 동부의 계속되는 3월 추위에 시달렸던 나는 창문을 내리고 텍사스의 후끈한 열기를 맞자 안도감을 느꼈다. 언더우드의 집 앞 차도로 올라서면서 라디오의 음악에 맞춰 발을 굴렀다.

신경성 복통이 와서 밖에서 몸을 추슬렀다. 예전에 〈뉴욕 포스트〉에서 보도기자로 일할 때 느꼈던 감정이었다. 모르는 사람과 인터뷰를 하기 전에 신경이 곤두서는 것은 여전했지만, 이제 이것이 좋은 징조라는 것을 이해한다. 이렇게 긴장해야 실수하지 않는다.

빌 언더우드와 그의 부인 매리언이 나를 안으로 들여 차를 대접했고 편안한 흰색 소파로 안내했다. 빌은 스탠퍼드 졸업 이후 자신의 경력을 간략히 소개했다. 논문이 나온 바로 그해에 대학원을 졸업하여 보스턴 칼리지에서 조교수로 있었고, 이어 오스틴으로 가서 텍사스 대학의 심리학과 교수로 일했다. 종신교수가 되지 못한 그는 학교로 돌아갔는데 이번에는 공학을 공부했다. 그러고 나서는 모토로라 연구 부서에 취직했으며, 최근에 한 소프트웨어 회사에서 퇴직했다. 그러는 동안 연구는 접었으므로 그가 심리학 역사에 기여한 바는 알려지지 않은 채로 남았다.

윌번 '빌' 크로켓 언더우드는 1944년 7월 30일 웨스트 텍사스에서 태어났다. 그의 아버지는 진주만 공습의 충격이 아직 가시지 않은 하와이 해군기지에서 복무했다. 독특한 그의 가운데 이름은 크로켓으로 통했던 아버지에게서 가져온 것인데, 가족 대대로 내려오는 이야기에 따르면 전설적인 개척자 데이비 크로켓이 먼 친척이라고 한다. 아버지가 전쟁에 복무하고 있을 때 가족은 멕시코 만에 있는 작고 부유한 석유 도시 몬트벨뷰로 이사를 갔다. 대부분의 주민들이 유전 노동자, 벼농사 농부, 어부들이었고 빌의 고등학교 연인이자 미래의 부인 매리언도 이곳 출신이었다. 빌은 졸업생 대표로 고별연설을 했는데 경쟁자가 겨우 열여덟 명밖에 없어서 "그렇게 어렵지는 않았다"고 예의 간결하게 말했다. 고등학교를 마치고 둘은 소도시를 떠나 다시는 돌아오지 않았다. 빌은 오스틴의 텍사스 대학에 입학하여 수학을 전공했지만 정작 관심은 심리학에 있었다.

그러는 동안 매리언은 세 자녀 가운데 첫째를 출산했다.

생활비를 벌기 위해 빌은 (켄 키지가 『뻐꾸기 둥지 위로 날아간 새』를 쓰는 동안 그랬듯이) 오스틴 주립병원에서 간병인으로 야간 근무를 했다. 빌의 근무는 밤 11시에 시작했으므로 대부분의 환자가 자는 시각에 출근해서 일어나는 시각에 퇴근했다. 지루함도 달랠 겸 그는 간호사의 일을 돕고자 작은 종이컵에 약을 나눠 담았다. 야간 근무는 "따분함이 끝없이 이어졌지만" 그에게 알코올중독에서 완연한 정신증에 이르는 광기의 단계적 변화를 관찰하는 기회가 되었다. 특히 비행기가 자신의 사진을 찍는다고 믿어 창문 근처에 가기를 거부한 남자가 빌에게 강한 인상을 남겼다. 이런 망상은 종이에 적힌 단어 이상으로 그에게는 실질적인 것이었다. 근무가 자신과 가족에게 지나친 부담을 주자 석 달 뒤에 빌은 일을 그만두었다.

낮 동안 빌과 매리언은 텍사스 대학에서 수업을 들었다. 매리언은 찰스 휘트먼이 엽총을 들고 시계탑으로 올라갔던 1966년 8월 1일, 운명의 날 아침에 캠퍼스에 있었다. 그녀는 마치 어제 일처럼 생생하게 기억했다. 형광노란색 미니스커트를 입은 예쁜 매리언이 몇 분 전에 수업을 마치고 주차장으로 걸어가는 모습은 틀림없이 사람들 눈에 띄었을 것이다. 그녀는 학교 기숙사에서 총을 든 남자에 대한 흉측한 소문을 들었다. 그가 시계탑 꼭대기에 있다는 사람도 있었고, 이 건물 저 건물 돌아다니고 있다는 사람도 있었다. 전에 한 번도 없던 일이어서 규정된 절차가 없었다. 사람들은 숨어야 할지 도망가야 할지 몰랐다.

그날 앞서 스물다섯 살의 전직 해병이자 공학도 휘트먼은 어머니와 아내를 죽였다. 그러고는 소총과 짧은 총신의 산탄총, 권총을 상자에 담았고, 총포상에 들러 탄약을 사서는 텍사스 대학 시계탑으로 향했다. 그는 엘리베이터를 타고 꼭대기까지 갔고, 이어 계단을 올라 전망대로 가서 세 명을 바로 앞에서 사살했다. 그런 다음 임신한 여자에게 총을 겨누었다. 옆에는 그녀의 남자친구가 걸어가고 있었다.

휘트먼은 유서를 남겼다. "요즘 내 자신이 왜 이런지 모르겠다. 합리적이고 지성적인 평범한 젊은이로 살아야 하는데 말이다. 언제부터인지 모르겠지만 최근 들어 특이하고 비이성적인 생각들이 숱하게 일어나 나를 괴롭힌다. (…) 내가 죽고 나면 부검을 해서 확연한 신체적 장애가 있는지 봐주면 좋겠다."

휘트먼은 열일곱 명을 살해했다. 마침내 경찰 두 명이 나서서 그를 사살하고서야 살인극이 끝났다. 부검을 통해 싸움과 도주 반응에 관여하는 부위와 공포와 분노의 표현을 관장하는 부위인 시상하부와 편도체 사이에서 5센트 동전만 한 교모세포종(악성종양)이 자라고 있는 것이 발견되었다.* 이것이 그가 느닷없이 캠퍼스를 쑥대밭으로 만든 원인인지는 확실치 않지만, 빌은 종양이 발견되었을

* 오늘날에도 똑같은 일이 벌어지고 있다. 스티븐 패덕이 2017년에 라스베이거스의 한 공연장에서 무차별 총격을 가해 58명이 죽고 500명을 다치게 한 뒤 스스로 목숨을 끊자 당국은 이런 천인공노할 악행의 생물학적 기초를 찾고자 그의 뇌를 스탠퍼드로 가져갔다. 이 글을 쓰는 현재 스탠퍼드 대학에서는 결과를 아직 발표하지 않았다.

때 "확연한 안도감"이 들었다고 회상했다.

옆에서 매리언이 말했다. "우리는 그가 그런 일을 벌인 이유가 있기를 바랐습니다." 생물학적 원인이 존재한다면, 그러니까 왜 그랬는지 설명할 수 있는 뭔가가 있다면 많은 영혼에게 위로가 될 터였다. 동시에 이런 불가피한 질문이 떠올랐다. 우리는 종양 하나면 칼리지를 쑥대밭으로 만들 수 있는 존재인가? 매리언은 한밤중에 잠에서 깨어 옆에 있는 남편을 보며 이런 생각을 했다고 한다. "흥분을 가라앉히기 전에 잠시 오싹한 기분이 들었습니다. 우리는 누군가를 얼마나 잘 알고 있을까요?"

찰스 휘트먼의 이야기는 질병과 건강을 구별할 수 있는 객관적 기준을 찾는 것이 시급함을 또 한 번 보여주는 예이다. 휘트먼의 난동이 있고 얼마 뒤에 보다 쉽고 정교하게 뇌에 접근할 수 있는 새로운 기술들이 개발되었다. 1970년대 초에 컴퓨터단층촬영(CT)을 필두로 영상 기술이 발달하여 살아 있는 두개골 안을 최초로 들여다볼 수 있게 했다. 예전의 기술은 조잡하고 위험했다. 요추천자를 통해 뇌척수액을 빼내고 공기를 넣는 것이어서 정말로 급박한 상황에서만 사용했다. 이제 연구자들과 임상의들은 누구라도 스캔할 수 있었다. 뇌 연구가 봇물처럼 이어졌고, 그래서 구조적 관점에서 '아픈' 뇌와 '건강한' 뇌의 명백한 차이를 이해하는 데 커다란 진전이 일어났다. 예를 들어 뇌실(뇌척수액으로 들어찬 빈 공간)이 넓어지고 전두엽의 회백질이 감소하고 해마의 부피가 줄어든 것이 조현병 같은 심각한 정신질환을 앓는 자들에게서 종종 보였다. 신경화학 연구에 혁명이 일어나고 있었다. 이 모든 것들은 정신질환의 생물학 모델이 우위에 서도록 했다.

그러나 CT 스캔이 조현병을 진단하는 검사가 되리라는 희망은 조현병 진단을 받은 많은 사람이 건강한 대조군에 비해 뇌실이 크지 않으며, 일부 양극성장애 환자와 '정상적인' 대조군이 오히려 크다는 후속 연구가 나오면서 부서지고 말았다. 진단의 의미가 퇴색되는 상황이었다. PET나 MRI 스캔 같은 더 발전된 영상 기술이 등장했다. 신경과학자이자 정신과 의사 낸시 안드레아센은 1984년에 『망가진 뇌 *The Broken Brain*』라는 책에서 말하기를 정신의학의 생물학 혁명으로 인해 "조현병의 수수께끼가 살아생전에, 어쩌면 십 년이나 이십 년 안에" 풀리리라고 낙관했다. 아직 그런 날은 오지 않았다.

지속적인 항정신제 복용, 흡연, 어린 시절의 트라우마 등 뇌를 바꾸는 것은 한두 가지가 아니므로 정확하게 어디서 병이 시작하고 환경의 요인이 끝나는지 가려내기란 여간 어려운 일이 아니다. 2008년에 〈조현병 연구〉는 1998년부터 2007년까지 조현병과 관련하여 발표된 모든 논문들(3만 건이 넘는)을 재검토하여 이렇게 정리했다. "지난 세기에 활발한 연구가 행해졌음에도 불구하고 (…) 조현병의 원인과 그 생리적 현상은 상대적으로 불분명한 상황이며, 가용한 치료는 오로지 적당한 정도로만 효과가 있다." 그 이후로 십 년이 다시 흘렀지만 바뀐 것은 거의 없다. 뇌가 다른 신체 부위와 격리되어 있고 실시간으로 연구하기가 거의 불가능한 기관임을 고려한다면 놀랄 일이 아니다.

하지만 뇌는 빌의 관심거리가 아니었다. 오히려 그는 『성격과 평가*Personality and Assessment*』의 저자인 스탠퍼드 교수 월터 미셸의 사회행동 연구에 관심을 보여 스탠퍼드에서 미셸과 함께 연구하는 길을 택했다. 미셸을 모두가 아는 이름으로 만든 연구인, 지연된 만족을 알아보는 마시멜로 실험에 빌의 딸 로빈이 참여하기도 했다. 연구자들은 스탠퍼드 캠퍼스에 마련된 빙 유치원Bing Nursery School에 다니는 세 살에서 다섯 살의 아이들에게 간식(대개의 경우 마시멜로)을 주고는 먹지 않고 몇 분을 기다리면 또 하나를 주겠다고 했다. 미셸은 아이가 솜털로 덮인 먹을 것을 앞에 두고 자제하는 능력이 나중에 측정한 IQ 점수, 더 높은 SAT 점수, 더 낮은 체지방률, 더 드문 행동 문제, 더 큰 자아존중감과 상관관계가 있다는 것을 알아냈다.(로빈에게 물어보니 땅콩과 마시멜로가 놓인 식탁에 앉아 있었던 것만 기억이 난다고 했다. 자신이 단 음식에 대한 충동을 억눌렀는지 아닌지는 기억하지 못했다.)

스탠퍼드는 버클리만큼은 아니었지만 1960년대 말에 같은 캘리포니아 대학으로 혼란의 소용돌이를 피하지 못했다. 언더우드 부부는 시위에 나섰고 '새 의회운동'이라는 단체를 위해 전화를 받고 전단지를 돌렸으며, 돌 던지는 시위자와 주방위군이 벌이는 싸움에 개입하여 화해시켰다. 빌은 야마하 오토바이를 타고 돌아다녔으며 지미 클리프의 음반을 들었다. 지금은 인정하지 않았지만 당시에는 쿨한 취미였다.

1970년 가을에 빌은 로젠한의 정신병리학 세미나 수업을 들었다. 처음부터 그에게 매료된 빌은 '매력적인', '카리스마 있는' 등의 단어를 써가며 로젠한을 묘사했다. 빌은 말했다. "데이비드와 이야기를 나누면 자신이 세상에서 가장 중요한 사람이라는 기분이 들었어요." 소규모 세미나 수업은 로젠한이 가장 흥분한 모습을 볼 수 있는 기회였는데, 정신병원에 환자로 위장하고 들어갔던 이야기를 할 때가 특히 그러했다. 빌은 로젠한이 다시 말하고서야 그가 자원자를 모집하고 있었음을 깨달았다. 대놓고 말하지는 않았지만 지금 와서 생각해보면 그의 의도는 명확했다. 빌은 말했다. "데이비드가 하고 있는 거의 모든 일에 합류하고 싶다는 생각이 들었습니다."

115733번 환자

빌이 병원에 들어갈 때 준비가 거의 없었다는 말을 듣고 살짝 놀랐다. 로젠한이 준비 과정을 묘사한 것은 그렇지 않았기 때문이다. 로젠한은 사연을 검토하고, 자료 수집 방법을 가르치고, 병동에서 어떻게 지낼지 정하는 준비 과정을 몇 주 동안 했다고 했지만, 빌은 전혀 기억나지 않는다고 했다. 로젠한이 약을 뺨에 숨기는 법은 알려주었다고 했다. "입에 넣고 다문 다음 혀 아래에 두고 물을 마시고, 1~2분 한가로이 서성이다가 화장실에 가서 변기에 토해낸다." 이것은 철두철미한 조언이라고 보기 어려웠고, 기밀 사항도 아니었다.

당시 로젠한의 정신병리학 수업 조교였고 나중에 필립 짐바르도의 유명한 교도소 실험에 참여했던 크레이그 해니가 가짜 환자 역할을 맡아줄 것을 요청한 로젠한의 제안을 거절한 이유가 아마도 이것이었을 것이다. 그는 내게 이렇게 말했다. "나는 데이비드가 내 생명줄이 되는 것은 원치 않았습니다." 그러나 빌은 장밋빛 기대로 가득 차서 낙관적으로 보았다. "준비 없이 들어가서 실제 모습 그대로 경험해보자는 것이었습니다."

빌은 닉슨 대통령을 살짝 비꼬는 의미에서 딕슨이라는 성을 취했다.(그래서 로젠한이 빌의 가명을 공책에 딕슨이라고 잘못 적은 것인데, 이 때문에 내가 자료를 찾는 데 혼선이 빚어졌다.) 빌은 자신의 사연을 만들면서 학생임은 그대로 두고 심리학 공부를 하고 결혼했다는 것은 빼기로 했다. 그래서 혹시라도 일이 잘못되면 진짜 빌과 가짜 빌을 연결하는 데 어려움을 겪을 수도 있었다.

로젠한과 마찬가지로 빌도 자신이 병원에 들어가리라고는 사실 믿지 않았다. 책에서 로젠한은 빌이 "대단한 균형감각의 소유자"이므로 면접을 통과할 "가능성이 가장 낮은" 사람임을 재차 강조했다. 그의 유머감각, 능청맞은 재치, 차분한 성품(속이 꽉 들어찬 느낌)으로 볼 때 정신과 의사가 그를 받아들인다는 것은 불가능해 보였다. 매리언은 그런 확신이 없어서 "신경과민에 시달렸다"고 내게 말했다. 영화 〈스네이크 핏〉에 나오는 방치되고 전기충격과 학대를 받는 정신병원 환자들 모습이 자꾸 떠오른 것이다.

빌은 로젠한이 자신을 위해 골라놓은 애그뉴스 주립병원(앨마 주립병원)이 사람들을 그냥 받아들이지 않는다는 사실 정도는 알고 있었다. 먼저 그는 차로 20분을 달려 새너제이에 있는 정신보건 시설에 가서 입원이 필요한지 검사받아야 했다. 1967년 당시 주지사이던 로널드 레이건이 서명한 랜터먼-페트리스-쇼트 법안으로 인해 새롭게 강화된 보호 조치였다. 1972년 캘리포니아에서 완전한 효력을 발휘하게 된 이 법안은 환자를 비자발적으로 입원시키거나 장기간 감금하는 것을 훨씬 더 어렵게 만들고자 마련된 것이었다.

빌은 "역할에 어울리게 보이고자" 아무런 노력도 하지 않았다. 깨끗한 티셔츠와 나팔바지를 입었다. 텁수룩한 턱수염, 살짝 곱슬한 긴 머리, 두꺼운 검은테 안경은 평소와 똑같았다. 면접은 계획했던 대로 진행되었다. 빌은 면접관에게 말하기를 스탠퍼드에서 공부했고 미혼이며 "쿵, 비었어, 공허해"라고 말하는 목소리가 들리기 시작했다고 했다. 그의 천연덕스러움이 이 이야기가 먹히는 데 도움이 되었을 것이다. 면접관은 그의 서류를 넘겨주며 애그뉴스 주립병원으로 가면 받아줄 거라고 했다.

빌은 매리언에게 애그뉴스 병원 정문이 저 멀리 보이는 곳에서 내려달라고 했다. 무엇을 걱정했을까? 누군가 자신이 여자와 함께 있는 것을 보면 미혼이라고 했던 거짓말이 들통날까 봐 그랬을까?(이것은 내게 꽤나 편집증처럼 보인다. 아마도 이제 곧 입원을 할 거라는 사실이 그의 생각보다 더 충격으로 와 닿았던 모양이다.) 매리언은 남편이 야자수가 늘어선 도로를 걸어 주립 정신병원 정문으로 들어가는 것을 보았다. 바로 그 순간 그녀는 남편이 돌아오지 않을 줄 알았다고 했다.

접수처 건물로 다가갈수록 빌의 두려움은 점점 커졌다. 마침내 그는 접수라고 적힌 간판을 보았는데 평범한 병원 대기실처럼 보였다. 여기서 환자들은 진단을 받고 갈수록 장비가 부실해진 병동으로 보내졌다.

팔로알토에서 남쪽으로 30분 거리인 산타클라라에 위치한 '정신이상자를 위한 보호수용소'(나중에 애그뉴스 주립병원으로 이름이 바뀌었다)는 1885년에 문을 열었다. 갈수록 늘어나는 "만성 정신이상자들"을 수용해달라며 한 농부가 자신의 300에이커 농장을 주정부에 기증한 덕분이었다. 레너드 스토킹 원장은 그곳에 살면서 보다 인간적인 방식의 정신질환 돌봄(앞서 보았듯이 19세기에 널리 확산된 도덕적 치료)을 펼쳤다. 스토킹은 도서관, 체육관, 돼지농장, 닭장을 짓고 경작지를 마련해 환자와 직원이 함께 운영하도록 했다. 그의 딸 헬렌 스토킹은 성인기의 대부분을 병동에서 함께 지냈으며, 심지어 희곡을 쓰고 환자들을 무대에 올려 상연하기도 했다.

그러나 대부분의 정신병원 시설이 그렇듯이 애그뉴스도 시대의 산물이었다. 매리언이 남편을 차에서 내려준 병원은 헬렌 스토킹이 살면서 희곡을 썼던 그곳이 아니었다. "힘겨운 시절이었습니다." 애그뉴스의 정신과 의사였던 이지 테일스닉이 내게 말했다. 예산이 빠듯한 데다 환자들은 넘쳤고(한창때는 4500명을 수용했다고 한다) 직원은 부족했다. 최악의 조합이었다.

병원에 도착하자마자 빌은 면담을 잇달아 했다. 래치드 수간호사를 연상시키는 독일인이 성적 지향과 마약 복용에 대해 캐물었다. 로젠한은 빌이 오래전에 버렸다는 그의 쪽지에서 인용했다. "영어 구사력이 떨어지는 여자가 성생활에 대해 장황하게 이야기했다. 그녀는 동성애 행위를 인정하라고 압박했다. 내 어린 시절에 대해서도 남들보다 더 많이 물었다. 아버지를 질투하느냐고 물었다."

빌의 턱수염과 긴 머리, 그리고 옷차림은 '타자'라고 인식되는 사람, 정신적으로 아픈 일탈자의 묘사와 일치했다. 당시에 그것은 동성애자를 나타냈다. 계속해서 빌의 말이다. "그들은 환각제 복용을 인정하라고 나를 압박하려는 것 같았다." 이것은 의사가 보게 되리라 기대되는 바를 보는 또 하나의 예였다. 우리는 로젠한의 사례에서 이를 목격한 바 있었다. 의사들이 그가 말하는 것을 듣고 "위축된 말"이라고 적었던 것 말이다. 이런 식의 오진은 의사들에게 흔하다. 사람들은 모르는 빈칸을 채워 넣고 결론에 맞지 않다 싶은 것은 무시하는 경향이 있다.

입원을 판정하는 의사가 진단을 내리기까지는 30분도 채 걸리지 않았다. 편집성 조현병. 빌은 115733번 환자로 공식 입원했다.

두려운 변화

빌은 스무 명의 다른 남자들과 공동침실을 썼다. 이제 그는 아픈 사람들로 가득한 사막에서 모래 한 톨에 불과한 존재였다. 항상 그곳에 있었고 언제까지 그곳에 있을 것만 같았다. 어떻게 여기 들어왔는지는 서로에게 묻지 않는 것이 불문율이었다. 진단에 대해서도 거의 이야기하지 않았다. 물론 일시적으로 이곳에 온 '급성 환자'와 평생 이곳에 갇혀 살 '만성 환자'의 차이는 다들 알았다. 약물과 알코올에 빠진 사람들, 환각체험을 과하게 한 사람들, 더 오싹한 경우로 환각체험을 한 번 하고 정신을 잃은 사람, 그리고 징집이나 다른 현실 문제를 피해 이곳에 온 맥머피 같은 가짜들도 있었다. 종종 빌은 직원을 환자로 오인했다. 로젠한의 말처럼 '그들'과 '우리'를 가르는 구별의 지표인 열쇠를 보고서야 직원임을 알았다.

빌은 친구를 한 명 사귀어 그에게 '삼손'이라는 별명을 붙여주었다. 삼손은 온통 자신의 머리카락 이야기만 했다. 자신의 힘과 정신력이 머리털에서 나온다고 믿었다. 물론 머리카락은 중요했다. 빌도 새로운 세상에 적응하고자 곱슬곱슬한 빨강머리를 길러서 포니테일로 묶고 다녔다. 그러나 이것은 완전히 다른 것이었다. 삼손은 마약 거래를 시작하면서 단속 경찰의 눈에 띄지 않으려고 기르던 머리를 잘랐다고 한다. 마약 거래는 잘 안 되었고, 삼손은 자신이 괜히 머리를 잘랐다는 것을 깨닫고 자살을 시도했다. 목숨을 건진 그는 빌의 병동에 들어오게 되었다. 마법의 머리카락을 제외하면 빌은 삼손을 이해했다. 캠퍼스 주위에서 만날 법한 사람이었다. 두 사람은 대화를 나누고 카드 게임을 했는데 둘이 가장 즐긴 게임은 크레이지 에이트였다.

남편이 옆에 없자 매리언은 자꾸 나쁜 생각을 하게 되었다. 특히 한 가지 이미지가 그녀를 괴롭혔다. 남자들이 거꾸로 천장에 매달려 있는 이미지가 머릿속에서 떠나지 않았다. 대체 어디서 본 것인지 그녀는 지금도 모르겠다고 한다. 아이들에게 집중하려고도 애를 써봤지만 그냥 눈물만 나왔다. 그들이 그에게 약을 줄까? 전기충격을 가할까? 구속복을 입힐까? 친구들과 이웃은 그녀의 눈이 벌겋게 부었고 빌이 갑자기 사라진 것을 눈치챘지만, 둘 사이에 무슨 일이 있다고만 생각하고 더는 캐묻지 않았다. 그녀로서는 털어내는 수밖에 없었다. 아무한테도 말하지 않겠다고 빌과 로젠한과 약속한 터였기 때문이다.

하루 뒤인 13일의 금요일, 그녀는 마침내 병원을 찾았다. 남편이 사라지는 것을 지켜보았던 바로 그 야자수 길을 걸어갔고, 접수원에게 '빌 딕슨'이라는 이름을 댈 때는 거의 넋이 나간 기분이었다.

문이 열리고 복도가 나왔다. 문, 복도, 다시 문이었다. 대학 캠퍼스에서 볼 법한 거대한 크기의 떡갈나무 이중문.

반대편에서 뭔가 긁는 소리가 들렸다. 그녀는 환자들이 필사적으로 탈출하려고 발톱을 세워 문을 할퀴고 피를 흘리는 광경을 상상했다. 문이 열렸을 때 그녀는 최악의 광경에 대비하여 몸을 움츠렸다.

하지만 거기에는 데이비드 로젠한밖에 없었다. 긁는 소리는 로젠한이 자물쇠를 만지작거리는 소리였다.

"그는 어때요?" 매리언은 저도 모르게 이 말이 나왔다. 로젠한은 그녀를 진정시킬 수 있는 유일한 사람이었다. 그는 남편이 없는 동안 그녀에게 친절했고 자신이 병원에 입원했을 때 글쓰기가 많은 도움이 되었다며 일기에 생각을 적어보라고 그녀에게 권했다. 아울러 빌은 자신이 작성해 둔 인신보호영장이 있으므로 안심해도 된다고 했다. 언제라도 남편을 풀어줄 수 있는 서류가 준비되었다는 말에 그녀는 마음을 놓았다

여기서 내가 매리언의 말을 끊었다. 인신보호영장(라틴어로 '당신이 몸을 갖는다'는 뜻)은 19세기에 엘리자베스 패커드를 부당한 감금에서 구했던 서류다. 영장이 제출되면 빌은 법정에 나가 입원이 타당한지 판정을 받게 된다. 실제로 로젠한은 「정신병원에서 제정신으로 지내기」에서 "입소하는 가짜 환자 모두에게 인신보호영장을 준비했고, 병원에 입원해 있는 동안 변호사가 항상 '대기'했다"고 썼지만, 이것은 완전히 사실은 아니었다. 나는 스탠퍼드 교수 존 캐플란을 도와 로젠한의 실험의 법률 자문을 맡았던 미국시민자유연합의 변호사 로버트 바텔스(현재 애리조나에서 일한다)와 연락했다. 바텔스는 상세한 정황이 다 기억나진 않지만, 한두 사람의 영장에 대해 논의한 적은 있었어도 영장을 준비하지는 않았고 '대기'했다는 말은 과장일 수 있다고 했다. 이 말을 매리언에게 했더니 그녀는 화를 냈다. "몰랐던 게 다행이네요. 덕분에 버틸 수 있었으니까요. 내가 순진했네요. 그냥 그런 줄 믿었어요."

복도에서 매리언은 로젠한이 무슨 말을 했는지 기억하지 못했다. 그저 불편해 보였다고만 했다. 그는 어디론가 갔고, 매리언은 잠긴 문 안쪽에 혼자 남아 두려움에 떨었다. 로젠한이 그녀에게 어떻게 하라고 말했던가? 그녀는 기억하지 못했다. 다음 순간 매리언은

식당에 있었는데 고등학교 구내식당이 생각나서 마음이 편해졌으며 고등학교 연인이던 빌을 생각하는 데 집중했다.

거기에 빌이 있었다. 머리를 팔에 파묻은 채 구부정하게 앉아 있었다. 그는 울고 있거나 자고 있는 것 같았다. 그녀가 다가가서 그의 이름을 조용히 불렀다. 그는 꿈쩍도 하지 않았다. 그녀가 앞에 있다는 것을 아예 몰랐다. 매리언은 반대편에 자리를 잡고 앉았다. 마침내 그가 고개를 들었다. "너어어무 조오오올려!" 그의 말이 마치 위스키를 몇 잔 마신 것처럼 뭉개진 채로 나왔다. 문을 할퀴고 피를 흘리는 광경이 아니라 바로 이런 것이 진짜 공포였다. 남편은 다른 사람이 되어 있었다.

매리언이 방문하기 한 시간 전에 빳빳한 흰색 제복의 간호사가 식당을 돌아다니며 종이컵에 든 알약을 나눠주었다. 빌은 오스틴 주립병원에서 보았던 정신의학의 기적의 약 소라진임을 알아보았다. 빌은 어렵지 않게 뺨에 숨길 수 있으리라 자신했다. 그래서 아무 생각 없이 한 알을 집어 혀 아래에 두었다. 그러나 그가 알지 못했던 것이 있었으니 불타는 감각이었다. 새로 나온 코팅은 입안에서 녹게 있어서 약을 삼키지 않았는데도 입에 구멍이 난 것처럼 얼얼했다. 그는 휘청거리며 가장 가까운 화장실로 향했지만, 도착하기도 전에 자동반사가 일어나 알약을 삼켰다. 빌은 약의 부작용(떨림, 계속적인 침 흘림, 통제 불능의 동작, 근육 경직, 질질 끄는 걸음걸이, 청색착시)을 잘 알았고, 플라시보 효과에 대해서도 수업에서 배웠으므로 애써 안심하려 했다. 아무 일도 없을 거라고 믿어야 했다. 그러나 그가 식사를 마치고 식당 밖으로 나왔을 때 갑자기 눈앞이 캄캄해졌다.

다음으로 그가 기억하는 것은 간병인이 그를 흔들어 깨우며 아직 잘 시간이 아니라고 한 것이었다. 방문객이 와 있었다. 데이비드 로젠한이었다.

빌은 어떤 대화가 오갔는지 기억나지 않는다고 내게 말했고, 로젠한은 이에 대해 적어둔 것이 없었다. 빌의 입원에 대한 언급은 미출간 책에서 몇 단락에 나온 것이 거의 전부였다. 빌은 그저 자고 싶다는 생각이 끝없이 밀려왔다고 했다. "할 수만 있다면 1000달러를 주고 곧장 곯아떨어졌을 겁니다."

"그가 알아차렸나요……? 약을 실수로 삼켰다는 것을 그에게 말했나요?" 내가 물었다.

"아니오."

"뭔가 잘못되었다는 것을 그가 알았나요?"

"모르겠습니다. 그는 아무 말도 안 했어요. 알았더라도 말하지 않았을 겁니다. 나도 그에게는 그런 것을 숨기려고 했을 겁니다. 매리언에게는 굳이 숨길 필요가 없었어요."

그렇게 해서 매리언은 남편이 변했다고 느낀 것이다. "내가 언젠가 박사학위를 받을 사람과 결혼했다고 생각했는데, 자신의 삶을 통제하고 모든 것을 통제하는 사람이라고 생각했는데, 그런 그가 병약자처럼 구는 모습을 보니, 아무것도 못하고 아무런 결정도 내리지 못하는 상황을 보니 참기 어려웠습니다."

이 시설에 들어오면서 남편은 갑자기 다른 사람이 되었다. 그가 언제 돌아올지, 과연 돌아오기는 할지 그녀는 알지 못했다.

15장

11호 병동

에살렌 연구소

빌이 크레이지 에이트를 한 판 더 하려고 카드를 돌리던 무렵, 같은 병원 내에서 몇 미터 떨어진 '11호 병동'에서는 기적적인 사건들이 벌어지고 있었다.

11호 병동의 아이디어는 캘리포니아 빅서의 에살렌 연구소에서 탄생했다. 어느 정도 나이가 되는 대부분의 사람들은 에살렌을 '나체요법! 난교! 마약!' 같은 악명으로 알고 있다.(최근에 드라마 〈매드맨〉의 마지막 에피소드를 본 사람은 돈 드레이퍼의 휴가지로 알아볼지도 모르겠다.) 빌이 입원하기 두 해 전에 〈라이프〉는 에살렌을 조롱하는 기사를 냈다. 마치 비꼬는 것처럼 읽힌다. "사람들은 남들이 보는 데서 십 대처럼 서로 목을 껴안고 코를 비비며, 아기들처럼 상대방 무릎 위에 앉는다. 그리고 많이 운다. 울음은 이곳에서 일종의 지위 상징이다."

이렇듯 언론의 평판은 좋지 않았지만 에살렌은 반문화와 인간 잠재력 개발운동을 키워낸 핵심 기관이었다. 영화스타, 사업가에서 따분한 주부에 이르기까지 모두가 더 나은 자신을 찾고자 이곳을 찾았다. 참석자들은 "정신증 경험의 가치" 같은 프로그램에 참여했다. 밥 딜런이 방문했고, R.D. 랭이 강의했다. 조앤 바에즈는 상주 예술가였다. 찰스 맨슨은 샤론 테이트를 살해하기 며칠 전에 여자와 함께 에살렌에 나타나서는 즉석 콘서트를 열었다. 흥미진진한 첫 십 년에 이곳에 온 사람은 유명인들과 어깨를 맞댈 수 있었다. 영국 철학자로 동양 문화를 전파한 앨런 와츠, 양자역학과 분자생물학의 초석을 세운 화학자 라이너스 폴링, 작가 켄 키지, 심리학자 B.F. 스키너, 그리고 사회심리학자 데이비드 로젠한도. 방탕함과 유명인 숭배에도 불구하고, 에살렌의 공동 설립자로 온전한 정신의 반대편에서 겨우 버텨냈던 마이크 머피와 딕 프라이스가 꿈꾸던 목표, 즉 영혼을 망가뜨리는 세상의 순응에서 벗어나 평화로운 오아시스를 만들겠다는 목표는 타당했다.

딕 프라이스는 성공한 아버지의 길을 밟아 괜찮은 학교에 들어가고, 경제학을 전공하고, 좋은 아내를 만나 가정을 꾸릴 수도 있었다. 그러는 대신 그는 심리학을 공부했고, 프레더릭 스피겔버그의 힌두교 경전 『바가바드 기타』에 대한 수업을 듣고 깨우친 자들이 따라야 하는 '다르마dharma'에 매료되어 동양 종교에 관심을 갖기 시작했다. 그는 공군에 입대하면서 다시 올바른 길로 가는 듯 보였다. 밤이면 샌프란시스코 노스 비치의 나이트클럽 '더 플레이스'에 있었다는 사실을 무시하면 말이다. 시인 앨런 긴즈버그와 게리 스나이더가 자주 드나들던 이곳에서 프라이스는 댄서를 만나 사랑에 빠졌다. 그녀를 만난 날, 그는 정체를 알 수 없는 목소리가 "이 자가 너의 부인이다"라고 말하는 것을 들었다. 두 사람은 결혼했다. 시적으로 들리겠지만 이때부터 딕의 나사가 풀리기 시작했다.

그의 행동이 갈수록 이상해졌다. 잘난 체 거들먹거리고 약에 취한 괴짜들로 득실대는 비트족 내에서도 말이다. 어느 날 노스 비치의 한 술집에서 그는 충동에 휩싸였다. "그는 자신의 내면이 눈부신 새벽처럼 활짝 열리는 것을 느꼈다." 정치과학자 월터 트루엣 앤더슨이 『갑자기 찾아온 봄*The Upstart Spring*』이라는 책에서 이렇게 말했다. "새로 태어난 사람이므로 축하받아 마땅하다는" 감정이었다. 프라이스는 "불을 지펴, 불을 지펴" 하고 소리치기 시작했고, 겁먹은 바텐더가 경찰을 불렀다. 결국 프라이스는 수갑에 채워 끌려갔고, 파크스 공군기지의 한 정신병원에서 깨어난 그는 보좌관을 폭행하여 패드로 덧댄 격리실로 보내졌다. 그는 벽에 몸을 던졌다. 자신의 주위에는 "에너지장"이 있어서 부상을 입지 않고 고통도 못 느낀다고 믿었다. 그곳에서 그는 처음으로 전기충격요법을 받았다.

딕의 가족은 그를 대륙 반대편 코네티컷주 하트포드에 있는 생활연구소라고 하는 고급 사립병원으로 옮겼다. 얼핏 보면 병원이라기보다는 사교클럽에 가까웠다. 빅토리아식 맨션의 본관 주위에 별채와 연구용 건물들이 있었고, 맨해튼 센트럴파크의 주요 설계자였던 프레더릭 로 옴스테드가 조경을 맡았다. 환자들은 운전사가 모는 패커드, 링컨, 캐딜락 가운데 고를 수 있었다. 심지어 〈채터박스〉라고 하는 자체적인 잡지도 발간하여 글래머러스한 환자들이 수영장에서 노는 사진을 실었다.

하지만 이런 이미지들은 어디까지나 연구소가 공개하고자 했던 모습일 뿐이었다. 병원에서는 부유한 자들과 유명한 자들에게 잘 가꾼 잔디와 고급 자동차를 서비스하는 한편, 당대 실험적인 시술인 뇌엽절리술, 전기충격요법, 인슐린 혼수치료도 시행했다. 병원의 수석 정신과 의사 프랜시스 J. 브레이스랜드는 가톨릭교회에 깊은 애정을 보여 교구에서 '장애'를 '치료'하라고 보낸 사제들을 받아주었다. 이에 1956년 비오 12세 교황은 그에게 작위를 수여했다. 딕이 입원하여 편집성 조현병 진단을 받은 바로 그해였다.

생활연구소에서 딕은 폐쇄병동에서 지냈다. 이런 "개인 교도소"에서 그는 첨단 "치료"를 받았다. 그곳에 머물면서 전기충격요법 10회, 소라진 처방, "사람을 완전히 피폐하게 만드는 것"이라고 그가 말한 인슐린 혼수치료를 받았다. 정신증을 치료하기 위해 인슐린을 투여하여 혼수상태에 빠뜨리는 이런 요법은 잘 봐줘도 의료과실을 면하기 어렵다. 이렇게 위험하고 때로는 치명적인 시술을 뒷받침하는 과학적 증거가 없다는 논문이 속속 발표되면서 1960년이면 인슐린 혼수치료는 철 지난 것이 되었다.

딕이 겪어야 했던 상황을 묘사하자면 이렇다. 혈액검사, 심박 모니터링 등의 테스트를 하고 나서 간호사가 그에게 인슐린을 주사한다. 혈당이 떨어지면서 딕은 땀과 침을 흘린다. 호흡이 느려지고 맥박은 빨라진다. 점차 무의식이 그를 집어삼킨다. 가끔 환자가 침을 너무 많이 흘려서 간호사가 스펀지로 침을 닦아낼 때도 있다. 가끔 피부가 뜨겁게 타고 근육이 씰룩거려 급격한 움직임을 보이기도 한다. 자주 발작이 일어나는데 그러면 의사는 치료가 되고 있다는 신호로 받아들인다. 이제 정맥이나 코에 연결된 고무관을 통해 포도당 주사를 놓아 환자가 (운이 좋으면) 의식을 되찾는다.

생활연구소에 있는 동안 딕 프라이스는 이런 치료를 총 59회 받았다고 말했다. 타고나기를 날씬한 체형이던 프라이스는 인슐린 치료로 극심한 허기가 일어 몸무게가 70파운드나 늘었다. 그는 혼미 상태가 되어 "당밀 웅덩이"에서 허우적대듯 복도를 서성이다가 문득 깨달았다. 이곳에서 나가야 했다. 소라진을 뺨에 숨기는 법을 터득하고 나서 딕은 아버지를 설득해서 폐쇄병동에서 개방병동으로 옮겼다. 1957년 추수감사절에 그는 퇴원했다.(생활연구소에서 지낸 또 다른 유명인 영화배우 진 티어니는 그곳에 있었던 것을 "내 삶에서 가장 굴욕적인 시간"이었다며 "실험실의 쥐"가 된 기분이었다고 훗날 회상했다.)

딕 프라이스는 캘리포니아로 돌아갔고 거기서 마이크 머피를 만나 머피 가족이 소유하던 땅에 그들이 꿈꾸던 휴식처 에살렌을 세웠다. 대중에게 문을 연 것은 1962년이었다. 딕은 에살렌을 "나 같은 경험을 한 사람들을 돌보고 약물 처방과 전기충격이 없는" 곳으로 만들고자 했다. "그것이 나의 주요 동기였다." 그는 광기를 통찰력에 이르는 관문으로 진지하게 검토하고 연구하고 받아들여야 한다고 믿었다. 에살렌이 "경험을 통해 살아가는" 곳이라고 본 그는 이를 위해 만남을 주선하고 신체접촉요법(마사지, 롤핑, 감각 자각 훈련)과 환각제를 제공하여 치료를 도왔다. 딕은 현재 순간에 집중하도록 하는 게슈탈트 요법을 창시한 독일의 정신분석가 프리츠 펄스의 연구에 영향을 받아 그를 에살렌에 상주하도록 했다.

1967년 R.D. 랭이 에살렌에 와서 자신이 킹슬리 홀에서 했던 연구에 대해 매혹적인 스코틀랜드 억양으로 강의했다. 킹슬리 홀은 그가 런던 이스트엔드에 입원 치료의 대안으로 마련한 치료 공동체였다. 그가 말하기를 그곳은 몰개인화de-individualization[집단 속에서 개인의 정체성과 책임감이 약해지는 현상—옮긴이]도, 열쇠를 차지하려는 권력 투쟁도, 강압적인 약 복용도 없는 유토피아 공동체로, 24시간 치료와 명상에 몰입할 수 있었다.(랭은 배설물을 벽에 칠한 젊은 여성, LSD 파티, 경찰의 마약 단속, 그곳에 구경 나온 유명인들의 잇단 방문은 언급하지 않았는데, 그건 다른 이야기이다.)

국립정신보건원에서 조현병을 연구하는 심리학자 줄리언 실버만도 같은 해에 에살렌에서 "샤머니즘, 환각제, 그리고 조현병"이라는 세미나를 열었다. 그는 말쑥하게 차려입은 점잖은 의사와는 거리가 멀었다. 그레이트풀 데드[히피 문화를 대표하는 샌프란시스코 출신의 록 밴드—옮긴이]와 친구로 지냈고, 정신요법을 사용하여 조현병 환자와 횡설수설을 주고받는 식으로 치료하는 '직접 분석direct analysis'의 창시자 존 로젠의 가르침을 따랐다.(로젠은 나중에 환자들이 그를 성폭행과 학대로 고소하여 면허를 박탈당했다. 자신의 환자를 착취한 의사들은 예나 지금이나 많다.) 실버만과 프라이스는 의기투합했고, 둘이 우정을 나누는 가운데 랭의 치료를 과학적으로 검증하고자 11호 병동의 아이디어가 나왔다.

약물 처방에 대한 반발

딕 프라이스는 에살렌에서 자금을 마련하기로 했고 국립정신보건원에서도 지원했다. 한편 그들은 애그뉴스 병원을 설득하여 실험을 할 수 있는 병동을 마련했다. 모리스 래퍼포트와 보이스 헨드릭스가 실버만이 사랑스럽게 "티격태격 도시"라고 부른 11호 병동의 연구에 합류했다.

그들은 애그뉴스의 젊고 진취적이고 개방적인 직원들을 몇 명 선별하여 에살렌으로 보내 게슈탈트 요법을 배우도록 했다. 격리를 조장하는 '새장'은 치우고 조용한 간호실을 마련하여 힘든 사람은 누구든 와서 기도하거나 쉬도록 했다. 직원들은 환자들과 되도록 많이 교류하도록 했다. 환자는 마음껏 병동을 돌아다닐 수 있었다.(대부분의 병원에서는 환자를 휴게실에 모아두고 새장에서 그들을 감시했다.) 기준은 단순했다. 열여섯 살에서 마흔 살 사이의 남자로 최근 조현병 진단을 받았고 정신질환 전력이 없으면 11호 병동에 들어갈 수 있었다. 그들은 앞서 입원한 적이 없는 환자들을 원했다. 그러니까 대부분이 '첫 발병'이었다. 절반은 소라진 용례를 따라 하루 아홉 정(최소용량 300밀리그램)을 복용했고, 나머지 절반은 위약을 받았다.(흥미롭게도 빌 딕슨은 바로 옆 병동에 있었고 위의 기준을 모두 충족했다. 그러니 그도 연구에 참여하도록 고려되었을 가능성이 있다. 하지만 그는 자신이 결코 참여하지 않았다고 확신했다.)

시작부터 수월치 않았다. 사회학자 알마 멘이 내게 말했다. "우리는 먼저 병원에서 환자들을 데리고 와서 약을 끊었습니다. 그러자 셋째 날에 그들이 창문이란 창문을 죄다 부셨어요."

새로운 자유는 마찰을 빚기도 했다.

"실제로 한 차례 불이 난 적이 있었어요." 알마의 말이다.

화재는 정신요법 치료사가 방문했을 때 일어났다. 그는 환자들과 역할 놀이를 하려고 장난감, 인형, 악기가 담긴 상자를 가지고 왔다. 직원들은 환자들과 함께 소품을 살펴보았다. 그때 소방관이 들어왔다.

"나는 치마를 뒤집어쓰고 인어 역할을 하고 있었어요. 다들 악기를 하나씩 갖고 음악을 연주했지요. (소방관이) 모퉁이를 돌다가 침대에 있던 환자가 자신이 매트리스에 지른 불을 끄려고 컵을 들고 식수대 옆에 서 있는 것을 보았습니다."

이 실험의 결과는 1978년에 「약 처방이 불필요하거나 역효과를 내는 조현병 환자가 있을까?」라는 논문으로 발표되었다. 논문에 따르면 80명의 환자를 대상으로 한 연구에서 위약을 받은 집단이 약물 처방을 받은 집단보다 더 좋은 예후를 보였고, 두 집단 모두 '전형적인' 입원 환자들보다 장기적인 결과가 더 나았다고 한다.

래퍼포트의 연구는 전통적인 입원 치료에 만연해 있는 강압적인 약물 복용에 대한 반발에 힘을 보탰다. 이제 스스로를 정신질환 생존자라고 부른 환자들이 힘을 모아 제약업계를 상대로 집단소송을 제기함으로써 이미 반격을 시작했다. 그만큼 많은 환자들이 부작용으로 영구적인 손상을 입었다. 이런 기적의 약들이 갑자기 그렇게 기적으로 보이지 않았다. 심지어 어떤 경우에는 아주 위험했다.

래퍼포트 등은 대안 치료에 과학적 기초를 마련했다. 당연히 주류 정신의학은 이런 연구 결과를 비주류 과학이라며 무시했고, 격려하는 분위기를 마련하는 것이 실제로 모두에게 더 좋은 임상 결과를 가져온다는 더 큰 그림을 보지 않으려 했다. 함께 식사하고 듣고 노닥거리고 분장 놀이를 하고 공동체의 일부가 되는 이런 간단한 행위만으로도 치료에 도움이 되는 것 같았다.

주류 정신의학은 외면했지만 "약물을 처방하지 않는 피난처들"이 캘리포니아를 중심으로 우후죽순 생겨났다. 11호 병동의 정신을 이어간 가장 유명한 사람은 국립정신보건원 산하 조현병 연구센터 소장 로렌 모셔였다. 그는 11호 병동의 잠재력을 알아보고 알마 멘과 보이스 헨드릭스를 포함하여 11호 병동의 주역들과 함께 새너제이 시내에 있는 방 열두 개 빅토리아식 저택에서 공동생활 실험을 했다. 소테리아 하우스였다.(안전과 구원을 뜻하는 그리스 여신에서 이름을 가져왔다.) 보호수용소 말고는 갈 곳이 없는 여섯 명의 사람들이 여기서 함께 살았다. 평균 머문 기간은 42일로 일반적인 병원의 여섯 달에 비해 훨씬 짧았다. 항정신제 복용량도 세 배에서 다섯 배나 줄었다. 연구 논문들은 환경의 가치를 높게 평가했고 최소한의 항정신제를 사용하여 성공률이 높아진 것에 주목했다. 랭의 킹슬리 홀에서처럼 여기서도 감금이나 강압적인 약물 복용은 없었다. 소테리아 하우스가 틀을 잡도록 도움을 준 이사회 위원 가운데 한 명이 전통적인 정신의학과 정신병원의 힘에 의문을 제기한 획기적인 논문으로 성공을 거두던 데이비드 로젠한이었다(이렇게 서로 다 연결된다).

이후 12년간 소테리아에서 생활한 사람들의 결과는 다양했다. 몇 명은 자살했다. 악화되어 병원에 입원한 사람도 있었다. 하지만 많은 사람들은 소테리아 하우스가 변화와 궁극적인 치유의 경험이었다고 했다. 내가 인터뷰한 한 명은 현재 부인과 두 아이를 두고 있고 가전제품 판매원을 하고 있는데, 자신이 성공적으로 살아가는 것이 소테리아 덕분이라고 했다. 소테리아 하우스를 무시하기는 쉽지만(나도 처음에는 그랬다) 그것이 추구한 바는 전통적인 정신병원 모델에 빠져 있는 핵심 사항을 포착했다. 병이 아니라 환자에 집중하는 것이었다.

소테리아 모델은 알래스카, 스웨덴, 핀란드, 독일 같은 지역에서 이어지고 있다. 소테리아보다 먼저 있었지만 심각한 정신질환을 안고 살아가는 사람들에게 주택과 일자리를 제공하면서 아울러 비슷하게 삶을 회복하도록 도와주는 클럽하우스 모델에서도 그 영향을 느낄 수 있다. 정신질환자들에게 안전한 피난처가 되어준 오랜 역사를 가진 벨기에의 소도시 헤일도 있는데, 이곳에서는 위탁 가정이 이들을 환자가 아닌 '손님'으로 맞아서 돌본다. 이탈리아 트리에스테(젊은 지그문트 프로이트가 뱀장어의 생식기관을 처음으로 연구했던 곳)에서 사람들은 공동체 일원으로서 다양한 보살핌이 필요한 사람들을 도우며 이를 위한 사회적 네트워크가 마련되어 있다.

애그뉴스 11호 병동의 유산은 오래 이어지고 있다. 슬프게도 에살렌의 딕 프라이스는 자신의 연구가 성공적으로 출범하는 축하 분위기를 즐기지 못했다. 1969년 프로젝트가 시작하기 직전에 또다시 무너졌기 때문이다. 그는 자신이 나폴레옹, 알렉산더 대왕 등등 수많은 역사적 인물이라고 믿으며 "정복해야 할 왕국이 더 늘었다"고 소리치기 시작했다. 프라이스는 애그뉴스 주립병원에 열흘간 입원했다가 마침내 회복하여 에살렌으로 돌아갔고, 그곳에서 평화롭게 살다가 1985년 세상을 떠났다.

16장

얼음 위의 영혼

병동 경험이 끼친 영향

빌이 급성 병동에서 지내는 시간도 끝나가고 있었다. 그가 그곳에서 48시간을 보냈을 때 병원에서는 그의 경과가 좋아졌다고 보고 일반 병동으로 옮겼다. 일반 병동은 병원의 느낌이 덜했다. 안락의자가 놓여 있었고 휴게실에 창문도 있어서 어둡고 침울한 급성 병동보다 '편안한' 느낌을 주었다. 바깥 공간에는 산책의 혜택이 있는 사람이 마음대로 드나들 수 있었다.(한 환자가 나무담장을 넘어가기 전까지는 그랬다.) 의사들은 병동에 거의 오지 않았고 와도 환자들을 잠깐 무시하는 투로 대할 뿐이었다. 가시 돋친 질문들을 아무렇지 않게 하는 무뚝뚝한 남자 정신과 의사가 보지도 않고 빌에게 마약 복용과 성적 지향에 대해 물었다. 앞선 의사가 빌과 고작 30분 이야기를 나누고 내린 결론을 고집한 것이다. 빌은 항정신제를 여전히 매일 세 차례 받았지만, 식당에서 사고가 있고 나서 알약을 적절하게 처리하는 방법을 터득했다.

다른 환자들은 그와 마찬가지로 젊은 히피들이었다. 대부분이 그랬다. 그중에 아기처럼 손과 무릎을 바닥에 대고 기어다니는 이십 대 중반의 젊은이가 있었다. "확실히 아주 이상한 친구였어요." 빌은 말했다. "언젠가 내가 다른 사람들과 이야기를 나누고 있었는데, 그는 우리가 서 있는 곳 옆에서 평소와 마찬가지로 기어다니고 있었습니다. 그가 우리 쪽으로 슬금슬금 기어오더니 일어서더군요. 우리는 대학에 대한 이야기를 하고 있었어요. 그는 내가 대학생임을 알아보고는 자기도 그 지역의 어느 대학에 다닌다면서 우리와 대학생활에 대해 이런저런 이야기를 나누기 시작했습니다. 대화를 마치자 그는 다시 손과 무릎을 바닥에 대고 기어갔습니다."

"와우, 재밌네요." 내가 말했다.

"그렇지요. 그런데 내 말은…… 정신증이라는 꼬리표가 붙은 많은 사람의 경우, 그 사람의 정신증이 집중된 분야에서 벗어나도록 하면 정상으로 보일 수도 있다는 겁니다." 이런 관찰은 로젠한의 연구의 핵심 사항이었다. 미친 사람이라고 해서 항상 미친 행동을 하진 않는다. 우리는 '정상'에서 '비정상'까지 이어진 행동의 연속체를 오간다. 모든 사람이 살아가면서 연속체의 다양한 지점에 해당하는 행동을 보이며, 우리가 이런 행동을 해석하는 방식을 맥락이 좌우

할 때가 많다.

병원에 있으면서 빌은 평소 자신의 독특한 버릇에 대해 다시 생각했다. 예컨대 상관없는 말을 늘어놓으며 대화가 옆길로 새는 버릇이 있었다. "사람들이 어떤 주제에 대해 이야기하면 나는 그것과 무관한 무엇을 떠올리게 되고 그걸 대화의 주제로 가져오곤 합니다." 빌은 말했다. "그런데 이걸 극단적으로 밀어붙이면 (심각한 정신질환자들이 겪는) '소리 연상clang association'[의미로 연결되지 않고 소리만 비슷한 단어들을 계속 늘어놓는 현상—옮긴이]이 됩니다. 그 사이 어딘가에 둘을 구별하는 경계선이 있어요. 모든 사람이 다 이상한 구석이 있다고 말할 수 있습니다. 그러니까 내 말은 무엇이 정상이고, 무엇이 온전한 정신이냐는 겁니다."

도처에 도사린 위험

빌의 친구 삼손도 일반 병동으로 왔다. 그와 다른 환자 몇 명이 계속 필기하는 빌을 보고 기자라고 단정했다. "진짜 환자라는 걸 못 믿겠어. 의사들이 제대로 하는지 확인하고 있는 거야." 삼손은 로젠한이 맞닥뜨렸던 의심을 그에게도 한 것이다. 그러나 의사들 가운데 눈치챈 사람이 아무도 없었다고 빌이 말했다.

어느 아침, 간호사가 빌을 깨웠다. "일어나요, 딕슨 씨. 의사를 보러 갑시다. 당뇨병으로 나왔어요."

빌은 충격을 받았다. 그는 건강 문제를 겪어본 적이 한 번도 없었다. 당뇨병은 고사하고 고열성 질환도 거의 앓지 않았다. 그가 그렇게 아팠다면 누군가가 말해주지 않았을 리가 없다. 간호사와 진료실로 가면서 그는 삼촌이 당뇨병을 앓아 극심한 부작용에 시달렸던 것을 기억해냈다. 이제 자신도 당뇨병에 걸렸다고 생각하니 오싹했다. 그런데도 옆의 간호사는 아무렇지 않다는 듯이 굴었다. 하루빨리 밖으로 나가 의사를 만나야 했다. 아내에게 말해야 했다. 매일 주사를 맞아야 했다. 온통 이런 생각을 하느라 빌은 간호사가 돌아와 그에게 가도 좋다는 말을 할 때까지 거의 알아차리지 못했다.

"착오가 있었네요." 간호사는 당황하는 기색이 없었고 사과 의 말도 하지 않았다. 그냥 엉뚱한 사람을 고른 것이다. 알고 보니 병동에 딕슨이라는 환자(훨씬 나이가 많았고 빌과 전혀 닮지 않았고, 다른 건물에 있었다)가 또 한 명 있었다. 이렇게 아무렇지 않게 일어나는 병원의 실수에 빌은 불안했다. "이번에는 당뇨병 치료를 받을 뻔했는데, 그럼 다음에는 뭐죠? 뇌엽절리술인가요?"

매리언은 남편이 사라진 것을 캐묻는 이웃을 무시하면서 아이들을 키우고 집안일을 하는 와중에 시간을 내서 병원을 찾았다. 그녀는 불안을 떨치지 못했다. "이런저런 영화들을 찾아봤는데 사람들이 그를 데려가 뇌를……." 그녀는 거의 반세기가 지나 충분히 안전해진 지금도 말을 제대로 잇지 못했다. "뇌엽절리술을 할 수도 있더군요."

그녀가 딱히 과장하는 것도 아니었다. 나쁜 일은 얼마든지 일어날 수 있었다. 빌은 몰랐지만 당시 애그뉴스에서 일했던 정신과 의사 중에 전기충격요법을 워낙 선호하여 직원들에게 "스파크 박사"라는 별명으로 불린 의사가 있었다. 그곳에서 사회복지사로 일했던 조 갬편이 내게 말했다. "기회가 되었다면 그는 누구에게도, 심지어 직원에게도 (그것을) 했을 겁니다." 전기충격요법은 이탈리아 의사 우고 체를레티가 시작했다. 그의 조수가 로마의 한 도살장에 들렀다가 전기 쇠막대로 충격을 받은 돼지들이 유순해진 것을 보고 아이디어를 얻었다고 한다. 전기충격요법은 1940년대에 미국에서 성행했고 애그뉴스는 이 시술을 열성적으로 받아들였다. 당시 정신과 의료기술자로 일했던 사람은 주간 일정을 회상하며 몸서리를 쳤다. "우리가 맡은 일은 신체를 구속하는 것이었어요. 차례대로 한 명씩 말이죠."

패튼 주립병원의 정신의학사 박물관에서 전기충격 상자를 본 적이 있는데 작고 휴대하기 편한 기계의 외양에 상당히 놀랐던 기억이 난다. 이 깜찍한 기계로 그런 일들을 했다고? 나는 영화 〈스네이크 핏〉에서 테이블에 묶인 올리비아 드 하빌랜드의 머리가 요동치고 몸이 뻣뻣하게 경직되는 모습을 떠올렸다. 알고 보니 영화제작자가 시술을 제대로 묘사한 것이었다. 환자들은 발작이 유도되는 동안 종종 등뼈나 목뼈가 부러졌다. 혀를 깨무는 사람도 있었다고 한다. 켄 키지는 『뻐꾸기 둥지 위로 날아간 새』에서 "기발한 이 시술"을 가리켜 "수면제, 전기의자, 고문대의 기능을 합친 것으로 볼 수도 있다"고 했다.

요즘 행하는 전기경련요법(ECT)은 키지가 묘사한 전기충격요법과 공통점이 거의 없다고 의사들이 말한다. ECT는 오늘날 "치료 저항성" 환자들에게 사용하는데, 우울증을 앓는 사람들의 3분의 1이 이렇게 약물에 반응을 보이지 않는다. 정신과 의사들 말이 "이제 충분히 안전하고 통증도 없는 시술의 수준까지" 발전했으며, 근육 이완제를 놓고 전신마취를 하여 환자는 잠든 상태로 시술을 받게 된다. 치료에 사용하는 전류의 양은 과거보다 확연히 적고 기억 손상도 최소한이라고 한다. ECT 치료를 받은 환자의 65퍼센트가 치과에 가는 것보다 덜 불편했다고 보고했다는 연구가 있다. 하지만 미국정신의학협회 모임에서 자주 피켓 시위를 하는 강경 단체는 기억력과 인지력 저하를 포함하여 부작용이 없는 것이 아니므로 "비인도적 범죄"라고 말한다. 최근에는 미국 서부보다 동부의 병원에서 더 많이 시술하는 추세다. 할리우드에서 ECT를 안 좋게 묘사한 영향이라고 말하는 사람도 있다.

매리언은 엘드리지 클리버가 쓴 에세이집 『얼음 위의 영혼*Soul on Ice*』을 빌에게 몰래 넣어주었다. 마약을 팔고 강간을 일삼던 그가 각성하여 블랙팬서 당원과 마르크스주의자로 전향하게 된 과정을 중범죄 교도소에서 복역하던 중에 쓴 책이다.

빌이 책 읽는 것을 보고 한 간병인이 말을 걸었다. 마치 빌의 인간적인 모습을 처음으로 보았다는 듯이 말이다.

"무슨 대화를 나눴어요?" 내가 물었다.

"그냥 책과 관련한 이야기, 삶에 관한 이야기, 그리고 여자 이야기를 했어요."

"흥미롭네요. 내가 알기로 병원에서 간병인과의 교류가 그리 많지 않다고 들었거든요. 하지만 아주 긍정적으로 보여요. 그가 당신을……."

"맞아요, 나를 사람으로 대했지요. 실제로 그는 다른 곳에 가봐야 한다면서 '아마도 당신은 여기 오래 있지 않을 겁니다' 하고 말했습니다. 내가 정상이므로 곧 나가게 될 거라는 뜻으로 받아들였어요."

로젠한이 실상(의사가 아니라 환자라는)이 알려지기 전에 간병인 해리스와 나눈 정중한 대화를 높게 평가했듯이 빌도 이런 교류를 흐뭇하게 여겼다. 아주 드문 경험이었기 때문이다. 그는 정상적인 인간으로 대접받는 것이 그리웠다. 이제 나갈 때가 되었다고 판단했다.

잊힌 기억

그가 병원에서 나간 과정은 모호하다. 로젠한은 책에서 여기에 대해 아무 말도 하지 않았다. 그저 8일 뒤에 빌이 '갑자기' 참석해야 할 일이 있다는 것을 생각해냈다고만 했다. 빌의 말로는 그저 병원에 나가고 싶다고 말했을 뿐인데(그는 샌프란시스코 북쪽에서 열리는 모터사이클 오프로드 경주에 정말로 참석하고 싶어 했다) 그들이 내보내

줬다고 했다. 다른 환자들처럼 퇴원 계획서를 제출하거나 의사의 조언을 무시하고 나갔다는 정황도 없다. 그의 담당 정신과 의사는 '완화'라는 용어를 사용했을까? 그가 밖에서 약을 먹거나 지원 시설의 도움을 받도록 병원에서 조치를 취했을까? 빌은 아니라고 했다. 나는 병원 기록을 뒤졌지만 '퇴원 사유' 칸이 비어 있는 서류 하나를 찾은 것이 전부였다.

한 정신과 의사가 빌에게 조용히 다가가서 말했다. "당신도 알겠지만 가끔 감당하기 어려운 일들이 벌어져서 사람을 힘들게 해요. 돌이킬 수 없는 그런 스트레스에 시달릴 때 뭔가를 해야 한다는 것은 참으로 비극입니다."

빌은 그 마음을 충분히 이해했다. 의사는 퇴원을 앞둔 빌이 아직 치료되지 않았고 자살을 할 수도 있다고 걱정했기에 그에게 도움이 되는 말을 해주려고 특별히 애썼다. 하루 뒤에 그는 병원을 나갔다. 그는 애그뉴스 병원에 9일 동안 있었다. 로젠한의 가짜 환자들이 원래 있기로 했던 기간보다 10일이 모자랐고, 앞서 4년간 애그뉴스에 입원한 환자들의 평균 기간 130일과는 비교할 수 없이 짧았다.

정신병원에서 퇴원하고 나서 빌은 로젠한이 전국을 돌며 강의할 때 몇 차례 특별 손님으로 나섰다. 로젠한이 내가 생각했던 만큼 신중하게 참여자들의 정체를 숨기려고 하지 않았음을 보여주는 대목이다. 빌은 환호의 분위기를 즐겼지만 자신이 주목을 차지하겠다는 생각은 조금도 하지 않았다. 시간이 흐르면서 빌의 입원은 그의 삶에서 거의 언급되지 않는 잊힌 기억이 되었다. 내가 빌의 딸에게 연구에 대해 슬쩍 물었더니 아버지가 참여했다는 사실조차 모르고 있었다.

빌은 애그뉴스 병원에 마지막으로 들어간 정신질환자 중 한 명이었다. 이미 2년 전부터 애그뉴스는 발달장애인을 위한 시설로 탈바꿈하기 시작했고, 결국에는 그곳에 있는 정신질환자들(수십 년째 지내고 있는 환자들도 있었다)을 지역 병원이나 캘리포니아 북부의 나파 주립병원으로 내보냈다. 2009년에 애그뉴스는 완전히 문을 닫았다. 이로써 캘리포니아에는 주립 정신병원이 여섯 개만 남았으며 그중 다섯은 정신질환 범죄자들만을 수용하고 있다.

오늘날 애그뉴스와 관련하여 남아 있는 것이라고는 소프트웨어 업계의 공룡 오라클이 세운 말끔하게 손질된 부지에 있는 방 하나짜리 자그마한 박물관과 더 이상 존재하지 않는 '애그뉴스 발달장애 병원 센터' 출구를 알리는 고속도로 간판이 전부다.

17장

로즈메리 케네디

케네디 가문의 숨겨진 일원

「정신병원에서 제정신으로 지내기」가 발표되고 논란이 일자 미국 사회는 시급한 고민에 빠졌다. 정신병원을 도대체 어떻게 할 것인가. 데이비드 로젠한, 빌 언더우드 등은 반정신의학 진영이 오래전부터 목소리를 높여왔던, 정신병원은 원시 시대 유물이며 마땅히 문을 닫아야 한다는 주장에 〈사이언스〉의 승인을 받은 증거를 내놓은 셈이었다. 라엘 진 아이작과 버지니아 아마트는 『거리의 광기 *Madness in the Streets*』라는 책에서 이렇게 말했다. "반정신의학 운동가들은 이제 자신들 의견이 사실로 입증되었다고 주장할 수 있었다. 과학계 최고 저널에 실린 과학 연구는 정신의학자들이 온전한 정신과 정신이상을 구별하지 못했음을 보여주었다. (…) 더 안 좋은 것은 분리, 무기력, 이인증, 굴욕, 인간성 말살을 경험하면 (…) 정상적인 사람도 얼마든지 미칠 수 있다는 것이었다."

정신의학 분야 안팎의 전문가들은 이런 정신병원이 "없어도 그만인" 시설이라고, "치료 독재"의 현장이라고, "전면적인 개조가 필요한 낡은 시스템의 징후일 뿐"이므로 "하루빨리 청산"되어야 한다고 주장했다. 〈사이언스〉에 「정신병원에서 제정신으로 지내기」가 게재된 1973년까지 캘리포니아 주지사 로널드 레이건은 모데스토, 드윗, 멘도시노 주립병원을 폐쇄했고, 애그뉴스 주립병원을 발달장애인을 위한 시설로 개조했으며(빌이 과도기에 그곳에 있었다), 1982년까지 모든 공공 정신병원을 단계적으로 폐지하겠다는 계획을 내놓았다. 한 변호사는 1974년에 환자들은 "병원 안에서 방치되느니 차라리 병원 밖에서 방치되는 편이 낫다"고 주장하여 당시의 시각을 전했다.

로젠한과 그의 연구가 학계의 다른 연구보다 정신병원에 반대하는 여론이 형성되도록 힘을 쓴 것은 사실이지만, 이런 시설들을 폐쇄하는 과정은 이미 수십 년 전부터 시작되었다. 가장 유명한 계기는 존 F. 케네디의 여동생 로즈메리의 출생이었다.

로즈메리 케네디가 세상에 나온 첫 몇 시간은 믿기지 않을 정도였다. 의사가 늦게 도착하는 바람에 산모의 양수가 흘러나오기 시작했다. 의사가 올 때까지 출산을 늦추고자 간호사는 로즈 케네디에게 다리를 오므리라고 했고, 그래도 멈추지 않자 아기의 머리를 산도에

도로 밀어넣어 신생아의 뇌에 산소가 제대로 공급되지 않았다.

어려서부터 로즈메리는 형제자매들과 달랐다. 숟가락을 쥐거나 자전거를 타는 데 어려움을 겪었고 나중에는 글을 읽고 쓰는 것을 제대로 못했다. 명망 있는 케네디 가문에서 이런 로즈메리는 골칫거리였다. 아버지 조 케네디는 딸의 상태(공식적인 명칭은 "정신지체자"였다)를 어떻게든 대중에게 숨기려고 애썼다. 로즈메리의 사교계 사진을 보면 그녀의 가족이 자주 등장한다. 한 사진에서 아버지가 그녀의 팔을 마치 움직이지 못하게 구속이라도 하듯 꽉 움켜잡고 있다. 하지만 로즈메리는 자라면서 눈부신 아름다움을 드러냈다. 굴곡진 몸매, 아름다운 곱슬머리, 화려하게 반짝이는 의상, 마음을 사로잡는 환한 미소로 케네디가에서 가장 매력적인 여자아이였다.

가족은 그녀를 여러 학교에 보내 마침내 4학년 수준까지는 읽을 수 있게 되었다. 시간이 흐르면서 그녀의 사교성은 이상하게 틀어졌다. 로즈메리는 폭력을 쓰기 시작했다. 수녀원에 살면서 한밤중에 몇 시간씩 사라지곤 했다. 밤중에 나가서 그녀가 무엇을 했든 태동하는 명문 케네디가로서는 직접적인 위협이었다. 그녀가 기자에게 발각되어 가십난에 오르거나, 그런 일이 있어서는 안 되겠지만 임신이라도 한다면, 독실한 이 가톨릭 집안은 회복 불가능한 치명타를 입게 될 터였다. 로즈메리의 행동이 갈수록 통제하기 힘들어지자 아버지는 수녀원 말고 다른 방안을 찾았다.

그는 수소문 끝에 두 명의 미국인 의사를 찾아냈다. 포르투갈의 신경과 의사 안토니우 에가스 모니스로부터 뇌엽절리술을 들여온 월터 프리먼과 제임스 와츠가 그들이었다. 1949년에 정신질환 치료 연구로 노벨상을 받은 모니스는 두 예일대 생리학자가 침팬지 실험에 성공했다는 소식을 듣고 고무되어 인간(심각한 우울증 환자와 만성 조현병 환자)을 대상으로 극단적인 전두엽 수술을 시험했다. 전전두피질과 뇌의 나머지 부위의 연결을 절단하여 환자를 치료하는 시술이었다.(여기서 '치료'라는 말은 대소변을 흘리고 좀비가 될지언정 관리하기가 더 쉬워졌다는 뜻이다.) 신경과 의사 프리먼은 이런 까다로운 뇌수술을 한결 수월하고 신속한 시술(일명 얼음송곳 방법)로 만들었다. 환자에게 전기충격을 가해 멍하게 만들고 나서 눈구멍 사이에 수술용 기구를 삽입하고 몇 차례 휘저으면 뇌의 구조물이 뭉개졌다.

뇌엽절리술은 로즈메리와 같은 장애를 가진 사람에게 시술하려고 개발한 것이 아니었지만 그건 걸림돌이 되지 않았다. 뇌엽절리술은 동성애에서 색정증, 약물 중독에 이르기까지 모든 것을 치료하는 데 사용되었다. 모든 광기를 한데 묶고 하나의 간단한 수술로 치료한다는 발상이었다. 19세기 초에 성행했던 '단일 정신증' 이론을 떠올리게 하는 것이었다. 뇌엽절리술의 60퍼센트가 여성에게 시술되었다.(유럽의 한 연구에 따르면 시술의 84퍼센트가 여성 환자에게 행해졌다고 한다.) 주립병원의 정신질환자 인구에서 여성이 상대적으로 낮은 비중을 차지했음에도 불구하고 말이다.

저널리스트였던 로즈메리의 동생 캐슬린 '킥' 케네디가 수술에 대해 알아보고 나서 어머니에게 말했다. "언니에게 필요한 시술이 아니에요." 하지만 킥이 내린 결론이 아버지의 귀에 들어갔는지는 확실치 않다. 그는 계획을 밀어붙여 1941년에 조지 워싱턴 대학병원에서 프리먼과 와츠를 만나기로 약속했기 때문이다. 로즈메리의 나이 겨우 스물세 살이었다.

의사들이 수술 과정을 상세하게 기록으로 남겼다. 덕분에 우리는 로즈메리가 어떤 것을 감내했는지 이해할 수 있다. 와츠 의사가 로즈메리의 두개골 양쪽 관자놀이 근처에 드릴로 구멍을 내고 절개하여 작고 길쭉한, 마치 바텐더가 칵테일을 휘저을 때 사용하는 도구와 비슷하게 생긴 기구를 집어넣었다. 이렇게 해서 그녀의 전전두엽에 진입했는데, 이곳은 고차적 인지, 의사 결정, 미래의 계획을 담당하는 뇌의 맨 앞쪽이다. 로즈메리가 자신의 인지력이 어느 정도인지 알리고자 시를 암송하거나 노래를 부르는 동안 와츠 의사는 기구를 앞뒤로 홱홱 돌렸다. 네 번 정도 이렇게 돌리자 로즈메리는 지리멸렬 상태가 되었다.

혐오스러운 시술이었다. 조지 워싱턴 대학병원을 나설 때 로즈메리는 걷지도 말하지도 못했다. 몇 달 치료를 받고서야 가장 기본적인 동작만 겨우 되찾았다. 그녀는 다리 하나가 영영 안쪽으로 휘어 도움 없이 혼자 돌아다니는 것이 거의 불가능했다. 불분명한 소리를 내며 소통했고 나중에 나아졌다는 것이 간단한 단어 몇 개를 구사하는 정도였다. 꼭 뇌졸중 후유증에 시달리는 사람 같았다. 저널리스트 로렌스 리머는 『케네디가의 여인들 *The Kennedy Women*』이라는 책에서 이렇게 말했다. "화폭을 무참하게 난도질하여 거의 알아볼 수 없게 된 그림이었다. 그녀는 갓난아기 상태로 퇴행하여 몇 마디

웅얼거리고 하염없이 벽만 쳐다보았다. 과거의 젊은 여성 흔적은 거의 남아 있지 않았다." 아름다운 옷을 좋아하고 춤을 사랑했던, 거의 누구든지 매료시킬 수 있었던 쾌활하고 활기찬 젊은 여성이 이렇게 되었다. 한 전기작가는 그녀의 어머니가 너무도 속이 상한 나머지 20년 넘게 딸을 찾지 않았을 수도 있다고 했다. 결국 가족은 위스콘신 주 제퍼슨에 있는 세인트콜레타 특수아동학교로 로즈메리를 옮겼다. 그녀는 2005년 여든여섯 살에 세상을 떠날 때까지 프란치스코 수녀회에서 운영하는 이곳의 단층 벽돌 건물에서 적적하게 지냈다. 로즈메리 케네디에게 일어난 일은 가족에게 지울 수 없는 오점으로 남았다. 로즈는 훗날 말하기를 로즈메리에게 행한 일이 자기 가족에게 밀어닥친 수많은 비극 가운데 첫 번째 비극이었다면서 "케네디가에 더 많은 위험, 죽음, 슬픔"을 가져왔다고 했다.

지역사회 정신보건법의 명암

로즈메리가 미국 최고로 꼽히는 병원에서 받은 '치료'는 훗날 대통령이 되는 그녀의 오빠 잭에게 깊은 상처가 되었다. 댈러스에서 암살되기 8개월 전인 1963년 2월, 케네디 대통령은 이렇게 말했다. "나는 오늘 정신질환과 정신지체로 고생하는 사람들을 돕고자 여러 의견서를 의회에 제출했습니다. 이 둘은 오랫동안 방치되어왔습니다. 미국에서 다른 어떤 질환보다 더 빈번하게 일어나고, 더 많은 사람을 고통에 빠뜨리고, 더 장기적인 보살핌을 요구하고, 더 많은 개인과 가족을 힘들게 합니다. 지나치게 오래 참아왔습니다. 국가의 양심을 아프게 했습니다. 언급하기 불편하다는 이유로 그냥 미뤄두었고 해결책 찾기를 포기한 문제였습니다. 이제 국가적인 노력을 기울여야 할 때입니다. 새로운 의학적, 과학적, 사회적 도구와 통찰이 우리에게 있습니다."

그의 목표는 "사람들을 국가가 관리하는 시설에서 내보내 어려움이나 위험 없이 지역사회와 가정으로 다시 돌려보내는 것"이었다.

케네디 대통령은 일률적인 정신병원 대신에 지역사회가 중심이 되는 시설들의 네트워크를 마련하여 심각한 정신질환을 앓는 사람들이 병원 밖에서 살아가도록 연방정부가 지원하겠다고 했다. 현대사의 가장 어두운 시기에 대한 반발로 등장한 지역사회 정신의학 이론에 바탕을 둔 조치였다. 폴 아펠바움 의사는 『거의 혁명*Almost a Revolution*』이라는 책에서 이렇게 말했다. "제2차 세계대전 당시 미 육군 정신과 의사들은 군인들이 전선에서 멀지 않은 야전병원에서 치료를 받아 전우들과 접촉을 이어가고 퇴원하고 바로 부대에 복귀할 수 있으면 만성 전쟁 신경증(오늘날 외상후 스트레스 장애)을 피할 수 있다는 것을 목격했다." 이와 비슷하게, 지역사회 정신의학을 지지하는 의사들은 환자를 주립병원에 두지 않고 급성 병동에 (잠깐) 있도록 하고, 장기 입원 환자들은 대중의 품에 돌려보내고자 했다. "장기 입원은 그 자체로 환자에게 부정적 영향을 미치며 그들을 보호시설에 길들여지게 만들 수 있다"라는 연구도 있다. 11호 병동 직원,

소테리아 하우스 창설자, 로젠한 모두 이 말에 동의할 것이다. 아울러 새로 개발된 약물은 대단히 심각한 정신질환자도 약을 먹고 병원 밖에서 얼마든지 살아갈 수 있는 세상을 꿈꾸도록 했다.

"일이십 년 안에 정신병원 시설에 있는 환자들 수를 50퍼센트 이상 줄일 수 있어야 합니다." 이 말과 함께 케네디 대통령은 1963년 지역사회 정신보건법에 서명했다. 정신병원을 단계적으로 폐지하는 과정의 첫걸음이었고, "성서에 나오는 이집트 대탈출과 같은 변화"를 몰고 왔다.

50퍼센트 이상이라. 현실과 동떨어진 이상처럼 보였지만, 이후에 일어난 상황을 생각하면 보수적으로 잡은 수치였다.

린든 존슨 대통령은 1965년 메디케어와 메디케이드(저소득층과 노인을 위해 연방정부가 시행하는 건강보험)를 만들도록 한 법안에 서명하고 연방정부에 정신보건 서비스의 "지불자, 보험업자, 규제자" 역할을 맡기면서 케네디의 조치를 이어갔다. 메디케이드의 정신질환 시설 제한규정은 병상 수가 열여섯 개를 넘는 정신병원에 메디케이드 연방정부 예산을 사용하지 못하게 했다. 그 말은 대부분의 주립병원이 연방정부의 지원을 받지 못한다는 뜻이었다. 병원을 폐쇄하면 서비스 비용을 연방정부에 넘길 수 있다는 것을 (그리고 폐쇄하지 않으면 가장 위중한 자들이 부담을 떠맡게 된다는 것을) 깨달은 주정부들은 전례 없이 신속하게 환자들을 내보내고 병원을 폐쇄하기 시작했다. 결국 정신질환자들은 종합병원의 정신과 병동에서 제한된 병상을 차지하려고 경쟁했고, 가장 위중하고 나이 많은 사람들은 메디케이드가 커버하는 요양원으로 갔다. 정신질환 시설 제한규정은 지금도 그대로이며, 메디케이드는 계속해서 미국에서 정신보건 서비스를 지원하는 가장 큰 재원이다. 이런 상황에서 심각한 정신질환을 앓는 사람들은 응급실처럼 "의료적 처치가 과한 부서"로 내몰리고, 고급 서비스를 제공하는 사립 정신병원이 증가하는 추세를 보였다. 2008년 연방 차원의 정신건강 동등법[정신질환에 다른 질환과 동등한 보험 혜택을 적용하도록 한 법—옮긴이]이 통과되었지만, 보험회사는 현재 1차 의료의 경우 정신보건 의료진에 지급하는 보험급여가 1달러당 83센트이며, 정신과 의사의 절반을 조금 넘는 정도만이(다른 의사들의 경우 89퍼센트) 보험을 받는다.

한편, 시민권 운동 변호사들은 인권이라는 명목으로 병원들을 상대로 소송을 제기했다. 정신적 장애를 안고 살아가는 사람들의 권리를 위해 변호사들과 정신보건 의료진들이 손잡고 창설한 '정신보건법을 위한 바젤론 센터'가 1972년 워싱턴 DC에서 문을 열었다. 대표자나 의지처가 없었던(로젠한이 입원을 하려고 어쩔 수 없이 자신의 권리를 넘겨줘야 했던 것을 기억하라) 환자들은 이제 자신들을 병원에 넘기지 않도록 애써주는, 혹은 하루속히 퇴원하도록 도와주는 든든한 변호사들이 생겼다. 빌이 입원하면서 알게 된 랜터먼-페트리스-쇼트 법안을 포함하여 획기적인 여러 법안들은 환자들이 최소한의 환자/직원 비율을 갖춘 "최소 제한 환경"에서 치료를 받도록 했다. 더 엄격해진 법률 때문에 환자들이 입원하려면 "중증 장애"이거나 스스로나 남들에게 임박한 위협이 되어야 했다. "쿵, 비었어,

공허해"라고 말하는 모호한 목소리만으로는 더 이상 통하지 않았다. 1971년에 와이어트 대 스티크니 판결이 있었다. 최소한 요구되는 서비스 수준을 충족하지 못하면 입원을 강제할 수 없다는 내용이었다. 이에 대한 반응으로 병원들은 시설에 투자하지 않았다. 문을 닫았다.

그럴 만도 했다. 이런 시설을 폐쇄하면 상당한 금액이 절감되어 정치적 입장과 무관하게 모두가 다 좋았으니 말이다. 정신과 의사 E. 풀러 토리는 "정신질환 돌봄 시스템이 사실상 참수형을 당했다"라고 했다.

빌과 로젠한의 입원, 로즈메리 케네디의 뇌엽절리술이 증명하듯 보기 싫은 것이 없어져서 잘 됐다. 과연 그럴까?

케네디 대통령은 자신의 조치가 어떤 결과로 이어졌는지 보지 못했다. 그가 죽은 1963년부터 로젠한의 논문이 나온 1973년까지 미국 주립 정신병원에 수용된 총 환자 수는 50만 4600명에서 25만 5000명으로 거의 50퍼센트나 감소했다. 그로부터 10년 뒤 미국 정신질환자의 수는 또다시 절반가량 줄어 13만 2164명이었다. 케네디 시절에 정신질환자들이 이용할 수 있었던 병상의 90퍼센트가 오늘날 사라졌다. 그동안 미국 인구는 거의 두 배나 늘었다.

문제는 지역사회가 환자들을 돌본다는 꿈이 말만 그럴듯했지 실현되지는 못했다는 점이다. 환자들 수요에 맞게 자금을 마련하도록 했는데 실상은 그렇지 못했다. 지역사회 돌봄 모델은 경증 장애인에게 유명무실한 서비스를 제공하는 정도였다. 중증 장애인은 방치되거나 외면을 받았다. 새로 마련된 지역사회 시설은 사실상 "장기 입원 환자들을 받는 소규모 주립 병동"과 비슷했다. 이미 1969년에 리처드 램은 이렇게 지적했다. "그곳에 들어서면 우울한 분위기에 압도된다."

이런 시설들을 폐쇄하도록 한 정부 정책은 사람들을 지역사회에 보다 굳건히 뿌리내리게 하지 못했다. 오히려 그들을 더 밖으로 몰아 거리로, 노숙자 쉼터로, 그리고 앞으로 보겠지만 교도소로 가게 했다.

탈시설화의 여파로 현재 치료감호소에서 일하는 한 심리학자는 내게 이렇게 말했다. "우리는 터널의 끝에서 빛을 보았습니다. 그게 다가오는 열차에서 나오는 빛인 줄은 몰랐어요."

4부

세상이 이상해지면 이상한 자들이 전문가로 나선다.

—헌터 S. 톰슨, 『슈퍼볼에서의 공포와 혐오*Fear and Loathing at the Super Bowl*』

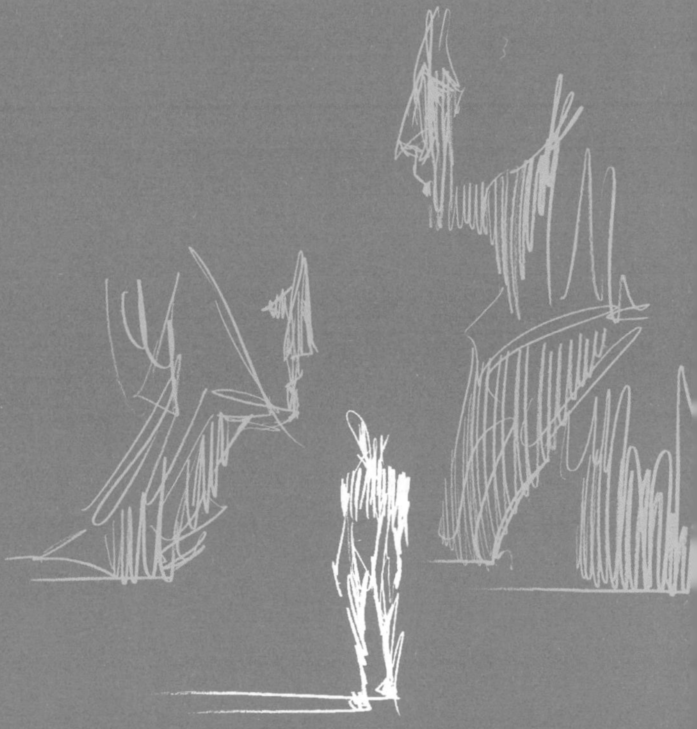

18장

진실을 파헤치는 사람

피어나는 의문

나는 자신의 연구가 이런 시설들을 폐쇄하는 데 한몫해서 로젠한도 분명 흡족했을 거라고 본다. 논문이 발표되고 며칠 뒤에 쓴 편지에서 그는 연구가 다르게 해석될 수도 있다고, 그러니까 어쩌면 이런 시설들을 개선하기 위해 더 많은 돈을 투여해야 하는 것으로 해석될 수도 있다고 주장한 정신과 의사에게 자신은 그렇게 생각하지 않는다고 했다. "나는 이 분야에 더 많은 돈이 투여되는 것이 도움이 된다고 보지 않습니다. 오히려 돈이 줄어야 환자들에게 좋지 않을까 하는 생각을 합니다."

로젠한은 자신의 믿음에 자신감을 보였다. 그러나 내게 확신은 더 이상 감당하기 어려운 사치였다. 더 깊게 파고들수록 이야기가 복잡해졌기 때문이다.

이렇게 내 확신이 무너진 것은 빌의 이야기에서 나를 곤혹스럽게 한 부분들이 있었기 때문이다. 로젠한의 공책을 살펴보면서 나는 전문가답지 않고 어쩌면 비윤리적으로 보일 수도 있는 실수들을 계속 발견했다. 병원에서 보낸 시간에 관한 실수(사소한 것이지만 빌은 8일을 있었다고 말했고 로젠한은 빌이 병원에 7일 있었다고 계속해서 적었다), 턱없이 부정확한 환자 수를 적은 실수(로젠한은 "빌 딕슨"의 병원에 8000명의 환자가 있었다고 기록했지만 실은 1510명에 불과했다)가 있었다. 그는 사적인 기록에 빌의 가명을 Dickson이 아니라 Dixon이라고 적는 실수도 했다(어쩌면 일부러 그랬을 수도 있다). 로젠한의 기록과 빌의 기억 사이에 일치하지 않는 점들도 있었다. 로젠한은 모든 가짜 환자가 "완화를 보여" 병원을 나왔다고 했지만 빌은 그렇지 않았다고 했다. 아울러 빌은 자신이 상세한 자료를 기록한 기억이 없다고 했다. 그런데 초고와 발표된 논문에 보면 직원들이 병동에서 보낸 시간을 분 단위로 정확히 밝히고 있다. 로젠한은 의사들과 간호사들이 병동에서 가짜 환자를 만날 때 어떤 행동을 보였는지를 백분율로 나타냈다.(예컨대 의사의 71퍼센트가 시선을 돌리고 가던 길을 갔고, 2퍼센트는 멈춰서 이야기를 나눴다고 했다.) 아울러 간병인이 평균 근무시간의 11.3퍼센트를 새장 밖과 환자 병실에서 보냈고, 간호사들은 근무시간에 평균 11.5차례 모습을 보였다고 적었다. "그는 정확한 숫자를 나한테서 얻지는 않았어요. 나는 그렇게 면밀하게 관찰하지 않았으니까요. 간호사들과 간병인들이 병동을 자주 들락거리더라고 그에게 말했을 뿐입니다." 심리학을 공부하는 대학원생 빌이 이런 자료를 모으지 않았다면, 대체 누가 했을까?

나는 로젠한이 인신보호영장을 준비하지도 않았으면서 매리언에게 작성해놓았다고 한 말에 신경이 쓰였다. 로젠한이 태연하게 빌을 병원에 들이고 사전준비를 거의 시키지 않아 결과적으로 빌이 소라진을 다량 복용하게 되었다는 말에 기분이 좋지 않았다. 로젠한은 빌보다 먼저 준비시켰던 여섯 명의 다른 가짜 환자로부터 아무것도 배우지 못했을까? 또 하나 신경 쓰인 것이 있었다. 로젠한이 애그뉴스 병원을 제대로 점검하지 않아 문을 닫을 준비를 하는 어수선한 과정에 있었음을 알지 못했다는 것이다. 누군가를 들여보내 실험을 하기에는 위험하고 부적절한 때였다. 당시 애그뉴스에서 벌어졌던 그곳만의 특별한 정황은 결과를 일반화하기 어렵다는 점에서 연구에 치명적이었다.

로젠한은 자신이 잠입했을 때는 본인의 안전을 확보하기 위해 온갖 노력을 다했다. 병원 원장에게 상황을 주시하도록 했고 입원하기 전에 미리 둘러보겠다고 요청했다. 그러나 학생들에게는 이런 예방책을 취했다는 정황이 없다. 트라우마가 되고 위험할 수 있는 경험에 제대로 대비하도록 만전을 기하는 것은 연구자로서, 스승으로서, 무엇보다 인간으로서 당연히 해야 할 도리가 아니었던가? 그의 글과 나의 조사를 통해 알게 된 로젠한답지 않았다. 이를 계기로 나는 로젠한의 성격을 다시 생각하게 되었을 뿐만 아니라 그의 연구에도 의문을 갖게 되었다. 자료가 의미를 갖도록 만들려고 증상("쿵, 비었어, 공허해"라고 말하는 목소리)을 댈 때 로젠한이 변수의 수를 줄였다는 것이 핵심이었다. 가짜 환자들을 제대로 준비시키지 않은 것은 연구의 타당성을 손상시켰다.

빌의 이야기가 몇 가지 모순을 설명해주기는 했지만 그가 모든 것을 정확하게 기억한다는 보장이 없었으므로 나는 로젠한의 개인 서류함에 있는 '비판'이라고 적힌 서류철을 다시 살펴보았다. 적대적인 논평들을 읽다 보면 뭔가 짚이는 바가 떠오를 수도 있다고 희망했다.

"방법론적으로 부적절한 것이 심각한 결함입니다."

—폴 R. 플라이슈만, 예일 의대 정신의학과 교수

"가짜 환자가 가짜 연구를 위해 가짜 자료를 수집한 것이라고 봅니다."

—오토 F. 탈러, 로체스터 의대 정신의학과 교수

"만약에 내가 혈액 한 통을 마시고는 무슨 짓을 했는지 감추고 병원 응급실에 가서 피를 토한다면, 그곳 직원이 어떻게 행동할지 빤히 예측된다. 그들이 출혈성 궤양이라고 진단하고 치료하면, 의학이 병을 진단할 줄 모른다고 내가 설득력 있게 반론을 펼 수도 있을 것 같다."

—시모어 케티, 조현병의 유전에 대해 연구한 맥린 병원 정신과 의사

"로젠한의 결론이 그가 모은 자료로 보건대 부적절하다고 언급하는 것은 너무 당연해서 입만 아플 뿐입니다. (…) 〈사이언스〉는 어째서 이것을 실었을까요?"

—J. 밴스 이스라엘, 조지아 의대 교수

그렇다면 〈사이언스〉는 어째서 이것을 실었을까? 앞서 나도 조사를 하면서 똑같은 의문을 가졌고, 그래서 논문 게재에 앞서 검토 과정이 어떻게 이루어졌는지 〈사이언스〉에 문의했다. 로젠한은 명망 높은 저널에 자신의 논문을 넘겨주고 그저 손가락이나 만지작거리며 판단을 기다렸을 리가 없다. 동료들의 심사 과정에 참석해야 했을 것이다. 편집위원이 그의 자료에 대해, 가짜 환자에 대해, 병원에 대해 캐물었을 것이다. 원래 논문 발표는 그런 식으로 진행한다.

안타깝게도 〈사이언스〉는 이런 질문에 답을 줄 마음이 없었다. 관계자가 말하기를 심사 과정은 기밀사항이어서 밝힐 수 없다고 했다. 저널은 심사자들을 보호해야 한다는 것이었다. 그래서 나는 사회학자 앤드루 스컬에게 도움을 청해 나 대신 학자로서 알아봐달라고 했다. 하지만 그들은 그의 요청을 다른 이유로 거절했다. 그렇게 오래 전 기록은 갖고 있지 않다고 했다. 로젠한은 자신의 후속 가짜 환자 연구를 출판하는 데 관심을 보인 동료에게 쓴 편지에서 자신이 〈사이언스〉를 택한 결정적인 이유가 "대단히 신속한 심사 체계를 갖추고 있어서"라고 말했다. "일반적으로 두 달이면 그들로부터 확답을 들을 수 있고 네다섯 달이면 논문을 출판할 수 있네." 심리학자 벤 해리스는 로젠한이 논문을 〈사이언스〉에 제출한 다른 이유를 내놓았다. 〈사이언스〉가 종합지(예컨대 〈분자정신의학〉 같은 전문지와 다르게 정신의학 말고 다른 여러 분야들도 다룬다)이므로 부정한 방법으로 학계의 명성에 기대는 법을 찾은 것이라고 했다. 해리스는 말했다. "〈사이언스〉에 논문을 낸 것은 임상심리학 분야 최고 권위자들의 검토를 피하기 위한 술책이었을 수도 있습니다."

저널의 위상 덕분에 정신의학 분야에서 나온 강도 높은 비판이 전혀 먹히지 않는 분위기였다. 정신과 의사들은 무리에서 아주 멀리 떨어져 있는 먹잇감을 노리는 굶주린 짐승들과 닮았다. 우쭐대고 떠벌리고 유독 많은 관심을 받는 먹잇감(특히 심리학자)을 노렸다. 일반 대중은 반정신의학 운동에 부분적으로 영향을 받아 정신의학에 의구심을 보일 준비가 이미 되어 있었다. 그래서 자신들 명성이 위태로워졌다고 투덜대는 정신과 의사들에게 그다지 공감하지 않았다. 정신과 의사들이 반발할수록 로젠한의 연구는 오히려 힘을 얻었다.

로버트 스피처

그래도 하나의 비판은 로젠한이 마음속에 담아둔 것 같다. 이런 말을 하는 까닭은 그가 서류철에 (가짜 환자들의 메모는 하나도 없으면서) 비판적인 이 논문을 다섯 부나 갖고 있었기 때문이다. 「과학에서 유사과학에 대하여」라는 논문의 저자는 로버트 스피처였다. 『정신질환의 진단 및 통계편람』 제2판에 실렸던 '동성애'라는 용어를 삭제하도록 힘쓴 바로 그 사람이다. 기분 좋은 통렬함으로 가득한 글이다. 내가 읽은 학술논문 가운데 이보다 더 우스꽝스러운 글은 없었다. 비열하고 재미있고, 아울러 강도가 세다.

스피처는 이런 문장으로 시작했다. "먹을 때는 맛있지만 나쁜 뒷맛을 남기는 음식이 있다. 로젠한의 연구가 그렇다. 논문이 개제된 〈사이언스〉의 명성과 넓은 독자층에 힘입어 과학계는 부글부글 끓고 있다." 그는 로젠한의 논문을 가리켜 "과학 행세를 하는 유사과학"이라고 불렀고, 그 결론에 대해 "'완화된 논리'라는 진단"을 내렸다. 그러고 나서 "비과학적"인 연구 방법에서부터 정신의학 진단이 아니라 법적 개념*인 "온전한 정신과 정신이상"이라는 용어의 사용까지 로젠한 논문의 모든 측면("어디서부터 시작해야 할지 모르겠다")을 하나하나 격파했다.[로젠한은 1973년에 버몬트의 정신과 의사 알렉산더 니스에게 보낸 편지에서 자신의 용어 사용을 옹호하고 나섰다. "온전한 정신이란 우리가 '정상'이라고 말하는 뜻에 가장 가깝습니다(정상이라는 말을 둘러싸고 어떤 소란이 있었는지 생각해봐요)."]

스피처는 실제로는 좀처럼 사용되지 않지만 가짜 환자 여덟 명

* 법적 맥락에서 정신이상은 의도와 관련된다. 그러니까 피고가 범죄를 저지를 당시 옳고 그름을 판단할 수 있었느냐의 문제다. 로닷컴Law.com의 정의는 다음과 같다. "공상과 현실을 구별할 수 없거나 정신증 때문에 일을 처리할 수 없거나 걷잡을 수 없는 충동적 행동을 하게 만드는 정신질환."

모두(사실 빌은 아니지만)에게 적용된 "완화"라는 용어가 이들 가짜 환자들이 다른 환자들과 다르다는 것을 의사들이 알아차렸음을 보여주는 것이라고 주장했다. 그는 로젠한이 자료와 출처를 공개하지 않는다며 몰아세웠다. 스피처의 말은 로젠한이 독자들에게 정보를 주지 않으려고 고집을 피운다는 뜻으로 들렸다. "지금까지 내가 파악한 바로는 가짜 환자들은 정신질환 장애의 증상 하나만을 제시했다. 가짜 환자들이 자신의 상태를 어떻게 나타냈는지 실제로 우리는 거의 알지 못한다. 〈사이언스〉에 보도된 연구에서 가짜 환자들은 환청이 그들의 삶에 어떤 영향을 미쳤고 왜 병원에 입원하려고 하는지 당연히 질문을 받았을 터인데, 과연 뭐라고 말했을까?"

로젠한은 자신과 가짜 환자들의 진료기록을 공개하지 않는다고 한 스피처의 말에 특히 분개했다. 이 사실은 '스피처, 로버트'라고 적힌 또 다른 서류철 덕분에 알게 되었다. 둘 사이에 오간 격앙된 편지들이 여기 담겨 있었다.

로젠한과 스피처는 「정신병원에서 제정신으로 지내기」가 발표되고 1년 뒤부터 교신하기 시작했다. 스피처는 비판의 글을 쓰는 와중에 〈이상심리학 저널〉이 주최한 로젠한 연구에 관한 심포지엄을 준비하는 일을 돕기도 했다.

첫 편지 서두에 적힌 "데이브에게"라는 말부터 묘하게 다가왔다. 로젠한을 데이브라고 부르는 사람은 많지 않았기 때문이다. 이것은 친밀함을 가장한 것이었다. 악수를 하려고 손을 내민 것이 아니라 팔꿈치를 들이댄 것에 가깝게 느껴졌다. 스피처는 먼저 로젠한의 연구를 인용한 참고문헌들 목록이 있으면 보내달라고 화기애애하게 요청했다. 하지만 로젠한의 답장을 면밀히 살펴보면 분노의 기운이 느껴진다. 로젠한이 서류가 쌓인 책상에 앉아 손가락을 이마에 대고 편지를 읽으며 얼굴이 벌겋게 달아오르는 광경이 절로 떠오른다. 스피처는 타자를 치며 히죽거렸을 것이다. 재치 있는 말을 생각해내거나 논문의 약점을 꿰뚫고자 단어를 더 날카롭게 고치며 웃고 있는 그의 모습이 떠오른다.

스피처는 어려서부터 엄격한 자료와 분류에 집착했다. 그가 소년 시절에 캠핑을 갔을 때, 함께 온 여자아이들의 매력을 측정하는 척도를 만들었다는 이야기가 있다. 십 대 시절에 그는 정신분석에 심취했다. 특히 빌헬름 라이히의 심리학 이론과 오르곤 상자요법* 에 큰 관심을 보였는데, 이는 우주의 에너지를 이용하여 정신질환을 다스릴 수 있다고 하여(아울러 외계 생명체가 존재한다고 주장하여) 1940년대와 50년대에 유행했던 속임수 치료였다. 스피처는 오르곤 상자를 가지고 일련의 실험을 하여 그저 상자일 뿐 안에 들어간 사람에게 아무런 효과도 없음을 알아냈다. 그가 합법적으로 술을 마시기 전의 일이었다.

보다 은밀한 동기는 그의 가족에 드리워진 깊은 불행에서 비롯

* 오르곤 상자로 실험했다는 소문이 있는 또 한 명의 라이히주의자로 버몬트 상원의원 버니 샌더스가 있다. 1969년에 그는 〈프리맨〉에 '암, 질병, 사회'라는 제목의 에세이를 기고했다. 빌헬름 라이히의 1948년 책 『암 생체병리 *The Cancer Biopathy*』를 인용하고 있는데, 〈머더 존스〉의 보도에 보면 샌더스는 "'정서적, 성적 건강과 암 사이에 관련성이 있다고 확신'했으며, '생체성자극'을 억압한 결과에 대해 라이히가 설파한 이론을 독자들에게 소개했다."

되었다. 스피처의 할아버지는 휠체어를 창문 밖으로 던져버릴 만큼 신경성 질환으로 고생했다. 그의 어머니는 스피처가 네 살 때 언니가 뇌염으로 세상을 떠나면서 우울증이 극에 달했다. 열정적이고 강인하고 활기찬 외양과 달리 스피처는 가족의 이런 어두운 면을 물려받았다. 우울증과 자신이 쓸모없다는 생각에 시달렸던 그는 숫자와 확실한 사실로 이루어진 견고한 세계에서 일하며 편안함을 느꼈을 것이다.

그의 부인 재닛 윌리엄스는 무엇보다 스피처는 "진실을 파헤치는 사람"이었다고 말했다. 이런 그에게 로젠한의 연구는 지적 관심을 자극하기에 충분했다.

두 사람은 편지로 소극적 공격을 주고받았다. 편지 마지막에는 "친애하는 당신에게"라고 적으며 격식을 차렸다. 스피처는 다른 가짜 환자들의 자료를 보게 해달라고 반복적으로 요청했고, 로젠한은 민감한 정보가 들어 있다며 회피했다. 로젠한이 어느 병원인지 공개하기를 거부한다는 진술을 스피처가 철회하지 않자 로젠한은 방어적으로 나섰다. "마치 내가 뭔가를 숨기고 있다는 말이군요. 당신도 알다시피 그렇지 않습니다. 내 연구가 정신과 의사와 병원이 대체로 무능하다는 뜻으로 잘못 해석되기 때문에 출처를 보호해야 할 필요가 있어서 그러는 겁니다."(논문을 발표하고 나서 로젠한은 몇 가지 결론을 완화함으로써 가혹한 비판을 피하려 했다. 그는 〈사이언스〉에 실린 비판에 반박하는 편지에서 이렇게 썼다. "확실히 해두자면, 이런 연구의 바탕이 되는 이론과 논문 자체는 정신질환 돌봄을 비방하는 것을 지지하지 않습니다.")

그러고 나서는 로젠한도 반격을 가했다. "같은 맥락에서 당신의 논문과 관련하여 몇 가지 지적을 해야겠습니다. 제목과 초록에 보면 '과학에서 유사과학'이라는 말이 나옵니다. 이것은 불필요하게 모욕적인 말입니다. 자신이 동의하지 않는 결과면 유사과학입니까? 그렇다면 당신은 과학에 특정한 방법론이 존재한다고, 혹은 과학이 특정한 결과를 보장한다고 생각합니까? 특히 당신이 수많은 결과에 동의한다면 어떤 방법론이나 해석에 동의하지 않는다는 것을 그렇게 위험을 감수하지 않고도 얼마든지 다른 식으로 나타낼 수 있습니다. 마찬가지로 초록에 있는 '완화된 논리'도 개인의 생각일 뿐입니다. 당신의 주장은 논문의 저자를 상대할 것이 아니라 논문(논리가 잘못되었다고 당신이 주장하는 그 논문)을 살펴보는 것으로 몰라보게 좋아질 수 있습니다."

스피처는 자신이 비판하던 것으로 돌아갔고 로젠한이 자료를 통계적으로 해석한 것을 두고 조롱했다. "서로에게 쓰는 편지가 갈수록 짧아지는 것을 기대하는 것 말고는 해결책이 없겠어요." 그가 빈정거렸다.

이때부터 로젠한의 글은 전례 없이 화가 나 있었다. 침을 뱉는 것이나 마찬가지였다. 그는 로렌 모셔(소테리아 하우스의 설립자)에게 조언을 구했고, 심지어 하버포드 병원장 잭 크레멘스에게 자기 대신 스피처에게 비판을 발표하지 않도록 잘 말해달라고 부탁하기도 했다. 병원의 명성에 불필요한 흠집이 날 수 있다는 것이었다. 스피처에게는 이렇게 덧붙였다. "당신도 이제는 나와 (나의 입원을 주선한) 병원 원장에게 들어서 알겠지만, 내가 그곳에 머문 것은 교습의 일부였고 연구와 직접적으로 전혀 무관합니다."

잠깐만, 뭐라고?

하버포드 병원이 그의 연구와 무관하다고? 그저 교습이었다고? 물론 시작이야 그랬을 수 있겠지만, 로젠한은 논문에 자신이 하버포드에 입원했던 것을 포함시키지 않았다고 우길 수는 없었다. 연구에서 가장 심층적으로 파헤친 대목은 대부분이 (전부는 아니더라도) 로젠한의 입원에 관한 것이다. 한 환자가 가짜 환자에게 가서 했다는 말, "넌 미친 사람이 아니야. 기자 아니면 교수야. 지금 병원을 점검하고 있는 거야"는 로젠한이 병동에서 적은 쪽지에서 그대로 가져온 것이다. 로젠한은 환자들이 보는 앞에서 간호사가 가슴을 정돈하는 것을 본 사람이었다. 심지어 그는 자신의 입원을 받아준 바틀릿 의사가 쓴 진료기록을 직접 인용하기도 했다. 그런 그가 어떻게 하버포드가 그저 시운전이었을 뿐이라고 말한단 말인가?

그것은 새빨간 거짓말이었다. 그리고 로젠한도 알았다.

로젠한도 알았고 스피처도 그것을 알았다. 진실을 파헤치는 사람 스피처는 로젠한의 진료기록을 용케 입수했다. 내가 직접 찾아낸 기록, 내가 지금 손에 들고 있는 기록을 말이다.

19장

오염된 자료

드러나는 날조

상담을 받다 보면 별안간 내가 처한 상황이 명료해지고 억누르고 있던 감정이 전면에 드러나면서 아귀가 들어맞기 시작하는 깨달음의 단계가 온다. 로버트 스피처는 40년의 세월을 넘어 이런 깨달음을 내게 안겨주었다.

나는 진료기록을 파헤쳤다. 얼핏 보면 로젠한의 논문을 뒷받침하는 내용이었다. 그의 가명 데이비드 루리가 있었고, 그가 입원한 정확한 날수(가끔 그가 청중에 따라 숫자를 과장하기는 했다)가 적혀 있었으며, "조현정동장애 유형의 조현병," 나중에는 "완화된 편집성 조현병"으로 고쳐진 진단도 있었다. 출간된 논문과 일치했다. 사실로 확인되었다는 뜻이다.

하지만 그렇지 않다는 것을 스피처가 알아냈다.

이 연구의 근본적인 원칙 가운데 하나는 가짜 환자 모두가 하나의 증상, 그러니까 "쿵, 비었어, 공허해"라고 말하는 환청을 보였다는 것이다. 로젠한은 이름, 직업, 주소도 바꾸었지만 이건 어디까지나 참여자를 보호하기 위한 조치였을 뿐 "개인사나 상황을 더 바꾼 것은 전혀 없었다"라고 말했다.

그러나 로젠한을 처음으로 진단했고 몰리에게 그를 입원시키도록 설득한 바틀릿 의사가 남긴 접수면접 기록은 이것을 정면으로 반박한다. 만약 바틀릿의 기록이 사실이라면, 로젠한이 내보인 증상은 "쿵, 비었어, 공허해"를 훨씬 넘어서는 것이었다.

바틀릿 의사는 이렇게 적었다.

입원 기록: 69/02/06

환자는 서른아홉 살의 기혼자로, 두 아이가 있고 부인과 산다. 서너 달 전부터 소음이 들리더니 이어 목소리가 들렸다. 최근에는 목소리 내용도 판별할 수 있게 되어 "비었어", "안에 아무것도 없어", "공허해, 둔탁한 소음이 나"라고 말하는 것을 듣는다. 자신이 "전파 신호에 민감하여 사람들이 무슨 생각을 하는지가 들린다"라고 느꼈다. 그는 이런 경험이 진짜가 아니며 현실로 받아들일 수 없다는 것을 알고 있다. 그래서 "귀에 구리를" 갖다 대 소음을 차단하려고 했다. 그가 병원에 찾아온 이유 가운데 하나는 "소리가 병원에서 더 잘 차단되기"

때문이다. 그는 자살 생각도 했다.

앞부분은 확인되었다. 핵심적인 단어들인 "쿵, 비었어, 공허해"가 나온다. 하지만 그러고 나서는 로젠한은 마음대로 했다. 바틀릿은 루리가 목소리에 몹시 신경이 쓰여 귀에 구리를 갖다 대야 했다고 적었다. 이것은 심각한 정신질환으로 고생하는 사람들이 흔하게 보고하는 "은박지 모자 망상"[은박지로 만든 모자를 쓰면 전파가 차단되어 정부나 외계인이 자신의 정신을 조종하지 못한다고 믿는 것—옮긴이]의 거의 상투적인 예다.

"자신이 '전파 신호에 민감하여 사람들이 무슨 생각을 하는지가 들린다'라고 느꼈다.

환청 및 사고 패턴의 교란, 특히 남들의 생각을 듣거나 조종할 수 있다고 믿는 것은 조현병의 핵심 증상으로 여겨지며 쿠르트 슈나이더가 "조현병의 일급 증상들"로 꼽은 것이다. 매사추세츠 종합병원에서 펴낸 『종합병원 정신의학 안내서*Handbook of General Hospital Psychiatry*』에 보면, 남들이 자신이나 다른 사람의 생각을 들을 수 있다고 믿는 "사고전파"는 응급 상황에서 빠르고 수월하게 정신증을 판별하게 하는 고전적 증상이다. 나도 뇌염을 앓을 때 이런 증상을 내보였다. 간호사들이 나에 대해 어떤 생각을 하는지를 내가 읽을 수 있다고, 혹은 내가 마음을 통해 사람들을 늙게 만들 수 있다고 믿었다.

좀 더 파고들자 의구심이 계속해서 고개를 들었다. 로젠한 논문의 토대가 된 정신증 경험에 진짜라고 느껴지는 대목이 있었다. 〈조현병 회보〉에 기고한 두 편의 논문에서 본인의 조현병 경험을 서술한 클라라 킨은 "실존적 투과existential permeability"를 언급했다. 자신과 타인 사이의 공간이 말랑하다는 믿음이다. 그녀는 그 경험을 설명하기를 "자아의 경계가 해체"되어 "무엇이 나한테서 기인하고 기인하지 않는지 헷갈렸다"라고 했다. 나는 클라라의 말이 무슨 뜻인지 알아보았다. 정신증을 겪었을 때 주위 환경에 더 마음이 갔고 (비록 왜곡되고 혼동되고 잘못 겨냥된 것이었지만) 자아는 상실되는 것을 느꼈는데, 내가 겪은 어떤 증상보다 오싹한 경험이었다. 의도했든 그렇지 않든 로젠한은 진정한 뭔가를 건드렸다. 제대로 된 정신과 의사라면 정신적으로 아플 때 일어나는, 악몽처럼 끔찍하지만 상당히 전형적인 현상으로 알아볼 법한 것이었다.

한편 의사에게 보고된 바로는 로젠한의 병력 기간이 논문에 나오는 것보다 훨씬 길었다. 바틀릿은 로젠한이 입원하기 석 달도 전부터 목소리를 듣기 시작했으며 형태 없는 소리 형식을 취한 환청은 그보다 최소한 여섯 달 전에 시작했다고 적었다. 다른 정신과 의사는 로젠한이 "경제학자 일을 그만둔 10년 전에 병이 시작되었다"라고 했다.

산타클라라 밸리 보건의료시스템의 정신의학과 과장 마이클 미드는 이런 요인들을 다 고려하면 "오늘날 기준으로 보기에도 훨씬 분명한 조현병의 그림"을 얻을 수 있다고 말했다. 그는 덧붙이기를 오늘날이라면 데이비드 루리는 발병의 나이가 지나치게 이례적이어서 조현병 진단을 받을 가능성이 희박하다고 했다. "정신증 장애,

자세하게는 명시할 수 없음"이라는 불분명한 진단을 받게 될 거라고 했다. 아무튼 증상들을 종합해보면 모종의 병(로젠한 본인이 의도했다는 "실존적 정신증"을 포함하여)을 앓고 있는 남자의 실감 나는 그림이 나왔다.

바틀릿 의사와의 접수면접에서 로젠한은 또한 자신이 "얼마나 불안해하고 무기력하고 쓸모없는 존재였는지" 몰리가 "알지 못했다"면서 자신이 "자살 생각"을 했고 "자신이 옆에 없으면 모두가 나아질 것"이라고 믿었다고 했다.

> **진술서**: "루리 씨는 지난 석 달 동안 목소리와 소음을 들었고 이를 차단하고자 귀에 구리를 갖다 댔다. 그는 일을 할 수도, 집중할 수도 없었다. 그가 복용한 약은 효과가 없었다. 데이비드 루리 씨는 신경이 날카롭고 불안해 보였고 자신을 표현하는 데 어려움이 있었다. 그가 듣는 목소리는 '비었어', '안에 아무것도 없어'라고 말한다. 그는 자신이 옆에 없으면 모두가 나아질 것이라면서 자살 생각을 했다."

자살 생각과 자해 위협은 시급하고 불가피한 입원의 근거가 된다. 마이클 미드는 이렇게 말했다. "자살 성향이 있는 환자가 같이 가지고 있는 가장 심각한 위험 요소 가운데 하나가 활동성 정신증입니다. 그런 환자를 입원시키지 않는다면 직업적으로 비윤리적이며 거의 모든 상황에서 의료과실이 됩니다." 그러니 몰리가 입원 서류에 서명해야 한다고 바틀릿이 그토록 완강하게 나섰던 것이다.

그들은 로젠한을 입원시키는 것 말고는 도리가 없었다.

이렇게 보니 참으로 몹쓸 일처럼 보인다. 그런데 공정을 기하고자 다르게 설명할 수도 있지 않을까? 그러니까 로젠한이 여기서 정직하게 굴었고, 당시 정말로 자살 의향을 느꼈다고 말이다. 만약에 그가 진심으로 자살 생각을 했다면, 정신건강에 관한 연구에서 스스로를 "정신이 멀쩡하고 건강한" 대조군에 포함시킨 것이 문제는 되겠지만, 자신의 실험의 정신은 아니어도 규칙은 지켜 목소리를 제외한 모든 것을 사실대로 말했다고 할 수 있지 않을까?

나는 플로렌스 켈러에게 이메일을 보내 로젠한이 자살 생각을 했는지 아느냐고 물었다. 그녀는 이렇게 답장했다. "감응이 있는 인간이라면, 그리고 로젠한도 당연히 여기에 속하겠지만, 누구나 자살을 생각하지 않겠어요?" 그러면서 덧붙이기를 그가 화를 터뜨린 것이(자주 화를 내진 않았지만, 화를 낼 때면 과하게 흥분할 때가 많았다) 진단되지 않은 우울증의 여파일 수도 있을 거라고 했다. 그러나 플로렌스는 의사들이 그의 고통을 묘사한 방식에서 보다 긴급하고 위험하다는 인상을 받았다고 인정했고, 로젠한이 임상적으로 자살 성향이 있었을 거라고 강하게 의심했다. 두 사람이 친하게 지내는 동안 그는 이렇게 깊게 베인 절망감을 털어놓은 적이 없었다.

하지만 접수면접에서 로젠한이 날조한 것은 이게 전부가 아니었다. 그는 광고회사 상사와 오랫동안 사이가 나빴고 일 문제가 있었다면서 절망의 느낌을 강조했는데 이것은 그의 자살의 위험을 높였을 것이다. 한편 로젠한은 회사에서 해고되고 나서 아내가 부업으로 타자수로 일해야 했고 처갓집에서 돈을 빌려야 했다고도 말했다. "대단히 난처한 일이었다"고 바틀릿 의사는 '데이비드 루리'의 말을 인용했다. 하지만 내가 확인한 바로는 전혀 사실이 아니었다.

게다가 루리를 검사했던 다른 두 명의 의사가 바틀릿 의사의 관찰을 확증했을 뿐만 아니라 상세하게 덧붙였다. 브라우닝 의사는 루리가 "자신이 듣는 소음을 구별하기 위해 귀에 구리 냄비 바닥을 갖다 대며 자신이 받고 있는 이런 신호를 차단하려고 했다"라고 적었다. 그리고 그는 자살을 생각했으면서 지금까지 "용기가 없어서" 행동을 취하지 않았다고 루리의 말을 인용해 적었다.

가장 너그럽게 해석하자면, 로젠한은 당시 교습의 일환으로 입원하려 했는데 "쿵, 비었어, 공허해" 증상만으로는 병원에 들어가기 충분치 않다고 여겨 자신의 사연을 과장한 것이라고 상상할 수도 있다.(물론 그렇다고 나중에 그가 연구에 오염된 자료를 사용한 것이나 스피처에게 이와 관련하여 거짓말을 한 것이 용서되지는 않는다.) 그게 아니라면 로젠한은 의사와 환자 사이에 자주 벌어지는 흥미로운 기세에 편승했는지도 모른다. 환자가 의사에게 강한 인상을 주거나 자신의 고통이 정당하다는 것을 납득시키고자 세부사항을 부풀려 말하는 것 말이다. 어느 쪽이든 나는 이제 바틀릿 의사의 관점에서 루리의 모습을 보다 정확하게 그릴 수 있었다. "신경이 날카롭고 불안해 보인" 중년의 남자가 고통이 극심하여 제 발로 정신병원에 찾아왔다. 그를 돕는 것 말고 바틀릿 의사는 또 무엇을 할 수 있었을까?

아무리 좋게 그를 해석하려 해도 로젠한의 논문만으로는 완전한 이야기가 파악되지 않았다. 나는 바틀릿 의사를 만나야 했다.

좋은 의사? 나쁜 의사?

아쉽게도 바틀릿의 이야기를 직접 듣기에는 거의 30년이나 늦었다. 프랭크 '루이스' 바틀릿 의사는 1989년 5월 24일 일흔네 살에 세상을 떠난 뒤였다. 부고 기사에 의하면 그는 정신보건 분야에서 30년을 일했다. 나는 "메릴랜드주 셰비 체이스의 메리 바틀릿 기스"라고 표시된 그의 딸을 찾아 나섰다.

바틀릿 의사가 정신의학에 관심을 갖게 된 것은 아름다운 아내 바버라 블랙번이 첫 아이이자 메리의 오빠인 거스를 출산한 직후 심각한 병에 걸렸기 때문이다. 그는 토끼 농장을 운영했고 아내와 어린아이를 집에 남겨두고 상선단 소속 선원으로 일했다. 어머니가 몇 주째 침대에 틀어박혀 세 살이던 거스가 홀로 방치된 것을 이웃이 발견했다. 이 일로 바버라는 캘리포니아의 정신병원에 처음으로 입원하게 되었다. 치료를 마치고 집으로 돌아온 그녀는 점차 우울증에 빠져 급기야 부엌의 오븐에 머리를 집어넣고 삶을 끝장내려 했고 아들이 그 모습을 목격하기에 이르렀다. 상황이 이렇게 되자 남편은 토끼 농장을 접고 의대에 들어갔고, 가족은 버몬트로 이사를 갔다.

바틀릿은 아내를 치료할 방법을 필사적으로 찾았다. 나중에 그녀가 같은 정신병원 환자와 눈이 맞아 캘리포니아로 도망가면서 두 아이를 혼자서 키워야 했음에도 말이다. 그는 미국의 정신질환자에 대한 처우를 통탄하는 외부인 칼럼을 신문에 개제하면서 '시설 노역institutional peonage'이라는 용어를 만들어 입원 중에 강제로 행하는 노역을 노예에 비교했다. 『뻐꾸기 둥지 위로 날아간 새』를 읽고 나서는 켄 키지에게 팬레터를 보내기 시작했다. 한 편지에서 그는 소설의 클라이맥스에서 키지가 뇌엽절리술을 묘사한 것을 읽고는 10년 전에 자신이 "뇌엽절리술을 시술한 두 명의 유색인종 여자아이"가 생각나서 "오싹한 느낌"이 들었다고 했다.

은퇴하고 한참이 지나서도, 담배가 그의 폐를 집어삼키고 나서도, 이런 문제는 그의 삶의 중심을 차지했다. 그는 필라델피아 정신장애인 권익옹호라는 작은 단체를 만들었다. 언제라도 연락하면 바틀릿이나 그의 동료가 와서 거리의 장애인에게 안전하고 따뜻하게 밤을 보낼 수 있는 곳을 찾아주는 서비스였다. 그의 장례식에서 한 친구가 말했다. "루이스가 플리머스에서 걸어오던 장면이 생각납니다. 눈이 내리고 있었어요. 그는 상자를 깔고 앉은 사람에게 말을 건넸습니다. 마침내 그가 나와서 쉼터로 가겠다고 했습니다."

내가 메리에게 로젠한의 연구와 바틀릿 의사의 오판에 대해 말하자 그녀는 처음 듣는 일이라고 했지만(바틀릿은 유명인이 아니었으므로 연구에서 그가 맡은 역할이 널리 알려질 일이 없었다), 틀림없이 아버지가 "깊은 상처를 받았을" 거라고 했다. 내가, 그리고 로젠한의 글을 읽은 많은 독자들이 처음에 갈팡질팡하는 인물로 뻔하게 상상했던 바틀릿은 이런 사람이었다. 대의에 평생을 바친 사람, 심각한 정신질환이 당사자와 개인에게 어떤 타격을 주는지 이해하고 있었던 사람이었다. 바틀릿은 나쁜 결정을 내린 나쁜 의사가 아니었다. 실수를 저지른 좋은 의사도 아니었다. 그는 자신이 가진 정보로 최선의 결정을 내린 좋은 의사였다.

내가 바틀릿을 그토록 오해할 수 있었다면, 혹시 로젠한도 잘못 읽고 있지 않았을까?

의도적 왜곡

그러던 중 나는 로젠한의 동료였고 애머스트의 매사추세츠 대학에서 심리학과 명예교수로 있는 어빈 스토브와 인터뷰를 하게 되었다.

계속 진행하기에 앞서 로젠한의 머리가 벗겨졌다는 것을 기억하자. 내가 이 사실을 자꾸만 언급하는 이유는 그의 가장 특징적인 면이었기 때문이다. 그는 젊어서부터 머리숱이 휑했고, 이것은 묵직한 저음의 목소리와 더불어 사람들이 그를 묘사할 때면 항상 언급되는 특징이다.

어빈 스토브 교수는 로젠한과 마찬가지로 아이들과 성인들의 이타적 행동을 연구했다. 그의 핵심적인 연구 주제는 "적극적 방관자"이다. 상황을 목격하고 도움을 주거나 주지 않는 사람들을 연구하는 것이다.(지나친 단순화라는 것을 알지만, 나는 어빈의 연구를 생각하면

드라마 〈사인필드〉 피날레에서 일레인, 제리, 조지, 크레이머가 차량 절도를 목격하고 아무것도 하지 않아 '신고 의무' 위반으로 체포되는 장면이 떠오른다.) 로젠한은 어빈이 1973년에 스탠퍼드에 초빙교수로 왔을 때 그와 친해졌다. 로젠한의 집에서 열린 당시 유명했던 파티에서 로젠한은 사람들에게 자신이 입원한 이야기를 하며 분위기를 띄웠고 극적인 말솜씨로 휘어잡았다. 그는 "밖으로 나오기가 얼마나 어려웠는지" 이야기했다. 한번은 그가 정체를 숨기려고 썼던 가발에 대한 이야기를 꺼냈다.

"보고 싶어요?" 로젠한이 물었다.

그래서 그는 어빈과 사람들을 가발이 보관되어 있는 위층 침실로 데리고 갔다.

"살짝 헝클어지고 머리가 긴 가발이었습니다." 어빈이 말했다. "흥미로웠어요. 교수에게 어울리는 가발이라고 할까." 우리는 로젠한이 긴 가발을 쓰고 머리를 흔드는 모습을 상상하며 크게 웃었다. 몇 가지 질문을 더 하고 나서 즐거운 인터뷰였다며 그에게 고맙다고 인사했다.

나는 진료기록을 다시 살펴보다가 그의 진료계획서에서 눈길이 멎었다. 바틀릿 의사가 머리가 벗겨진 데이비드 루리를 설명했고 옆에 사진도 한 장 붙어 있었다. 사진에서 로젠한은 앞을 똑바로 노려보고 있다. 복사 상태가 좋지 않아 어둡긴 해도 그의 정수리에 반사된 빛은 확인할 수 있다.

로젠한은 입원해 있는 동안 가발을 착용하지 않았다.

가발 이야기가 당혹스러워서 출간된 논문을 진료기록 옆에 놓고 하나하나 비교했더니 그가 왜곡한 전모가 드러났다. 로젠한은 자신의 논문에 발췌하여 수록한 진료기록에도 손댔다. 어떤 사항은 과장하고 부각시키는가 하면 어떤 사항은 그냥 빼버렸다.

진료기록: 서른아홉 살의 이 백인 기혼자 유대인 남성은 1969년 2월 9일, 314호로 들어왔다. 환자는 자발적으로 병원에 찾아왔고 도움을 청하는 것 같았다. 개인사를 살펴보니 1968년 여름에 일을 그만두었고 그 이후로 명백한 사회적 위축을 보이고 있다. 1968년 11월부터 환청을 듣기 시작하여 이 문제에 대처하고자 이상한 행동에 의지해야 했다. 1969년 2월 11일, 신입 환자 회의에서 살펴본 환자는 상냥하고 협조적이었고, 말은 적절하고 조리가 있었으며, 무척 똑똑해 보였다. 그는 입원하고 난 뒤로 환청이 완전히 완화되었다고 했으며, 스텔라진 2밀리그램과 엘라빌 25밀리그램을 하루 세 번 복용하고 있었다.

서른아홉 살의 이 백인 남성은 (…) 어린 시절부터 가까운 사이에 상당한 애증을 오랫동안 보인 전력이 있다. 어머니와 따뜻했던 관계는 사춘기를 지나면서 냉랭해졌다. 아버지와 어색하게 지낸 관계는 갈수록 대단히 심해져간다고 한다. 정서적 안정이라는 것이 없다. 부인과 아이에게 감정을 다스리려고 애쓰다가도 종종 화를 터뜨리거나 아이의 엉덩이를 때리곤 한다. 그는 좋은 친구들이 여럿 있다고 말은 하지만, 이런 사이에서도 상당한 애증이 묻어나는 것이 확인된다.

「정신병원에서 제정신으로 지내기」에 수록된 버전

진료기록에는 부모와의 사이에 관한 언급이 없었다. 사춘기를 지나면서 냉랭해졌다는 "어머니와 따뜻했던 관계"도, 갈수록 대단히 심해졌다는 "아버지와 어색하게 지낸 관계"도 나오지 않는다. "어린 시절부터 가까운 사이에 상당한 애증을 오랫동안 보인 전력이 있다"라는 문장도, "그는 좋은 친구들이 여럿 있다고 말은 하지만, 이런 사이에서도 상당한 애증이 묻어나는 것이 확인된다"라는 문장도 진료기록에 나오지 않는다. 그리고 로젠한은 아들의 엉덩이를 때린 에피소드에 정신과 의사가 관심을 보였다고 출간된 논문에서 그리고 미출간 책에서는 더 자세히 언급했지만, 이것 역시 진료기록에 없었다. 로젠한은 이 모든 것을 지어냈고, 구리 냄비나 자살 생각에 관한 언급은 편하게 삭제했다.

「정신병원에서 제정신으로 지내기」에서 로젠한은 이렇게 썼다. "사건의 사실들은 일반적으로 생각하는 조현병 반응의 형세에 맞추고자 직원이 의도치 않게 왜곡했다."

이제 로젠한 본인이 사실들을 의도적으로 왜곡했다는 것이 점차 분명해졌다.

그렇다면 로젠한의 연구에서 또 무엇이 잘못되었을까? 나는 빌과 대화를 나누고 나서 실상을 비로소 깨닫기 시작했다. 어떻게 된 사연인지 알려줄 수 있는 것은 다른 여섯 명의 가짜 환자들밖에 없다는 것을 알았다. 그러나 그들을 어디서 찾아야 한단 말인가? 나는 그들이 입원했던 병원이 어디인지, 심지어는 그들의 본명조차 알지 못했다.

20장

역설적 쓸모

스피처의 침묵

로젠한과 스피처가 주고받은 편지를 보면 로젠한은 스피처가 진료기록을 어떻게 손에 넣었는지에 집착하는 것 같았다. 자신의 왜곡에서 그의 위반으로 관심을 돌리려는 뜻이었다. 마침내 윽박지르다시피 하여 그는 스피처가 누군가를 통해 하버포드 주립병원으로부터 자료를 얻었음을 알아냈다.

바틀릿 의사는 로젠한의 논문을 보고 그가 받은 치료를 제대로 묘사하지 않은 것에 무시당했다고 느껴 로젠한의 진료기록을 나중에 『정신질환의 진단 및 통계편람』 제3판 작업에 참여하는 정신과 의사 로버트 우드러프에게 넘겼다. 우드러프는 누구보다 강경하게 로젠한의 연구를 비판했고, 그가 〈의료계 소식〉에 혹독한 칼럼을 쓴 것을 바틀릿도 알았다. 스피처가 로젠한의 연구를 주제로 심포지엄을 준비한다는 소식을 들은 우드러프는 로젠한의 기록을 그에게 보냈다. 그래서 스피처는 모든 것을 알게 되었다. 로젠한이 자신의 증상과 병원에서 받은 치료를 어떻게 과장했는지 말이다. 그런데도 그는 자신이 알게 된 것을 공개하지 않았다. "진실을 파헤치는 사람"인 스피처가 내가 가진 그 정보를 갖고 있었다면, 어째서 그는 자신의 직업을 곤란하게 만들었던 이 유명한 연구에 대해 경종을 울리지 않았을까?

하지만 이번에도 알아내기에는 때가 늦었다. 우드러프는 1976년에 생을 마감했기에 그에게 어째서 침묵을 지켰는지 물을 수 없었다. 내가 진료기록에 대해 알았을 때 스피처는 심각한 건강 문제와 싸우고 있어서 학계 논쟁에 관여하기엔 무리였다. 대중이 마지막으로 들은 그의 소식은 그가 2012년에 전환요법 사용을 지지했던 자신의 앞선 연구를 철회했다는 것이었다. 그러고 나서 2015년 크리스마스 다음 날 〈뉴욕 타임스〉에 스피처의 부고 기사가 났다. "정신질환을 서술하기 위한 엄정한 기준을 처음으로 마련했고 진단과 연구, 법적 판단의 틀을 (아울러 정상적 행동과 비정상적 행동 사이의 어디에 선을 그어야 할지를 두고 벌어지는 사회적 논쟁을 위한 공용어도) 제시했던 로버트 L. 스피처 의사가 금요일 시애틀에서 여든세 살의 나이로 세상을 떠났다."

나는 그가 남기고 간 행동과 말들을 생각했다. 그는 왜 로젠한의 연구를 비판한 자신의 논문을 두고 "내가 쓴 최고의 글"이라며 그토록 자랑스러워했을까? 스피처는 심지어 1976년에 로젠한의 연구에 관한 후속 논문 「다시 과학에서 유사과학에 대하여, 그리고 정신질환 진단의 사례」를 발표하여 로젠한으로 돌아갔다. 논문에서 말하기를 로젠한이 하나는 제대로 했다며 "정신질환 진단의 신뢰성이라는 심각한 문제를 인식한 것"이 그것이라고 했다. 스피처는 자신이 나서서 이 문제를 해결할 계획이었다.

사회학자 앤드루 스컬은 이렇게 말했다. "역설적이게도 스피처에게 로젠한의 연구와 세상의 이례적인 관심은 하늘이 내려준 만나였다. 얼마 전부터 그가 하려고 준비해온 일, 즉 미국정신의학협회에서 팀을 꾸려 정신의학이 진단을 내리는 방식을 개편하는 일에 결정적인 자극이 되었다."

다시 말해 로젠한의 연구는 스피처가 목표를 달성하는 데 도움이 되었다. 정신의학 분야가 존속하기 위해 필요한 철저한 정비를 그가 서둘러야 하는 이유가 되었다. 그토록 쓸모가 많은 것에 어째서 치명타를 입힌다는 말인가?

편람 제3판의 탄생

1974년 봄, 정신의학협회 의학부장 멜빈 샙신은 『정신질환의 진단 및 통계편람』의 개정판 작업을 스피처에게 맡겨 "미국 정신의학 종사자들의 역사의 운명적인 순간"에 활기를 불어넣었다. 스피처에게 어울리는 일이었고 다른 누구도 그 일을 하려 하지 않았으므로 모두에게 좋았다. 대부분의 정신과 의사들은 인간 행동 이면의 동기를 탐구하는 (내면의 갈등의 원인을 찾아 오이디푸스니 엘렉트라니 하는 그리스신화를 뒤지는) 훨씬 근사하고 화려한 일에 매료되어 후미진 곳에서 진단 통계를 살피는 단조롭고 칙칙한 일을 떠맡지 않으려 했다.

새로 나오는 이 개정판(제3판)은 전쟁이 야기한 마음의 공포를 목격한 내과 의사들이 1952년에 출간한 스프링제본의 소책자인 초판과 전혀 다를 터였다. 그리고 '정신신경증psychoneurotic', '공포신경증phobic neurosis' 같은 프로이트주의 용어들을 사용하고 정신분석에 치중한 제2판을 낡은 유물로 보이게 할 터였다.

제3판은 당시 새롭게 부각되고 있던 정신과 의사들의 가르침을 강조하는 방향으로 나아갔다. 타냐 마리 루어만은 『두 마음에 대하여』라는 책에서 이렇게 말했다. "그들은 정신의학이 나머지 의학 분야와 좀 더 비슷하게 보이도록 만들고자 했다. 환자들이 병을 갖고 있다고 보고 의사들이 무슨 병인지 판별하고 심장병, 갑상선염, 당뇨병을 치료하듯 몸을 치료하여 병을 공략하는 것이다."

스피처는 세인트루이스의 워싱턴 대학에서 확고한 반反프로이트주의자이자 생물학적 측면에 집중하는 정신과 의사 연구단체를 섭외했다. 그들은 스스로를 신新크레펠린주의자라고 불러 조발성 치매라는 새로운 진단명을 제안했던 독일 정신과 의사 크레펠린의 후예임을 드러냈다. 아울러 스스로를 소개하기를 정신분석에 "총구를 겨눈" 자료 중심의 학자들이라고 했다. 그들이 화장실 변기 위에 프로이트 사진을 걸어놓았다는 소문이 나돌기도 했다. 1972년에 이 단체 회원들은 「페이너 진단기준」이라고 하는, 현대 정신의학 역사에서 가장 많이 인용된 논문 가운데 하나를 발표했다. 기술적 접근을 바탕으로 엄정한 진단기준을 마련하여(크레펠린이 19세기 말에 그랬듯이) 진단에 공통적인 증상들을 하나로 묶어 제3판의 토대가 된 논문이었다.

1980년에 『정신질환의 진단 및 통계편람』 제3판이 마침내 출간되었다. 거대하고 두툼한 이 책(134페이지였던 제2판과 비교하여 494페이지였다)에는 초판에 비해 두 배 이상 많은 265개 질환이 소개되었다. 앞서의 판본들에 나온 정신분석 참고자료들을 대부분 삭제하여 정신의학을 주류 의학의 의구심에서 성공적으로 벗어나게 했다. 제3판은 '축axis'이라는 것을 도입했다. 첫 번째 축은 불안, 거식증, 조현병, 주요 우울증 같은 질환을 다루었다. 이와 달리 "지속적이고 완고하고 부적응적이라고 규정되는 질환과 행동 패턴"을 가리키는 두 번째 축에는 인격장애(경계성, 소시오패스, 자기애)와 발달장애가 실렸다. 세 번째 축은 간경변, 폐렴, 뇌염, 뇌종양 같은 '신체적' 질환에 할애했다.

환자를 진단하는 것은 결코 똑같지 않았고, 면담도 마찬가지였다. 결론이 정해지지 않은 정신분석을 기대하고 왔던 환자들은 의사들이 박스표시가 된 서류를 들고나오는 것을 보고 놀랐다. 의사들은 하나씩 항목을 체크하는 진단기준을 받았는데, 이를 두고 누군가는 "중국집 메뉴" 방식이라고 부르기도 했다. 창의적 성취감과는 거리가 있겠지만, 이제 정신과 의사들은 편람을 전적으로 수용한 보험회사로부터 보험금을 받으려면 엄격하게 그어진 경계 밖으로 나가서는 안 되었다. 목표는 진단의 표준화였다. 예컨대 조현병 진단이 내려진 메인에 사는 사람은 애리조나 사람과 똑같은 기준으로 진단을 받는 것이다. 이로써 어느 지역에 있는 정신과 의사든 같은 환자를 마주치면 같은 진단을 내릴 가능성이 훨씬 높아졌다. 이제 의사들은 공통의 언어를 갖게 되었다. 신뢰성이 생겼다.

좋든 싫든 이것은 혁명이었다.

심리치료사 게리 그린버그는 말했다. "헌법이 정부에, 성서가 기독교인들에게 중요한 만큼 편람은 정신과 의사들에게 중요하다." 제3판이 나오고 난 뒤로 모든 약물 처방은 편람을 기준으로 삼았다. 보험회사는 편람을 보고 환자에게 보험금으로 얼마를 지불할지 결정했다. 정신과 의사나 정신보건 의료진은 일한 시간에 따라 보험금을 받고 싶다면 편람을 외우다시피 해야 했다. 제3판은 정신질환을 저마다 약물 치료가 다른 여러 유형의 장애들로 바꿔놓았고, "제약업계에 큰 돈벌이"를 만들어주었다. 그 여파는 비단 정신과 의사를 넘어 임상심리사, 사회복지사, 변호사에까지 미쳤다. 양육권 문제에서 공립학교 특수아동 예산 할당에 이르기까지 사용되지 않는 곳이 없다.

스피처가 공을 들인 프로젝트 하나는 정신질환을 정의하는 것이었다. 그는 동성애 논란 이후로 이 문제에 계속 집착했다. 제3판 서두에 보면 정신질환의 개념을 이렇게 정의하고 있다. "개인에게 일어나며 일반적으로 아픈 증상(고통)이나 하나 이상의 중요한 기능 부위 손상(장애)과 연관되는, 임상적으로 유의미한 행동증후군이나 심리증후군 혹은 패턴." 이 정의는 정신질환을 기능장애와 연관시킬 뿐만 아니라(몸이 멀쩡한 기인奇人에게서 병이 일어나는 것이 아니라며 우리를 안심시키는 것이다) 정신질환의 원인을 암이나 심장병 같은 신체질환이 몸에 영향을 주는 것과 마찬가지로 당사자 내에서(그러니까 고압적인 어머니, 나약한 아버지가 아니라) 찾았다. 그래서 편람은 강한 생물학적 연관성을 내포하는 '장애'라는 용어를 사용했고, 정신역학 시대의 유물인 '반응'이라는 용어는 내던졌다.

편람은 신체적(기질성) 질환과 심리적(기능성) 질환의 구별이 다소 자의적이라는 것을 인정하면서도 계속 이렇게 구별하는 것이 "이런 질환을 구별해서 보는 전통에 따른" 것이라고 솔직하게 밝혔다. "그러므로 이 편람에서는 '신체질환'이라는 용어를 사용하되 이런 두 부류의 질환('정신'질환과 '신체'질환)의 경계가 질환의 병태생리학에 대한 우리의 이해가 늘어남에 따라 바뀐다는 것을 인정한다."

이를 반영하듯 편람에는 여기 소개된 정신질환들의 원인이 나오지 않았다. 과학이 아직 그 단계에 이르지 못했기 때문이다. 과학적으로 원인이 밝혀질 때까지 그 부분은 결론을 열어두고자 했다. 하지만 이 책을 구입한 임상의들이 이런 주의사항에 유념했는지는 의문이다. 다른 모든 사람은 (당시 떠오르던 신경과학과 유전학의 약속에 들떠) 편람이 정신분석으로 해석하던 병을 완연한 뇌의 병으로 돌려놓았다고 보았다.

아무튼 증거와 무관하게 정신의학은 질환의 모델을 전적으로 받아들여 재의료화가 이루어졌다. 하버드 대학 정신의학과 교수 제럴드 클러먼은 이를 과학의 "승리"라고 했다. 의사와 환자 모두 병이 어떻게 생겨났고 병에서 자신이 어떤 역할을 맡는지를 전과 다르게 보게 되었다. 억압된 에고와 이드, 냉장고 어머니가 아니라 비정상적인 뇌의 화학물질, 잘못된 (하지만 우리의 잘못이 아닌) 뇌의 배선이 문제였다. 정신과 의사 낸시 안드레아센은 "아픈 사람이므로 더 이상 책임의 짐을 지고 죄의식으로 괴로워하지 않아도 되었다"라며 환자에게 한 걸음 나아가는 진전이었다고 했다. 그리고 세상은 "암이나 심장병을 앓는 사람처럼 그렇게 환자를 대해야 했다."

그러는 동안 로젠한과 가짜 환자 문제는 편람의 저자를 골치 아프게 했다. 스피처는 편람을 작업하면서 자주 로젠한의 연구로 돌아가 이렇게 자문했다. 데이비드 로젠한과 가짜 환자들은 이런 기준을 통과했을까?

"우리가 진단기준을 집필할 때면 로젠한의 연구가 마음속 한구석에 자리 잡고 있었습니다." 스피처의 부인이자 역시 『정신질환 편람』 제3판 작업에 참여했던 재닛 윌리엄스는 말했다. "진단기준 정하기라고 부르는 작업이었는데, 종이에 기준을 적고는 이렇게도 질문해보고 저렇게도 해보며 어떻게 하면 더 좋게 만들까 고민했습니다. (…) 이런 일을 할 때면 어김없이 로젠한이 떠올랐습니다."

스피처는 로젠한과 일곱 명의 가짜 환자가 일으켜 세상을 들썩이게 만든 악몽이 다시는 없도록 하겠다고 다짐했다. 타냐 마리 루어만은 말했다. "로젠한의 가짜 환자들은 면담을 맡은 정신과 의사가 제3판을 사용했다면 절대로 조현병 진단을 받지 못했을 것입니다."

정신의학자 앨런 프랜시스는 내게 말했다. "밥(스피처)이 한 일은 정신의학의 얼굴을 바꾼 것이었습니다. 그는 사람들이 스스로를 바라보는 방식을 바꾸었습니다. 그뿐만 아니라 세상을 바꾸었는데, 그런 변화를 일으킨 데는 로젠한의 프로젝트가 큰 자극이 되었습니다. (로젠한의 연구가 아니었다면) 스피처는 제3판을 그렇게 쓰지 못했을 겁니다."

모두에게 득인 것 같았다. 이제 우리는 견고한 진단 시스템을 얻었다. 잘난 체 떠드는 정신분석 용어 대신에 의학적 언어를 얻었다. 신뢰성이 생겨 의사들이 전 세계 어디서든 일관된 진단을 내린다.

내게는 진전으로 보였다. 적어도 처음에는 그랬다. 나는 정신분석의 시대를 벗어나지 못한 몇몇 정신과 의사를 만난 적이 있었다. 어떤 의사는 새로 수업을 듣는 의대생들 앞에 섰을 때 발기를 했다면서 그러면 엉덩이를 앞으로 빼고 통로를 왔다 갔다 하며 뽐낸다고 했다. 어떤 의사는 내가 자가면역 뇌염에서 완치한 것이 면역의학의 발달이나 첨단 신경의학 덕분이 아니라 “이전에 진정한 트라우마를 한 번도 겪어본 적이 없어서”라고 했다. 5분만 상담해도 뿌리 깊은 뭔가를 드러낼 수 있다는 투였다.

『정신질환의 진단 및 통계편람』 제3판으로 이런 오만함이 사라졌다면 잘된 일이다.

21장

스키드 면담

정신의학의 본질적 한계

2016년에 스피처의 부인 재닛이 나를 뉴욕 주립 정신의학 연구소에서 열리는 그의 추도 강연에 초대했다. 스피처가 오랫동안 근무했던 연구소였다. 그곳을 찾아가던 중 나는 비슷비슷하게 생긴 학교 건물들 사이에서 헤매다가 길을 잃어 수련의로 보이는 두 젊은이에게 연구소가 어디 있는지 물었다. 그들은 거리 끝에 있는 한 건물을 가리켰고 떠나는 내게 손을 흔들었다.

그들의 친절한 응대에 「정신병원에서 제정신으로 지내기」에 나오는 로젠한의 작은 실험이 생각났다. 먼저 연구조교가 스탠퍼드 의대에서 길 잃은 학생이 되어 부자연스럽게 공손한 응대를 받았다. 두 번째로 반복할 때 로젠한은 가짜 환자들이 병동에서 직원에게 길을 묻도록 하고는 어떤 반응이 오가는지 살펴보았다. 그는 자신의 하버포드 입원 부분에 이 실험의 결과를 기록했다.

> **가짜 환자**: "혹시 제가 언제쯤이면 마당 산책의 혜택을 받을 수 있을까요?"
>
> **의사**: "좋은 아침이오, 데이브. 오늘 기분이 어떻소?"(답변을 기다리지도 않고 자리를 떠난다.)

(언급하고 넘어가자면 로젠한의 기록에서 내가 찾을 수 있었던 것은 학생들이 의대에서 실험을 했다는 것이 전부였다. 논문에서 그가 기록한 것 말고 로젠한이나 다른 가짜 환자들이 정신병원에서 이 실험을 실제로 했다는 결정적인 증거는 당혹스럽게도 전혀 없다.)

추도 강연이 열리는 곳에 도착하니 강당은 사람들로 꽉 들어찼다. 스피처의 가까운 동료인 마이클 퍼스트 의사가 스피처의 연구를 소개하는 것으로 말문을 열었다. 깜짝 등장한 사람이 있었다.

"이듬해에 데이비드 로젠한이 〈사이언스〉에 논쟁적인 논문을 발표했습니다. '쿵' 하는 목소리가 들린다고 주장하여 정신병동에 들어가서는 이후 정상적으로 행동했음에도 평균 19일을 있었던 여덟 명의 가짜 환자들을 다룬 논문이었습니다." 녹음한 것을 들어보면 내가 웃는 소리가 들린다. 스피처를 소개하는 연설에 난데없이 로젠한이 언급되었기 때문이다. "밥은 이 연구를 가차 없이 비판하는 글을 썼습니다. 그의 말을 인용해보죠. 밥이 솜씨 좋게 언어를 구사하며 비판하는 전형적인 방식이어서 내가 좋아하는 문장입니다. 이렇게 말했습니다. '연구의 방법론과 결론을 신중하게 검토한 결과 나는 완화된 논리라는 진단을 내리게 되었다'."

강의실에 웃음이 터졌다. 여전히 먹히는 표현이었다.

퍼스트는 짧은 인사말을 마무리하고 켄 켄들러를 연단으로 불렀다. 학자이자 버지니아 커먼웰스 대학 정신의학과 교수인 켄들러는 제3판 수정판과 제4판 작업에 참여했고 제5판의 과학 검토 위원회를 총괄했던 인물이다.(이런 배경을 알고 나면 다음에 오는 내용이 훨씬 더 놀랍게 여겨진다.) 나는 그의 강의가 정신의학의 바이블을 찬양하는 내용일 거라고 기대했다. 잘못 짚은 것이었다.

켄 켄들러는 상대방이 알아듣기 쉽게 설명하는 사람이 아니므로 우리의 목적을 위해 내가 요약하자면 이렇다. 기본적으로, 그는 정신과 의사들이 편람에 정당성을 부여하는 과정에서 책에 적힌 것을 그대로 받아들였고 알려지지 않은 모호한 것은 무시했다고 말했다. 정신과 의사들은 "정신의학 진단의 구체화"를 믿었다. 내 식으로 말하자면 자신들이 제공하는 것에 취했고 더 많은 것이 그 안에 있다고 믿기 시작했다. "우리는 이 책이 나왔을 때 우리의 기준에 대단한 자부심을 느꼈습니다. 덧붙여 말하자면 이런 진단을 두고 마음껏 즐기고 싶었습니다. 이것이 '진짜'라고, 마침내 우리가 손에 넣었다고, 모든 것이 편람에 있다고 말했습니다." 켄들러는 말했다. "모세가 시나이산에서 명판을 들고 내려왔다고 할까요. 그 모세는 밥 스피처라고 하는 유대인이었습니다."

스피처가 시나이산에서 『정신질환의 진단 및 통계편람』 제3판이라고 하는 명판을 가지고 내려오자 정신의학 분야는 거의 종교적 열의로 받아들였다. 켄들러는 말했다. "우리는 사람들에게 질문했습니다. 슬픈가요? 죄책감을 느끼나요? 식욕이 떨어졌나요? 우리는 의학의 한 분야로서 고전하고 있었습니다. 증상과 징후가 사실상 우리가 가진 전부입니다." 증상과 징후는 물론 아주 실제적인 것이지만, 근본적인 원인은 백 년 전과 마찬가지로 여전히 수수께끼였다.

제3판은 미국의 정신보건 시스템을 근본적으로 바꾸어놓았다. 그러나 이제 많은 전문가가 과연 올바른 방향으로 바뀐 것인지 의문을 던진다. "편람이 주도한 정신의학은 어떻게 보면 과학이라는 용감한 신세계로 나아갔다기보다는 사막을 향해 돌진한 것 같았다." 에드워드 쇼터는 『정신의학의 역사*A History of Psychiatry*』라는 책에서 이렇게 말했다. "끝없는 증후군의 행렬을 보고 있노라면 어떻게 손쓸 수 없는 과정일지도 모른다는 생각이 들어 불편했다."

주요 정신의학 진단들은 모두 합의에 의해 만들어졌다는 사실을 잊기 쉽다. 그런데 합의 과정은 결코 순탄치 않았다. 『정신질환편람 제3판의 제작*The Making of the DSM-III*』에서 해너 데커는 열 명이 안 되고 대부분이 정신과 의사들인 핵심 집단이 "스피처 옆에 붙어 앉아 이야기를 하면 그는 타자기로 받아 적었다. 컴퓨터가 없어서 자르고 붙이는 식으로 수정을 했다"라고 말했다. 고성이 오가며 다투는 것이 다반사였다. 서로 감정이 상했다. 그러는 동안 스피처가 열심히 타자를 쳤다. 프로젝트를 위해 매주 80시간 가량을 매달려 원고를 정리하는 괴력을 발휘했다. "이른바 전문가나 고문이라는 사람들이 모여 이렇게 회의를 했고, 사람들은 서 있거나 앉거나 돌아다녔다." 편람 작업에 참여했던 한 정신과 의사가 〈뉴요커〉에서 말했다. "다른 사람 말이 채 끝나기도 전에 이야기를 했다. 하지만 밥은 원고를 정리하느라 너무 바빠서 회의를 질서 있게 진행하지 못했다." 제3판 기획단에 있었던 심리학자 시어도어 밀런은 상황을 다음과 같이 전했다. "체계적인 연구는 거의 없었고 대개가 주먹구구식이어서 산발적이고 서로 모순되고 모호했다. 우리가 견실한 진짜 과학에 입각하여 결정을 내린 부분이 그렇게 많지 않다는 것을 대부분의 사람들도 알고 있었다고 생각한다."

새로 나온 편람의 최고 장점으로 내세웠던 신뢰성조차 과장된 것이었다. 1988년에 290명의 정신과 의사들에게 두 건의 사례 보고를 평가하고 편람의 기준에 따라 진단을 내리도록 한 연구가 있었다. 임상의들이 진단할 때 내보이는 편견을 알아보고자 한 연구였다. 이를 위해 그들은 두 건의 사례에서 인종과 젠더라는 두 가지 요인을 바꿔 여러 건의 사례 보고를 만들었다. 동일한 증상을 제시했는데도 임상의들은 다른 집단보다 흑인들에게 훨씬 심각한 병을 진단하는 경향을 보였다.(이것은 오늘날까지 이어지고 있다. 2004년의 한 연구에 따르면 흑인 환자가 주립병원에서 조현병 진단을 받을 확률이 백인 환자보다 네 배나 높았다.)

신뢰성의 문제는 합의를 보았다고 해서 꼭 합당한 것은 아니라는 데 있다. 마이클 앨런 테일러는 『히포크라테스는 울었다 *Hippocrates Cried*』에서 이렇게 말했다. "아주 옛날에는 대부분의 의사들이 환자에게 악령이 씌었다고 했다. 신뢰성은 있었지만 타당성은 떨어졌다."

로젠한은 편람에 대한 자신의 생각을 공개적으로 밝힌 적이 없었다. 그가 스피처와 개인적으로 주고받은 편지들로 볼 때 자신의 논문이 편람의 일부에 기여했다는 것은 틀림없이 알았던 것 같다. 그는 자신의 실험이 이렇게 전방위적으로 영향을 미치는 것을 자랑스러워했을까, 아니면 위기에 처한 정신의학 분야를 구하는 구실로 활용된 것에 낙담했을까?

편람 개정의 연이은 실패

편람 제4판은 1994년에 앨런 프랜시스가 총괄 감독을 맡았다. 사회학자 앤드루 스컬은 "새로운 진단들이 포함되었고 특정 진단을 충족시키기 위해 기준을 넓히고 느슨하게 했지만, 스피처의 선례를 충실하게 따랐다"고 평했다.

앞서 보았듯이 정신질환 진단의 경계는 시간이 흐르면서 계속 바뀌었다. 로젠한이 입원했을 당시의 조현병 진단은 오늘날보다 훨씬 넓은 그물망을 던졌다. 우리가 그것을 어떻게 알까? 지나치게 넓으면 진단이 무의미해지고, 지나치게 좁으면 도움이 절실히 필요한 사람들을 놓치게 된다. "ADHD(주의력결핍 과잉행동장애) 약물 치료의 대부"로 여겨지며 질환의 진단기준을 확립하는 데 기여한 키스코너스는 ADHD라는 꼬리표가 붙은 아이들 수가 갈수록 늘어나는 것(고등학생의 15퍼센트)에 우려를 표했다. 2013년에 〈뉴욕 타임스〉와의 인터뷰에서 이렇게 말했다. "수치로 보면 유행병처럼 보이지만 그렇지 않습니다. 말도 안 되는 소리입니다. 전례 없고 부당한 수준으로 약이 처방되는 것을 정당화하기 위해 날조한 겁니다."

제5판은 2013년에 발간되어 혹독한 비판에 직면했다. 그 분야 안팎의 비판을 받고 예정보다 늦어지게 된 제5판은 앞선 판본들의 대표적 특징인 엄정한 범주 대신 정신질환의 "차원적 측면", 즉 연속성을 반영하고자 했다. 2013년 편람이 출간되기도 전에 적어도 세 권의 책이 혹평을 퍼부었다. 게리 그린버그의 『재앙의 책 *The Book of Woe*』, 마이클 앨런 테일러의 『히포크라테스는 울었다』, 앨런 프랜시스의 『정신병을 만드는 사람들』이 그것이다.

프랜시스가 "내 탓이오, 나는 고발하노라, 간절한 호소가 뒤섞인 것"이라고 표현하며 제5판•의 전면적인 안티로 나선 『정신병을 만드는 사람들』은 그가 제4판 기획단의 총괄자였고 편람의 대부 스피처와 가까운 사이였다는 것을 생각하면 가장 뼈아프게 다가왔다. 실제로 은퇴한 프랜시스를 불러내 새로운 편람이 "대단히 위험한

• 미국정신의학협회는 편람 제5판에 로마식 숫자표기(DSM-V) 대신 DSM-5라고 적어 "추후에 있을 단편적인 수정"을 소프트웨어 업데이트에 더 쉽게 반영하도록 했다고 사회학자 앤드루 스컬이 설명했다.

결과물을 내놓을" 가능성이 크다고 대중에게 경계하는 일에 동참하도록 만든 사람이 스피처였다. 편람의 발행은 적어도 부분적으로는 이런 두 헤비급 인사에 막혀 두 차례 늦춰졌다. 프랜시스는 협회에 공개편지를 쓰고 외부인 칼럼을 쓰고 트위터에 게시물을 올렸다. 그는 자신이 "아동을 대상으로 한 세 가지 정신장애(자폐증, 주의력결핍장애, 소아 양극성장애)가 새롭게 거짓으로 유행하는 현상을 예측하지도 막지도" 못했다며 대중에게 인정했다. 소아 양극성장애 진단은 1994년부터 2002년까지 8년간 40배 증가했다. 아동 자폐 스펙트럼 진단은 1970년대 이후로 57배나 증가했다. 예전에 찾아보기 어려웠던 주의력결핍/과잉행동장애는 이제 2세에서 17세 사이의 아동의 8퍼센트를 차지하는 것으로 추정된다. 우리가 병을 어떻게 정의하는지가 실생활에 극심한 영향을 준다는 프랜시스의 지적은 타당했다. 우리는 오랫동안 방치된 사람들에게 다가가는 것일까, 아니면 아이들을 과잉진단하고 과잉처방하는 것일까? 프랜시스는 제5판이 "정상적인 사람을 오진"하는 것을 더욱 부추기고 "약물 복용자로 득실대는 사회"(이미 성인 여섯 명 가운데 한 명이 정신의학 문제로 하나 이상의 약을 복용하고 있는 시대다)를 만들 것이라고 경고했다. 협회의 어떤 정신과 의사들은 프랜시스가 평판을 생각하는 것만이 아니라, 새로운 편람이 나오면 자신이 전에 쓴 예전 판본의 로열티 수입이 줄어들기 때문에 나서는 것이라고 반박하기도 했다.

정신의학 분야의 다른 위인들도 가세했다. MIT와 하버드 대학이 공동설립한 브로드연구소의 스탠리 정신의학연구센터 소장 스티븐 하이먼은 "영락없는 과학의 악몽"이라고 했다. 국립정신보건원 원장을 역임했던 토머스 인셀은 편람의 "타당성 결여"를 지적했고 "잘 봐줘야 사전"에 불과하다고 했다. 이것이 문제였다. 스피처와 동료들이 편람을 집필했을 때 과학은 아직 거기에 이르지 못했다.(그리고 그들은 수정의 여지를 열어두어 이 사실을 인정하려고 했다.) 그 이후로 30년 동안 애썼음에도 과학은 아직 그대로였다.

내가 인터뷰한 많은 정신의학자는 편람을 토대로 한 진단을 두통의 이해에 비유했다. 근본 원인을 모르는 증상을 갖고 있는 것이다. 예를 들면 실은 뇌종양인데 그저 두통일 뿐이라고 생각할 수도 있다. 애드빌을 먹으면 두통이야 사라지겠지만 전이된 덩어리는 머릿속에 여전히 남아 있다. 종양을 찾아낼 방도가 없다면 우리는 그 차이를 어떻게 알겠는가?

스키드 면담

내가 보기에 가장 우려되는 부분은 편람의 방식 때문에 정신의학의 실태가 지나치게 경직되어 환자를, 개인을, 인간을 놓쳤다는 것이다. 앞으로 보겠지만 이것은 비단 의사와 환자의 관계에만 영향을 미치는 게 아니라 오진을 부추길 수 있다.

나는 추도 강연에서 스피처를 소개하면서 로젠한을 언급했던 마이클 퍼스트에게 이것을 직접 시험해보았다.

"나는 신경과민이에요." 퍼스트의 진료실에서 녹음기를 켜며 내가 말했다. "어째서 내가 신경과민일까요? 스키드 면담 해보신 적 있어요?"

"없습니다." 그가 말했다.

퍼스트 의사는 딱히 따뜻하고 모호한 사람은 아니다. 대단히 냉철하고 곧이곧대로 말한다. 그래서 편람의 마지막 세 판본 작업에서 핵심 인물이 되었다. 하지만 나는 면담 중에 그가 손가락에 낀 두툼한 금속 반지를 보고 그에게 우드스탁-히피의 부드러운 분위기도 있음을 짐작했다. 그는 세간의 이목을 끄는 형사사건의 자문가로 자주 불려갔다. 얼마 전에는 여섯 살 아동 이튼 패츠의 살해사건을 맡았다.(재판은 배심원 불일치로 종료되었고, 피고는 2심에서 유죄 판결을 받았다.) 그러나 그가 편람에 가장 크게 기여한 것은 'DSM을 위해 구조화된 임상 면담', 스키드(SCID)이다. 편람 기준에 근거하여 정신질환 진단을 내리려고 만든 사전 면담 질문지다. 나는 내가 어떤 진단을 받았는지 그가 모른다고 치고 나의 정신증 경험을 봐줄 수 있는지 그에게 물었다. 퍼스트 의사는 자신에게 불리한 도전임에도 스키드 면담을 해주기로 했다.

2008년에 마이클 퍼스트는 BBC 리얼리티 쇼 〈당신은 얼마나 미친 사람입니까?〉에 출연했다. '정상인' 다섯 명과 과거에 정신질환 진단을 받은 적이 있는 다섯 명이 한집에 살면서 스탠드업 코미디, 외양간 청소 같은 이런저런 과제를 수행하고, 이를 정신과 의사(마이클 퍼스트), 심리학자, 간호사가 지켜보는 프로그램이었다. 패널들의 목표는 닷새 동안 이들을 관찰하면서 정신질환자를 찾아내고 정확하게 병을 맞히는 것이었다. 과제를 함께 하진 않았다. 그들은 한 남자가 소똥 치우는 모습을 지켜보고 나서 강박충동장애를 가졌다고 알아맞혔다. 그러나 한 명은 양극성장애로(어떤 장애도 없었다), 한 명은 조현병 병력이 있다고(병력이 없었다) 오진했다. 여기서 주목할 점은 로젠한의 주장이 놀랄 정도로 깊게 박혀 있었다는 사실이다. 정신의학이 그 이후로 정당성을 인정받으려고 그토록 노력했지만, 온전한 정신과 정신이상의 구별이 불가능하다는 것은 리얼리티 쇼로 제작될 만큼 대대적인 관심사였던 것이다.

퍼스트가 면담을 시작했다. "좋아요, 이제 곧장 시작하죠. 진짜로 하는 것처럼 할 겁니다. 이건 진짜니까요."

그는 몇 가지 질문들을 곧장 늘어놓았고 나는 연이어 신속하게 대답했다. "몇 살이죠?" "누구랑 살아요?" "결혼한 지 얼마나 되었어요?" "무슨 일을 해요?"

나는 남편과 7년간 연애했고, 처음 만난 것은 열일곱 살 때였고, 최근에 결혼했다고 설명했다. 퍼스트가 일에 대해 묻기에 〈뉴욕 포스트〉에서 보도기자로 일했다고, 남편을 알았던 기간보다 더 오래 일했다고 말했다.

"일을 하거나 학업을 하기 어려웠던 시절이 있었나요?"

"네, 아팠을 때 그랬죠."

"병에 대해 말해볼래요?"

나는 병이 진행한 상황에 대해 그에게 차근차근 설명했다. 우울감에서 시작하여 조증으로 발전하여 정신증이 되었다가 마침내 긴장증이 되었고, 결국에는 자가면역 뇌염이라는 정확한 진단을 받았다고 했다. 그는 내가 설명하는 동안 질문들을 던졌지만 요점에서 벗어나는 질문은 없었다. 그러면서 감정적 거리를 유지했다. '세상에', '힘들었겠어요', '기분이 어땠나요?'와 같은 내 이야기를 들은 다른 사람들이 공통적으로 내뱉었던 말들을 한마디도 하지 않았다. 미리 써놓은 질문들을 계속 던지며 앞으로 나아갔다.

"죽고 싶다거나 잠을 자고 영원히 깨지 않았으면 좋겠다고 생각한 적이 있어요?" 그가 물었다.

나는 로젠한이 하버포드 병원에서 접수면접을 할 때 이런 질문을 받고 대답한 것을 생각했다. 나는 아니라고 대답했다.

"자살 시도를 해본 적이 있어요? 자해하려고 뭔가를 했었나요?"

"아니요."

"지난달에 무슨 문제가 있었나요?"

"문제요?"

"어떤 것도 괜찮아요. 직장이나 집에서 있었던 문제, 아니면 다른 문제도 좋고요."

"문제야 매일 있죠." 나는 웃음을 터뜨렸다. 무슨 질문이 이렇지?

"일상적인 문제 말이죠?"

"맞아요."

"지난달에 기분은 어땠어요?"

"실은 꽤 좋았어요. 명상을 했거든요."

"약을 복용했다고요?(medicating)"

"아뇨, 명상(medicating)."

이런 식으로 이어졌다.

묘한 기싸움이 벌어지고 있었다. 위의 질문에 모두 아니라고 대답했지만, 나도 모르게 이 의사를 실망시키지 않아야겠다고 생각하고 있었던 것이다. 내가 정상적이어서 그가 실망하는 것은 원치 않았다.

"지난달에 3월 20일 이후로 거의 매일같이 하루 종일 우울했던 날이 있었나요?" 이상했다. 방금 명상을 해서 기분이 좋았다고 그에게 말한 터였다. 그는 그저 앞에 적힌 글을 읽고 있었다.

"지난달에 3월 20일 이후로 평소 즐기던 것에서 관심이나 흥미가 시들해진 것이 있었나요?"

문득 법정에서 벌어지는 질의가 이럴 것 같다는 생각이 들었다. 그러니까 마치 내가 거짓말하는 것을 잡아내려고 노리는 느낌이었다.

그는 같은 질문을 계속해서 던지되 기간을 좀 더 넓혔다. 예컨대 나는 병을 앓을 때 우울했지만, 그렇다는 대답으로는 충분하지 않았다. 마치 감정의 모서리가 선명하기라도 하듯 그는 내가 얼마나 오래 우울했는지 정확히 알고 싶어 했다.

"일주일, 그 정도인가요?"

"글쎄요. 아마 한 달? 딱 잘라 말하기 어렵네요."

"병원에 있을 때 우울했나요?"

"인지력이 손상되었어요. 사람들이 그랬다고 말하는데 나는 기억이 없어요."

"조증은 어때요?" 그가 계속 물었다. "얼마나 오래 계속되었나요?"

"이것도 말하기 어려워요. 우울증과 뒤섞여서 말이죠." 나는 구체적이지 않은 것에서 구체적인 것을 끌어내려고 필사적으로 애썼다. 감정은 수학공식처럼 더하기로 정신질환 진단을 낼 수 있는 것이 아니다.

"정리해봅시다. 2009년 2월에 3주 동안 당신은 거의 하루 종일 우울했어요. 그렇죠?"

"맞아요."

그는 우울증의 첫 2주에 집중했고 나는 그에게 장단을 맞추었다. 그토록 이성을 잃고 겁에 질렸던 순간에 대해 미리 적힌 질문들에 내가 정확하게 대답할 수 있다는 듯이 굴었다. 솔직히 말하면 누구라도 그랬을 것이다.

"조증이 지속된 기간은 다 합쳐서 얼마나 되나요? 일주일 반?"

"그게 말하기가 어려워요."

"그 일주일 반 동안 당신은 스스로에 대해 어떻게 느꼈나요? 평소보다 자신감이 더 강했나요?"

"가끔은 그랬어요. 그러나 내가 최고라고 생각하다가도 다시 최악이라는 생각에 빠졌어요."

"하지만 상당 기간 동안 그런 감정을 느낀 건 확실하네요."

"맞아요." 놀라웠다. 모든 것이 그렇게 구체적이어야 했다.

더 많은 질문이 있었다. "잠은 잘 자요? 집중력은 어때요? 섹스 생각은 많이 해요? 걸음걸이는? 여유가 없는데도 물건을 구입했나요?" 그러고 나서 내가 좋아하는 질문이 나왔다. "위험하거나 충동적인 사업상의 결정을 내린 적이 있나요?" 당시 내 1년 소득이 3만 8000달러였다고 그에게 말하고 나서 나온 질문이었다. 나는 웃고 말았다. "오, 사업 투자라는 것이 다 위험하죠!"

"이제 몇 가지 이례적인 경험에 대해 묻겠습니다." 그는 여전히 앞에 놓인 글을 보고 읽었다. "당시 사람들이 당신에 대해 말하고 있는 것 같던가요?"

"네. 간호사들이 나에 대해 이야기하고 있었어요. 나는 그들의 마음을 읽을 수 있었어요."

"라디오나 텔레비전에서 특별히 당신을 노리고 하는 말을 들었나요?"

"네. 나는 텔레비전과 아버지와 관련하여 망상이 있었습니다."

"누군가가 일부러 당신을 힘들게 하거나 당신에게 상처를 주려 했다고 생각했나요?"

계속 그렇다는 대답이 이어졌다.

"당신이 특별히 중요한 사람이라고 생각했나요? 초능력이 있었나요?"

물론이다. 잠깐 동안 내가 신과 같은 능력이 있어서 마음을 통해 사람들을 늙게 만들 수 있다고 믿었던 것이 생생하게 기억난다.

"의사들은 아니라고 하지만 자신의 신체적 건강에 뭔가 문제가 있다고 확신했나요?"

빈대에 온통 신경이 쓰였고, 내가 흑색종으로 죽어가고 있다고 생각했다.

"남자친구가 바람을 피운다고 확신했나요?"

그의 물건들을 뒤져 있지도 않는 불륜의 단서를 찾으려고 했다.

사람들이 내 머릿속에 생각을 심는 문제, 인간 교류의 투과성, 짝사랑에 관한 질문도 있었다. 나와 무관한 특정한 질문들이었다. 면담을 마치고 나서 퍼스트는 책을 덮었다.

"내가 정답(자가면역 뇌염)을 몰랐다면 다른 진단을 내렸을 겁니다. 조현형장애로 보입니다."

조현형장애는 조현병의 특징들을 내보인 기간이 조현병 진단을 받기 위해 최소한으로 요구되는 6개월보다 짧을 때 내리는 진단이다.(이런 최소 기간은 제3판보다 먼저 나온 페이너 진단기준에 따라 정해진 것이지만, 이것이 편람에 포함된 것은 적어도 부분적으로는 로젠한 연구 덕분이라고 생각한다. 진단을 위해 증상을 6개월간 보여야 한다면, 최근에야 목소리를 듣기 시작했다는 가짜 환자들은 이보다 덜 확정적인 진단에는 걸려들었을 것이다.)

병원에서 정신과 의사들이 제1형 양극성장애와 조현정동장애라는 두 가지 진단을 내렸다고 내가 그에게 말하자 그가 책을 다시 펼쳤다. "만약에 당신이 정신증을 보였을 때 우울했다면…… 그럼 말이 됩니다. 사실 조현정동장애는 아닐 겁니다. 기분 증상이 정신증

만큼 길지 않았어요. 혹시 기분이 정상일 때 정신증을 보인 적이 있었나요?"

여기서 나는 웃고 말았다. "정신증인데 기분이 정상일 수가 있어요? 그게 가능해요?"

"가능은 해요." 그가 말했다. "엄밀히 보자면 조현정동장애는 아닐 겁니다. 엄밀히 보자면 섞여 있어요. 말하기가 조심스럽네요. 그게 문제예요. 당신이 어느 정도는 정확하게 알아야……."

믿기지 않았다. 나는 내 병에 대해 누구보다, 특히 정신의학 종사자보다 정확하게 알고 있었다. 1년간 글을 쓰면서 조사하고 지난 4년간 끊임없이 내 병에 대해 이야기했다. 그런데 아직도 그의 엄정한 질문에 적절하게 대답하지 못했다.

"당시에 보자면 가장 그럴듯한 두 진단은 조현형장애와 조현정동장애였네요. 하지만 두 진단 모두 틀렸으니 그건 중요하지 않습니다." 그러면서 그는 책을 닫았다. 자신이 만든 것의 한계에 대해 그렇게 솔직하게 털어놓는 것은 용감하고 박수 쳐줄 일이었다. 그가 계속 말했다. "우리는 정신증을 보이지만 항정신제에는 반응하지 않는 사람들에게서 이런 현상을 늘 봅니다. 당신과 같은 질환이라서 그럴까요? 진짜 조현병을 앓는 사람은 반응하지 않는 것일까요? 어쩌면 우리가 조현병이라고 부르는 것은 사실은 여러 다른 것들일지도 모릅니다."

그는 면담의 격식을 버리고 나를 안심시켰다. "이 분야가 얼마나 엉망인지 아시겠죠."

어색한 순간이 흘러 눈치를 채고 내가 지갑을 꺼냈다. "얼마를 드리면 될까요?"

"이런 면담은 보통 550달러를 받습니다."

그가 나를 오진하면서 받는 돈이 550달러라니. 믿기지 않았다. 그도 나와 같은 심정일 것이다.

"카드도 받죠?"

22장

각주

감춰진 아홉 번째 환자

내가 이해하려고 애쓸수록 로젠한과 그의 연구는 흘러내리는 모래 같다는 생각이 들었다. 굳은 땅에 발이 닿았다고 생각할 때마다 지반이 무너지면서 컴컴한 오물 속으로 빠르게 가라앉는 기분이었다.

빌 언더우드 덕분에 나는 연구에 같이 참여했던 한 동료 대학원생 이름이 해리임을 알게 되었다. 1973년 스탠퍼드 심리학과 대학원생 명단을 살펴보니 정말로 그가 있었다. 빌 바로 몇 줄 위에서 해리 랜도라는 이름을 보았다. 하지만 해리의 이름은 신원이 확인되지 않은 나머지 여섯 명의 가짜 환자(존, 밥, 칼)와 맞지 않는다는 것을 곧바로 알아차렸다. 대학원생이라는 직업도 맞는 사람이 없었다. 이름을 그대로 사용하지 않은 걸까? 펍메드에서 '해리 랜도'를 검색하자 금연과 관련된 100건의 연구가 나왔고 로젠한과 연결되는 것은 하나도 없었다. 월드캣[온라인 도서관 자료검색 사이트—옮긴이]에서 '랜도'를 치자 금연 관련 논문이 더 나왔고, '로젠한'을 추가하자 드디어 원하는 자료가 떴다. 1976년 2월 〈전문 심리학〉에 게재된 「정신병원에서 제정신으로 지내기: 추가 보고서」라는 논문이었다. 아래와 같은 요약문이 나왔다.

> 저자는 대규모 공공병원의 정신병동에 가짜 환자로 들어가 19일을 보내고 나서 정신병원 시설에 호의적인 평가를 내린다. 그는 차후의 연구에서 기존의 시설들의 긍정적인 측면을 강조하기를 권한다.

드디어 또 한 명의 가짜 환자를 찾았다. 그는 차후의 연구에서 기존의 시설들의 긍정적인 측면을 강조하기를 권한다. 월드캣에서 로젠한을 검색해서 나오는 1066건의 결과물 중에서 해리 랜도의 연구는 251번으로 26쪽에 나왔다. 내가 가짜 환자를 찾기 오래전에 처음 검색했을 때는 대충 훑어보느라 지나갔고, 그 이후로 이것을 인용한 자료는 하나도 본 적이 없었다.

숱 많은 머리, 텁수룩한 콧수염, 각진 얼굴을 한 젊은 저자의 흑백사진이 실린 논문 복사본을 손에 넣었다. 첫 문장을 읽었다. "나는 로젠한의 연구에서 아홉 번째 가짜 환자였다. 내 자료는 정식 보고서에는 포함되지 않았다."

그렇다! 각주! "아홉 번째 가짜 환자에게서 얻은 자료는 보고서에 넣지 않았다. 그가 온전한 정신임이 발각된 것은 아니지만, 혼인 여부와 부모 관계를 포함하여 개인사의 일부를 조작했기 때문이다. 따라서 그가 실험에서 보인 행동은 다른 가짜 환자들의 행동과 동일하지 않았다." 해리 랜도가 여덟 명의 가짜 환자 누구와도 맞지 않았던 것은 거기에 포함되지 않았기 때문이었다. 그는 무명의 아홉 번째 환자였다. 각주는 로젠한이 연구 기준에 맞지 않는 자료는 전부 폐기하여 보고서에 수록된 자료가 오염되지 않았음을 보여주고자 형식적으로 적은 것이므로 연구를 논의하는 과정에서 아무도 여기에 주목하지 않았다.

하지만 어떻게 된 상황인지 파악하고 보니 혼자만 고고한 척한다는 느낌이 들었다. 로젠한 본인도 똑같은 일을 했다. 자신의 증상에 대해 의사에게 솔직하게 말하지 않았고 자신의 진료기록을 바꾸었다.

이런 위선보다 궁금증을 더 자극하는 것이 있었다. 해리는 어째서 정신병원 시설을 욕하기는커녕 옹호하고 나섰을까? 그는 "나무랄 데 없는 시설", "이로운 환경"이라는 말을 사용했다. 지금까지 내가 확인한 두 환자 로젠한과 빌의 경험과는 판이하게 달랐다.

나는 해리가 현재 심리학 교수로 근무하며 흡연 행동의 역학을 주로 연구하는 미네소타 대학 공공보건학교의 웹사이트에 들어가 살짝 나이가 들었고 텁수룩한 수염이 없는 그의 사진을 보았다. 해리에게 이메일을 보냈다. 사흘 뒤에 로젠한의 두 번째 가짜 환자와 연락이 닿았다. 이 무렵이면 내가 연구에 열의를 보이는 수준이 아마 리히터 척도로 측정되었을 것이다. 누군가가 기뻐하는 모습을 귀로 들을 수 있다고 하면 내가 두서없이 빠르게 지껄이는 말이 바로 그것이다. 우리는 빌에 대해 이야기했는데 해리는 이미 내가 그와 만났다는 것을 알고는 좋아했다. 그는 내가 자가면역 뇌염을 앓았다는 말에 관심이 있는 것 같았다. 이런 이야기를 나누고 나서 우리는 본론으로 들어갔다.

해리의 경험은 실로 빌과는 달랐다. 게다가 아주 독특한 사람이었다. 연구에 온통 정신이 팔려 다른 일상에는 서투른 교수였다. 그는 어렸을 때 충분히 반항하지 않은 것을 후회한다고 했다. 지나치게 말 잘 듣는 착하기만 한 아이였다고 했다.

해리가 마음을 연구한 것은 가장 보편적인 충동에서 시작되었다. 워싱턴 DC의 조지 워싱턴 대학에서 학부생으로 있을 때 그가 반한 한 교수가 그에게 대학원 수업을 듣도록 권유했다. 이런 고급 과정 수업에는 셀마 헌트 교수의 수업이 있었다. 대학에서 박사학위를 받은 가장 젊은 교수였는데 당시에는 여성이 나이를 불문하고 그런 학위를 받는 것 자체가 드문 일이었다. 59년간 학계에 몸담고 있으면서 헌트 교수가 거둔 성과는 (치료 프로그램을 설립하고 더 많은 여성을 과학 연구로 이끈 것을 포함하여) 이루 헤아릴 수 없이 많지만, 가장 자주 언급되는 그녀의 연구는 로즈메리 케네디의 의사이자 '얼음송곳'을 눈구멍에 집어넣는 뇌엽절리술의 창시자 월터 프리먼과 함께한 연구였다. 두 사람은 『정신외과수술*Psychosurgery*』이라는 책을 공동 집필했다. 300페이지의 사례 보고와 뇌엽절리술을 받고 난 환자들 사진이 수록된 책이다. 헌트는 수술 후에 행한 인지력과 지능 연구에 관한 보충 자료를 내놓았다. 환자가 '자신을 주시하는 시간', 즉 자신에 대해 얼마나 길게 말할 수 있는지를 수술 전과 수술 후에 측정했다. 수술 전에는 환자들이 자신에 대해 평균 9분 동안 말했다. 수술을 받고 나서는 대거 줄어 표준적인 수술은 4분, 극단적인 수술은 2분이었다. 이 결과로 뇌엽절리술이 자아에게 무엇을 행하는지 알 수 있다고 장담하지는 못하겠지만, 좋지 않다는 것은 틀림없어 보인다.

해리는 헌트 교수의 수업이 지루해서 꽤 많은 학생이 졸았다는 것 말고는 딱히 기억나는 것이 없다고 했다.(그렇다고 그가 심리학 학위 과정을 밟는 것을 포기하게 할 만큼 지루하지는 않았다.) 그는 스탠퍼드에 진학하여 심리학자 앨 반두라에게서 사회 학습 이론을 공부했다. 앨 반두라 교수는 미취학 아동의 공격적 행동을 알아본 '보보 인형 실험'으로 유명하다.(스탠퍼드의 빙 유치원에서 행한 실험에서 아이들은 어른들이 1미터 크기의 풍선 인형을 폭행하거나 욕하는 것을 보자 그대로 따라했다. 폭력이 어린 시절에 형성되기도 한다는 것을 보여주는 행동모방 학습의 예였다. 충격상자를 만든 밀그램이나 교도소 실험을 한 짐바르도 같은 전후의 많은 사회심리학자가 제기했던 질문, 우리는 나쁘게 태어나는가, 아니면 나쁘게 만들어지는가 하는 질문과 연결된다고 할 수 있다.)

공부에 흥미가 있어서 갔지만 해리는 스탠퍼드에 빌처럼 적응하지 못했다. 불행한 결혼생활을 몇 년째 이어가던 해리는 스탠퍼드가 불친절하고 숨 막히고 과도하게 경쟁적인 곳이라고 여겼다. 빌과 매리언처럼 그도 캄보디아 침공에 항의하는 연좌농성에 참여했고, 나중에는 켄트 주립대 총격 사건의 희생자를 기리는 시위에 나섰지만, 대개는 방황했다. "뭐랄까 자신감이 없었어요. 내가 정말 스탠퍼드에 어울리는 사람인지 확신이 없었습니다." 그가 말했다. "사람들이 내가 무능하다는 것을 알게 될까 걱정했습니다." 그에게 우울증이었는지 내가 물었을 때 그는 잠시 생각했다. "임상적 우울증 기준에 해당하지는 않았을 겁니다." 그가 무심하게 말했다. "하지만 대학 생활이 즐겁지 않았던 것은 확실해요."

그는 연구에서도 성취감을 느끼지 못했다. 반두라 교수는 보보 인형 실험으로 유명했지만 해리가 그의 실험 팀에 합류했을 때는 혐오요법을 연구하고 있었다. 해리는 고역을 겪게 될 실험 참가자들을 준비시키는 일에 열의를 느끼지 못한다는 것을 곧 깨달았다. 흡연 혐오 실험을 위해 담배 수십 개비를 연속해서 피운 한 참여자가 앨 반두라의 뱀 우리에 토해낸 것을 치워야 했을 때는 그만둘 뻔했다. 그는 토사물을 치우려고 이 일을 선택하지 않았다. 더 큰 뭔가에 연결되기를 원했다. 시간이 나면 당시 캠퍼스에서 큰 인기를 누렸던 『뻐꾸기 둥지 위로 날아간 새』와 『난 너에게 장미정원을 약속하지 않았어』[조현병을 겪은 작가의 경험이 반영된 조앤 그린버그의 1964년 소설—옮긴이]를 읽었고, 고프만의 『수용소』, 랭, 사스, 푸코도 읽었을 가능성이 크다.

1970년 가을에 해리는 '정신병리학'이라는 대학원 세미나 수업을 들었다. 그는 로젠한의 강의가 경외감을 불러일으켰다는 것 말고는 구체적으로 생각나는 것이 많지 않다고 했다. 언젠가 로젠한은 수업을 듣는 학생 여덟 명을 자신의 집에 초대했다. 로젠한의 아내 몰리는 그날 밤 환상적인 음식을 대접했다. 레몬과 크림이 들어간 그리스식 달걀 수프를 학생들이 정신없이 먹고 있을 때 로젠한은 본론을 꺼내들었다. 해리는 음식에, 집에, 메이어 레몬나무와 석류나무에, 뒤뜰의 검은색 바닥 수영장에, 로젠한에 넋이 나가 내미는 서류마다 서명했다. "와우, 참 흥미진진한데 하는 기분이었습니다." 로젠한이 그에게 낚싯바늘을 던졌고 해리는 잠입 취재를 한다는 생각에 매료되었다. 이것저것 자세히 재는 것은 해리의 성격이 아니었다. 하지만 로젠한이 자신에게 뭔가에 연결되는 기회를 준다고 생각해서 연구에 합류한 것은 분명해 보였다. 다른 학생들은 난감한 스케줄과 내키지 않는 다른 핑계를 내세워 참여하지 않았다. 빌 언더우드만이 가짜 환자로 입원하는 것에 동의했다.

해리는 '해리 제이콥스'라는 이름을 골랐다. 그냥 머릿속에 떠오른 이름이라고 했다. 로젠한과 연구조교가 그가 들어가게 될 샌프란시스코 캘리포니아 대학의 랭글리 포터 정신병원(캘리포니아에서 가장 오래된 병원)에서 가까운 가짜 주소를 해리에게 주었다. 빌과 마찬가지로 해리도 로젠한이 알약을 뺨에 숨기는 법과 관련하여 개인적으로 잠깐 알려준 것 말고는 없었다고 했다. "그래서 살짝 놀랐습니다. 우리는 최소한의 지도만 받았습니다. 입원 전날 로젠한을 만났습니다. 그는 수업에서 '쿵, 비었어, 공허해'라고 말하는 목소리와 실존적 정신증에 대해 이야기했지만, 나는 15분 정도 개인적으로 지도를 받은 것이 전부였습니다. 초조했습니다. 왜냐하면…… 나는 임상심리학을 공부하는 학생이 아니었고 정신적으로 아픈 사람들은 그냥 이상한 거라고 들으며 자랐으니까요. 마치 사자 우리에 들어가는 기분이었습니다. 환자들이 어떤 존재인지 몰랐습니다."

해리는 어렸을 때 보았던 공익광고를 잊지 못했다. 정신질환은 너에게도 일어날 수 있으니까 정신질환자에게 친절하게 대해야 한다고 아이들에게 주의를 주는 광고였다. 이 광고가 너무도 무서웠던 어린 해리는 언젠가 자신도 정신병원에 갇혀 병에 '걸리게' 될 거라는 공포증을 앓았다. 그런 그가 거의 20년이 지나 이제 자발적으로 그곳에 들어갈 참이었다.

무심코 말한 진심

추수감사절이 끝난 11월 말, 샌프란시스코의 완벽한 가을 아침이었다. 해리는 캐주얼한 바지와 셔츠를 입었다.(콧수염을 기른 장발의 히피가 아니었다.) 돈은 거의 가져가지 않았다. 병원까지 가는 비용에 약간의 돈을 더 챙겼을 뿐이며, 몸수색에 대비하여 신분증도 가져가지 않았다.

그는 버스를 타고 랭글리 포터 병원의 접수처로 갔다. 간호사가 약속을 했는지 물었다. 그는 아니라고 했지만 데이비드 로젠한이 연락해놓았다. 해리가 주소를 대자 간호사는 랭글리 포터는 그의 가짜 주소의 담당기관이 아니라면서 샌프란시스코 종합병원으로 가라고 했다. 간호사가 버스 노선을 알려주고 그를 돌려보냈다. 병원을 나온 해리는 공중전화 박스로 가서 샌프란시스코 종합병원에 전화를 걸었다. 교환원은 주소를 받고 그를 받을 수 있는지 상의하더니 그에게 전화번호를 달라고 했고, 연락을 주겠다고 했다. 해리는 이제 완전히 불안해져서 로젠한의 연구조교이자 연구 연락책으로 이름이 생각나지 않는 젊은 여성에게 전화를 걸어 나쁜 소식을 전했다. 그녀는 실망한 투였지만 그에게 연락을 기다리라고 했다.

몇 초 뒤에 전화가 울렸다. 해리는 낯선 목소리가 자신을 다른 병원의 정신과 의사라고 소개하자 당황했다. 이 정신과 의사는 공중전화 번호를 어떻게 알았을까? 누가 그에게 연락했을까? 어떤 병원에서 전화를 걸고 있을까? 그리고 이 전화통화는 정확히 어떻게 되었을까? 해리는 잘 기억나지 않는다고 했다. 미리 연습한 대로 '쿵, 비었어, 공허해'라고 말한 것만 기억했다. 아무튼 그의 사연이나 그가 말하는 방식에서 의사는 해리가 자살의 위험이 있다고 생각했다. 나는 의사가 어째서 그렇게 느꼈는지 설명해보라고 해리에게 재촉했지만, 그는 이유를 생각해내지 못했다.

"조치를 서둘러야겠어요." 의사는 이 말을 계속 되풀이했다고 해리가 말했다. "조치를 서둘러야겠어요. 병원으로 와주세요."

버스에 오른 해리는 점점 커지는 불안감을 다스리려고 애썼다.

이곳은 그가 조사한 병원이 아니었다. 그는 이 병원이 어떻게 운영되는지, 어떤 환자들이 치료를 받고 있는지 전혀 몰랐다.

그는 거대한 미지의 문으로 곧장 들어가고 있었다.

해리는 자신이 어떻게 들어갔는지 기억하지 못했다. 4층 개인 진료실에 있었는데, 몇 가지 개인 물품과 가족사진, 책 한두 권이 놓인 커다란 책상 뒤에 정신과 의사가 앉아 있었다. 의사는 해리에게 맞은편 자리에 앉으라고 했다. 해리는 내의가 땀으로 흥건히 젖은 것을 느꼈지만, 이상하게도 초조하지는 않았다. 마치 멀찍이 거리를 두고 불안을 관찰하는 기분이었다. 학교 운동장에서 야구 경기를 하고 있고 자신이 타석에 설 차례가 된 것 같았다. 말들이 흘러나왔다. 그는 해리 제이콥스였고, 버클리를 졸업했고(스탠퍼드에서 아내가 나온 학교로 바꾸었다), 몇 주 전부터 "쿵, 비었어, 공허해"라고 말하는 목소리가 들리기 시작했다. 미리 준비한 대로 했다.

몇 가지 고친 대목도 있었다고 해리가 인정했다. 그는 정신과 의사에게 캠퍼스 밖에서 혼자 산다고 말했는데, 사실은 아내와 함께 살았다. 로젠한이 썼듯이 심각한 정신질환 증상을 보이는 사람에게 문제를 일으킬 수도 있는 고립을 보여주는 증거였다.(하긴 빌도 매리언을 이야기에서 배제하는 똑같은 일을 했다.) 그러고 나서 해리는 훨씬 심각한 거짓말을 했다. 부모가 1년 전에 교통사고로 죽고 나서 가까운 가족이 없다고 말했다.(사실이 아니었다.) 그는 왜 그랬을까? 해리도 모르겠다고 했다. 다만 그는 입원하기 전에 자신의 개인사를 바꾸는 것에 로젠한도 동의했다고 주장했다. 로젠한이 적은 쪽지(그는 해리에게 '월터'라는 가명을 줬는데 월터가 각주에 나오는 사람이라는 표시가 없어서 당시에 나는 로젠한이 여덟 명의 환자 중 한 명에게 가명을 하나 더 준 것이라고 생각했다)는 다른 이야기를 했다. "월터가 어째서 대본대로 하지 않고 바꾸었는지 확실히 모르겠지만, 그가 입원하기를 간절히 원했고 나머지 사람들처럼 그렇게 빈약한 증상만으로는 들어가기 어렵다고 보았기에 그랬을 것이라는 강한 의심이 든다. (…) 대본을 이렇게 고친 것 때문에 연구에 그의 자료를 포함시키는 것이 불가능했다. 변경이 직원의 인식에 어떤 영향을 미쳤는지 내가 알지 못했기 때문이다." 하지만 우리는 로젠한이 자신의 대본을 어떻게 왜곡했는지 너무도 잘 알고 있다.

아무튼 무사히 입원한 해리는 흥미로운 사례가 되었다. 접수면접을 시작한 지 15분쯤 되었을 때 정신과 의사는 두 명의 의사를 불러도 괜찮은지 물었다. 의사가 관심을 보이자 해리는 우쭐했다. 평소에 어떻게 지내는지 묻자 그는 솔직하게 답했다. 아파트에 틀어박혀 텔레비전을 보는 쓸쓸함, 끝없는 공부, 과도하게 경쟁적인 학교 분위기, 친한 친구가 없는 외로움을 이야기했다. 자신이 쓸모없다는 생각과 자기회의에 대해 이야기했다. 세 명의 정신과 의사 앞에서 자신이 해리 제이콥스인 척하며 이야기하던 해리는 어느 순간 자신이 정말로 비참하다는 것을 깨달았다. "나는 그리 행복한 대학원생은 아니었어요. 행복하지 못한 당시 결혼생활도 상황에 도움이 되지 않았죠. 그러나…… 자기회의가 컸어요. 학과에서 이런 유명한 사람들과 있으면서 그런 생각을 했죠. 고립감을 느꼈습니다." 그는 부모를 잃거나 혼자 살지는 않았지만, 그가 느낀 상심은 진짜였다. 원인만 지어낸 것이었다. 이것이 소음을 차단하고자 귀에 구리를 갖다 댔다고 했던 로젠한 본인의 주장보다 정말로 더 나빴을까?

45분 뒤에 해리는 미국 공공보건서비스 병원*에 입원했다.

"시험을 통과한 기분이었습니다."

논지에 어긋난 결과

해리가 병동에 처음 들어갔을 때 받은 인상을 가장 잘 설명하는 말은 빛이다. 휴게실 창문으로 들어온 넉넉한 자연채광 덕분에 병동에 들어서는 순간 믿기지 않게 기분 좋은 느낌을 받았다고 했다. 크리스마스 장식, 화환, 손으로 만든 장신구, 조명이 달린 트리가 축제의 분위기를 선사했다. 이것이 그가 어렸을 때 상상했던 공포의 집이란 말인가?

남녀가 자물쇠를 채우지 않은 공간을 함께 썼고 자유롭게 돌아다녔다. 간호사가 그에게 병동을 구경시켜주며(로젠한과 빌에게는 없었던 그 자체로 이례적인 일이었다) 기상과 취침 시간이 있고 나머지

* 이 책이 제작에 들어가기 바로 전, 해리는 이사를 준비하다가 자신이 입원했을 때 쓴 기록을 우연히 발견하게 되었다. 이 기록으로 (많은 논란 끝에) 해리가 들어갔던 병원이 샌프란시스코 북서쪽에 위치한 미국 공공보건서비스 병원임이 밝혀졌다. 연방정부에서 자금을 댄 연구 병원이며 원래는 해군에 복무하는 군인들을 위한 병원이었다.

시간은 마음대로 해도 된다고 설명했다. 제복도 없었다! 직원들은 그냥 외출복을 입었다. 그래서 해리는 특히 처음 들어갔을 때 누가 직원이고 누가 환자인지 헷갈렸다. 이런 차이는 해리가 있었던 병원이 급성 정신병동이었다는 사실로 설명할 수 있다. 환자들을 집이나 외래환자 시설로, 필요하다면 주립병원으로 보내는 것을 목표로 단기 치료에 초점을 두는 시설이었다. 사람들이 마지막 수단으로 가는 곳이나 몇 달 혹은 몇 년씩 종적을 감추는 치료감호소가 아니었다. 병원은 환자들이 들락거리기를 원했고, 그랬기에 가급적이면 편안한 경험을 제공하려고 애썼다.

해리는 나와 대화를 나누면서 첫날 밤에 대해 많은 것을 기억하지 못했다. 로젠한은 해리가 첫 식사를 "완전한 침묵 속에서 먹었다"고 기록했고 뒤숭숭한 마음을 그 이유로 들었다. 해리는 식사로 나온 소고기 맛에 놀라서 침묵한 것일 거라고 다르게 말했다. 그의 진료기록에도 이런 신경질적인 에너지가 나온다. 로젠한이 기록한 쪽지에 보면 그가 "손가락을 딱딱거리는" 버릇이 있었다고 했다.

로젠한처럼 해리도 처음에는 동료 환자들을 피하려고 했다. 하지만 집단치료 세션에 참여하기 시작하면서 교류를 하지 않을 수 없었다. 그보다 어린 사람, 그의 부모 세대를 제외하면, 환자들 대부분이 그의 또래였다. 몇몇은 1970년경 샌프란시스코 베이 에어리어 지역의 전형적인 히피들이었다. 자살 시도를 해서 그곳에 온 사람도 있었다. 당시 골든게이트 브리지에서 설득당해 내려온 사람들의 보도가 신문에 심심치 않게 났다. 해안경비대 소속이던 한 친구는 태평양의 작은 섬에서 8개월을 있다가 정신이 나가 기타를 들고 병동에 왔다. 해리는 자신의 동생 생각이 나서 그에게 각별한 애정을 느꼈다. 일단 그곳의 에너지에 적응하자 그는 히피들의 사랑의 모임에 와 있다는 것을 깨달았다. 다들 둘러앉아 노래하고 울고 웃으며 어려운 시기를 헤쳐나간 공동체의 일부가 되었다.

병동의 거의 모두가, 간호사들도 전쟁에 반대했다. 텔레비전에서 전쟁 사상자를 보도하고 있을 때 한 간호사가 북극으로 이사를 가야겠다고 해서 모두가 웃음을 터뜨렸다. 딱 한 명, 한국전쟁에 참전했던 존은 해리에게 곧바로 반감을 드러냈고 전쟁에 반대하는 모두를 향해 강하게 질책했다. "전쟁에 반대하는 사람은 누구든 총살이야."

해리는 겁을 먹지 않았다. 존은 괴팍한 노인처럼 보였을 뿐 영화에서 보는 소리를 마구 질러대는 정신질환자가 아니었다. 해리가 기억하기를 병동에서 "가장 미친" 사람은 레이라고 하는 자살 위험자였다. 그는 도망을 치지 못하게 병원 가운을 입힌 유일한 환자였다. 병원에 들어오기 전에 4층 창문에서 뛰어내려 용케 목숨을 건졌다. 이를 입증하듯 몇 개의 뼈가 부러졌다. 그래도 해리는 그가 살짝 우울하긴 하지만 사리판단이 제법 되는 사람이라고 보았다.

레이가 우울했다면 해리는 뜨거웠다. 처음 입원하고 며칠 동안 몹시 흥분한 상태였다고 했다. 그는 스탠퍼드에 진학하고 나서 사라졌던 마음속의 불길이 다시 몰아치는 것을 느꼈다. 그는 끝없이 기록하며 공책을 채워 나갔다.(해리는 이 책이 제작에 들어가기 며칠 전에 공책을 찾았을 때까지도, 오래전 봄에 대청소를 하면서 공책을 버린 줄로 알고 있었다. 로젠한이 복사본을 갖고 있는지는 모르겠다고 했다.) 직원이 이를 알아채고 몇몇이 해리에게 다가가서 작가인지 묻기도 했다.

해리가 내보인 정신증 증상은 의사가 매일 소라진을 처방하기에 충분했다. 문제는 알약 형태가 아니라 물약이었다는 것이다. 액상 소라진은 환자들이 알약을 뺨에 숨기는 일이 비일비재하자 이에 대응하고자 1960년대에 개발되었다. 광고 캠페인도 있었다. "주의하시오! 정신질환자들은 약 먹는 것을 싫어하기로 악명이 높답니다."

해리는 불쾌한 시럽을 삼키기 전에 어떻게 할까 잠시 고민에 빠졌다. 목구멍을 넘어갈 때 얼굴을 찌푸리며 약이 효력을 발휘할 것에 대비하여 마음을 다잡았다. 하지만 몇 시간이 지났는데도 아무 일도 없었다. 그가 말했다. "그것이 당시 내 심적 상태에 대해 뭔가를 말해준다고 생각합니다." 용량이 적어서 미미한 효력을 발휘했거나, 아니면 환경에 몹시 심란했던 그를 항정신제가 진정시켰을 수도 있다. 나중에 가면 의사들이 알약으로 바꿔 그는 더 이상 이 문제로 고민하지 않아도 되었다.

해리는 처음에는 관찰하고 질문을 했고 말은 거의 하지 않았다. 나이가 어리고 매력적인 간호사(해리가 반한)가 그의 그런 행동을 보고 속마음을 더 털어놓으라고 했다. 감정을 승화시키는 것은 그가 힘들어한다는 증거라고 했다. 날카로운 지적이었다. 그는 실제로 거리를 두는 편이었고 집에서 부인과 특히 그러했다. 해리는 말했다. "진정으로 마음에 와닿았습니다."

해리가 보기에 그곳 직원들은 자신의 일을 정말로 즐기는 것 같았다. 환자를 동등하게 대했고, 게임과 잡담에 참여했으며, 함께 노래도 불러 아름다운 합창 소리가 병동에 울려 퍼졌다. 어린 여자 환자가 머물 곳과 돈이 없이 퇴원하게 되자 간호사 한 명이 그녀가 홀로서기를 할 때까지 데리고 있었다. 해리는 말했다. "병원은 마음을 차분하게 했습니다. 누군가가 격앙된 상태로 왔다가도 금세 흥분을 가라앉히게 되는 곳이었어요. 이로운 환경이었습니다."

그럼에도 해리는 여전히 환자였다. 그는 병동의 임상심리사와 만나면서 자신의 다른 처지를 마음속에 되새겼다. 심리사는 그에게 선으로 사람을 그리도록 했는데, 해리는 아이의 지각과 인지를 알아보기 위해 개발된 대중적인 심리 테스트 '그림을 그려요'에서 이를 본 기억이 났다. 대학원 수업에서 배웠던 것이다. 해리는 그림을 잘 그리지 못했고, 남의 시선을 의식하는 편이었다. 비록 진짜 상황은 아니었지만 그는 심리사에게 좋은 인상을 주고 싶었고(내가 스키드 면담을 하면서 퍼스트를 실망시키지 않으려고 했듯이) 자신의 공간 감각이 떨어진다는 것을 감추려고 열심히 노력했다. 그는 말했다. "나는 '진짜 상황'에 놓인 것처럼 최선을 다하고 싶었습니다."

마지막에 그가 임상심리사에게 물었다. "계속할까요, 아니면 그만할까요?"

심리사가 대답했다. "당신이 결정할 일이에요." 해리는 그 말이 환자로부터 그런 질문을 받으면 말하도록 훈련받은 바로 그것임을 알아보았다. "그 말을 듣게 되자 기분이 썩 좋지는 않더군요."

병원에 들어가고 얼마 지나지 않았을 때 간호사가 해리에게 그의 진료기록을 건네며(정신병동뿐만 아니라 어떤 병원에서도 이례적인 일이다) 다른 층에 가서 뇌파검사를 받으라고 했다. 극비 문서를 손에 넣은 해리는 자신이 횡재했음을 알았다. 걸어가면서 서류를 훑어보았다. 시간이 관건이었다. 너무 오래 걸리면 그가 딴길로 샜다는 것을 사람들이 알아차릴 터였다. 하지만 어떻게든 이 정보를 로젠한에게 전해야 했다. 어떻게? 전화를 찾자! 그는 복도를 서성이다가 빈 사무실을 찾아 들어갔다. 수화기를 잡고 다이얼을 돌리는 그의 손이 떨렸다. 그는 로젠한과 통화했는지는 기억하지 못했지만, 로젠한의 연구조교와 연락이 닿았다고 믿었다.

서류는 그가 항정신제 처방을 받고 있었음을 확인해주었다. 다른 줄에 이렇게 적혀 있었다. "군역 부적격자." 그는 이거 도움이 될 수 있겠는데, 하는 생각이 들었다. 그러나 뒤에 적힌 세 글자가 그의 눈에 들어왔다. "만성 미분화형 조현병." 그는 자신이 입원을 했다면 어떤 진단이든 받았을 거라고 머리로는 알고 있었다. 하지만 서류에 적힌 것을 보자 기분이 오싹했다.

다음 날 새로운 여자가 집단치료 세션에 들어와 등을 돌리고는 이야기를 하지 않으려고 했다. 다른 환자들이 그녀를 세션에 참여하도록 설득했다. "당신이 함께 했으면 좋겠어요" 하고 말했다. 마침내 그들의 친절에 마음이 누그러진 그녀가 사람들과 대화를 나누기 시작했다. 그녀가 자신은 신의 저주를 받았다고 하자 환자 한 명이

성서에 나오는 신의 사랑과 용서를 나타내는 구절을 인용했다. "환경이 보살펴주는 느낌, 환자들이 서로를 격려하는 느낌을 말로 설명하자니 어렵네요. 그러니까 서로가 서로를 돌봤습니다." 해리가 말했다. "생각만 했는데도 울컥하네요……. 환자들이 참으로 인간적이고 여리게 보였습니다."

로젠한이 정신이 멀쩡하다며 자신의 정체(교수)를 밝히고 싶은 욕구를 느꼈다면, 해리는 완전히 다른 이유로 자백하고 싶었다. "그들이 나의 문제를 도우려고 그토록 애쓰는 모습을 보자, 다르게 사용할 수도 있었던 시간을 나에게 들이는 것을 보자 죄책감이 들었습니다. 나는 병원에 있을 필요가 없는 사람인데 병원에 들어와 있었어요. 그리고 그들은 좋은 사람들이었습니다……. 내 죄를 실토하고 싶었습니다."

병원에 들어가고 일주일이 채 안 되었을 때 병원에서 환자들을 데리고 해변으로 소풍을 가기로 했다. 셔틀버스를 타고 40분을 달려 해안가에 도착했다. 다들 차에서 내려 해변으로 걸어가면서 따뜻한 12월 초 오후의 햇살을 즐길 때 바다의 공기가 마술처럼 힘을 불어넣는 느낌이었다. 정신병원에서 왔다며 사람들이 수군거렸을까? 설령 그랬다 해도 해리는 알아차리지 못했다. 그는 너무도 행복했다. 일광욕을 하고 수다를 떨었다. 대학원에서 논문을 뒤적이는 것보다 훨씬 즐거웠다. 모든 게 이제 오래전 일처럼 느껴졌다. 한 여자 환자가 그의 손을 꼭 잡고 속삭였다. "우리 여기 있어요. 돌아가지 말아요."

그는 말했다. "솔직히 말해 대학원생일 때보다 병원에서 환자들과 있었을 때 몰개인화를 덜 느꼈고 자신감에 찬 기분이었습니다."

해리의 입원에 대해 로젠한이 기록한 쪽지를 보면 마치 상상할 수 없었던 일이라는 듯 옆에 이렇게 적어놓았다. "그는 그것을 좋아했다."

2주째로 접어들자 수줍은 외톨이였던 해리는 병동의 지도자가 되었다. 동료 환자들이 그를 쳐다보며 승인과 조언을 구하는 것으로 봐서 그를 존경하는 듯했다. 그는 새로 얻은 권위자의 지위를 못 이기는 척 받아들였다. 심지어 자신이 심리학에 대해 제법 많이 알고 있다는 암시를 흘려 동료 환자들에게 즉석에서 상담을 봐주기도 했다. 로젠한은 집단으로부터 자신을 차별화하려는 것이라고 해석했다. 해리도 이에 동의하면서 좀 더 야심을 보였다. "당연히 나 자신을 맥머피라고 상상했습니다." 그렇게 말하며 『뻐꾸기 둥지 위로 날아간 새』의 주인공에 몰입했다. "환자들이 나를 우러러본다는 느낌을 받았습니다. 그건 내게 큰 의미가 있었습니다……. 다른 환자들에게 긍정적인 영향과 도움을 줄 수 있을 것 같았습니다."

또한 해리는 앞서 그가 껍질을 깨고 나오도록 권유했던 젊은 간호사에게 공공연히 추파를 던졌다. "그런 치마를 입고 있으니 치료에 집중할 수 없잖아요." 그녀의 짧은 치마를 보고 그가 말했다.

그녀는 자신들이 정신병동이 아니라 술집에 있기라도 하듯 웃어넘겼다. 가끔은 간호사실로 그를 초대하여 휴식을 취하게 했다. 반전론자들에게 분노를 터뜨렸던 참전용사 존은 해리가 이렇게 특혜를 받는 것이 못마땅하여 어느 날 외출 시간에 술을 과하게 마시고 돌아와 간호사실에 있는 해리에게 호전적으로 굴었다.

"여기서 나가!" 존이 명령했다.

"그냥 있을 겁니다." 해리는 그렇게 대답하는 자신의 목소리가 힘이 넘쳐서 놀랐다. 그는 존에게 겁을 먹지 않았다. 그는 불쌍했고 아팠고 시기했다.(나중에 이 이야기를 하자 로젠한은 기겁했다. "자네는 술 취한 사람에게 덤비지 말라는 이야기도 못 들어봤나?" 그러나 해리는 상황을 올바르게 판단했다. 존은 괴팍하긴 해도 폭력적이진 않았다.) 존이 자리를 뜨자 해리는 새로 얻은 자신감을 만끽했다. 그는 이곳에서 바뀌고 있었다. 그것도 긍정적인 방향으로.

두 주가 넘어가자 해리는 휴식이 필요하다고 판단했다. 적응은 했지만 정신적, 신체적 에너지가 고갈되었다. 한밤중에도 잠이 오지 않아 잠을 자는 척했고 그 문제로 머리가 아팠다. 그는 이른 퇴원을 요구하기로 했다. 예상했던 대로 대부분의 환자들이 그의 외박을 지지했다.(이 병원에서는 누가 외출과 외박을 할지 결정하는 데 환자들도 관여하여 서로 돕는 분위기를 만들었다.) 딱 한 명 예외가 있었으니 참전용사 존이었다. "그는 나머지 우리들보다 문제가 훨씬 많소." 간호사들이 이에 동의하면서 그의 외박을 내주기를 거절하여 해리를 낙담시켰다.

"내가 감당할 수 있다고 그들을 설득하지 못했습니다. 그것이 가장 믿기지 않은 경험이었습니다. 정신병동에 내가 와 있었는데 나를 내보내줘도 괜찮다고 그들을 설득하지 못했으니 말입니다."

사실 그는 언제든지 병동 밖으로 걸어 나가 영원히 사라질 수 있었다. 잠긴 문도 없었고 그는 가짜 이름을 사용했다. 그럼에도 그는 자신이 진짜 세계를 감당할 수 있음을 이 사람들에게 증명해야 한다는 생각이 들었다. 그는 상대적으로 얻기 쉬운 낮 외출을 요구하여 허락을 받았다. 병원 밖으로 나간 해리는 특별한 것을 하지 않고 그냥 스탠퍼드 캠퍼스를 찾았다. 로젠한을 만났는지는 기억나지 않는다고 했다. 그가 기억하는 것은 하나, 자신의 고향 행성과 비슷한 외계 행성에 착륙한 기분이었다. 모든 것이 친숙하면서도 살짝 비뚤어진 느낌이었다.

병동으로 돌아온 그를 보고 직원들은 외박을 허락해도 될 만큼 그가 건강을 되찾았다고 느껴 외박을 내주기로 했다. 모처럼 그는 아내와 자신의 침대에서 자는 단순한 즐거움을 누렸다. 이번에도 그는 병원에 돌아가지 않을 수 있었지만 그는 끝을 보아야 한다고 생각했다. "왠지 그곳을 버려두고 나왔다는 기분이 들더군요."

해리가 병원 밖 생활에도 적응했다고 모두가 느끼는 것 같았다. 이제 그가 병원에 들어온 지도 평균 입원 기간인 3주에 가까워지고 있었다. 바깥세상에 복귀할 시간이었다. 이번에는 퇴원에 대한 말을 먼저 꺼낸 것이 해리가 아니었다. 그가 외출하고 돌아온 이틀 뒤에 직원이 퇴원을 승인했다. 퇴원면접에서 조현병 진단은 (해리가 기억하는 한) 결코 언급되지 않았다. 그 대신에 직원이 그의 생활 형태와 향후 계획에 대해 물었고, 위급한 상황이 또 발생하면 그를 도와줄 수 있는 사람들의 명단을 작성하도록 했다. 그는 주위 환경이 든든

하다며 그들을 안심시켰다. 약물 처방은 없었고 후속 치료를 제안했다. 병원은 해리를 퇴원시키는 것만이 아니라 그가 계속해서 건강하게 지내도록 하는 데도 관심이 많아 보였다.

해리는 작별 인사를 할 때 울컥했다. "이 취약한 사람들은 감정을 보이는 인간을 배려하는 마음이 학계의 사람들보다 훨씬 많았습니다. 바깥에선 느끼지 못했던 친근함을 느끼게 했고, 감정적으로 그들의 일부라는 생각을 했습니다. 스탠퍼드 같은 엘리트 사회에서 안정감을 느끼지 못했던 내가 말입니다. 이런 정신병원 시설에 있으면서 그저 평정심을 유지하는 것이 중요함을 새삼 깨달았습니다. 내 인생에서 그때만큼 근사했던 시절도 없었습니다."

로젠한의 기록에 보면 해리는 일기에 마지막으로 이렇게 적었다. "그곳이 그리울 것이다."

23장

“모든 것이 마음속에 있다”

무시된 기록

나는 미니애폴리스의 호텔에서 해리를 만났다. 마침 그곳에서 정신보건 운동가들에게 자가면역 뇌염에 대한 강의를 해달라는 부탁을 받았다. 직접 만나 보니 해리는 전화로 들었던 침착하고 균형 잡힌 목소리와 달리 부산스러운 사람이었다. 말하는 내내 한시도 가만히 있지 못했다. 에너지가 넘쳐서 다음에 있을 마라톤 대회(그는 달리기에 열심이었다)에서 에너지를 비워내기만을 기다리는 사람 같았다.

우리는 연구의 여파에 대해, 그와 로젠한의 달라진 관계에 대해 이야기했다. 처음에 로젠한은 해리의 입원에 열광했다.(해리가 보기에는 그랬다.) “내가 연구에 깊이 관여하기를, 그와 함께 일하기를 진정으로 원한다는 인상을 주었습니다.” 하지만 시간이 흐르면서 로젠한은 차츰 물러나며 냉담하게 거리를 두었다. 그들은 더 이상 연구에 대해 언급하지 않았다. 로젠한은 해리의 학위논문 지도교수를 맡지 않기로 했다. 그러고 나서는 오로지 침묵만 이어졌다.

해리는 말했다. “나는 기다리고 또 기다렸습니다. 그는 나를 멀리했습니다. 나는 기다렸지만 아무 일도 없었습니다.”

해리는 연구를 제쳐두고 금연에 관한 학위논문 준비에 집중했다. 원고를 쓰고 검토를 받고 1972년 8월에 마무리했다. 그러는 동안 로젠한은 불편한 거리를 계속 유지했다. 「정신병원에서 제정신으로 지내기」 논문이 1973년에 나왔을 때 해리는 아이오와 주립대학에서 교수직을 얻었고 로젠한과는 1년 넘게 연락이 없었다. 〈사이언스〉에서 논문을 읽기 전까지는 자신이 연구에서 배제되었다는 것도 몰랐다. “뒤통수를 맞은 느낌이었습니다.” 그가 말했다.

그러자 해리는 자신의 이야기를 쓰기로 마음먹었다. 흥분하여 네 시간 만에 원고를 완성했다. 단어 하나도 고쳐 쓰지 않았다. 1976년에 해리는 자신이 아홉 번째 가짜 환자였다고 밝혔다. 로젠한을 제외하면 연구에 관여한 사람 가운데 글을 발표한 유일한 사람이었다. 몰개인화는 없었고 직원과 깊은 유대감을 느꼈다고 해리는 적었다. 그는 병원 시설이 “나무랄 데 없었고” 직원과 환자 비율이 거의 일대일이어서 “진정한 보살핌”이 가능한 “이로운 환경”이었다고 했다.

해리는 “기록을 바로잡는 데” 도움이 되었다며 의미를 두었지만 논문은 기대만큼 파장을 일으키지는 못했다. 발표된 저널이 〈사이언스〉만큼 명망 있는 저널이 아니었고 앞서 2년 동안 로젠한의 연구가 열렬한 지지를 받아 거의 복음이 되다시피 했기 때문이다. 로젠한은 해리의 논문을 무시했다.(그가 사적으로라도 그것을 인정했다는 기록이 없고, 해리는 로젠한이 그와 관련하여 자신에게 연락을 해온 적이 없다고 했다.)

나는 로젠한이 '월터 에이브럼스'(해리를 나타내는 가명)에 대해 쓴 기록을 해리에게 건네며 그가 어떻게 반응할지 기대했다. 해리는 큰소리로 읽으며 눈살을 찌푸렸다. "어디 봅시다. '그는 병원에 들어갔고 편집성 조현병 진단을 받았다' 틀렸어요. 만성 미분화형 조현병이었어요. '그는 26일을 있다가 퇴원했다' 이것도 틀렸군요. 19일입니다."

온화한 성품의 그가 냉정을 잃었다.

"흥미롭네요." 해리는 집게손가락을 턱에 대고 기록을 읽었다. "가장 눈에 띄는 것은 기본적인 사실관계부터 부정확하다는 겁니다. 그러니 다른 이야기는 할 것도 없죠. 그럴 이유가 없어요." 해리는 의료진의 조언을 무시하고 퇴원한 것이 아니라 조언에 따라 퇴원했다. 해리는 "완화를 보여" 병원을 나오지 않았다. 해리는 "사흘 동안" 방치되지 않았고, 그가 들어간 병동은 환자로 "꽉 들어차지" 않았다. 이번에도 로젠한은 멋대로 개입했을 뿐만 아니라 노골적인 날조로 빈칸을 채워 넣었다.

나는 해리에게 숫자가 맞지 않는 것도 찾아서 보여주었다. 서류철에서 월터 미셸에게 검토용으로 보낸 「정신병원에서 제정신으로 지내기」 초고를 찾았다. 여기서 로젠한은 각주 없이 아홉 명의 가짜 환자를 포함시켰다. 해리의 자료를 삭제하기로 결정하기 전에 이 논문을 썼다는 심증이 강하게 드는 대목이었다. 논문의 기본 방침과 어조는 해리가 있을 때와 없을 때에 달라지지 않았다. 더 놀라운 점은 숫자도 달라지지 않았다는 것이다. 그러니까 로젠한이 아홉 개 샘플에서 해리의 자료를 제했을 때 숫자 하나도 영향을 받지 않았다는 뜻이다. 평균 입원 날수, 평균 처방받은 알약 개수, 간호사가 새장 안과 밖에서 보낸 평균 시간 모두 그대로였다. 내가 셈에 밝은 것은 아니지만, 그리 많지 않은 아홉 개 샘플에서 하나를 제하면 평균한 수치가 조금이라도 바뀌게 마련이다.* 게다가 로젠한은 숫자를 대단히 구체적으로 표기했다. 예를 들어 환자가 정신과 의사와 매일 대면한 시간은 평균 3.9분에서 25.1분이라고 적었다. 이 문제로 해리가, 그리고 나도 몹시 화를 냈다.

로젠한이 해리의 입원을 서술한 대목이 출간된 논문에 거의 그대로 실린 것도 황당하기는 마찬가지였다. "또 다른 가짜 환자는 간호사와 애정 행각을 벌이려고 했다. (…) 같은 인물은 다른 환자에게 정신요법 치료를 해주기 시작했다. 이 모두가 비인간적인 환경에서 주체성을 잃지 않으려는 시도였다." 둘 다 로젠한이 '월터 에이브럼스'에 대해 쓴 쪽지에서 가져온 것이다. 그는 이런 대목을 포함

* 모든 수치가 평균과 동일하다면 그대로이겠지만, 이 경우에는 전혀 그렇지 않았다.

시켰으면서 어떻게 해리를 연구에서 제했다고 주장한단 말인가?

〈사이언스〉의 편집자가 이런 위반에 대해 알았다면 로젠한의 논문을 발표할 수 있었을까 의문이다. 이보다 말랑한 기사에서도 최소한 자료는 손대지 말아야 한다. 그런데 로젠한은 그렇게 생각하지 않았던 모양이다.

로젠한이 놓친 그림

그래도 해리는 연구가 자신의 삶을 좋은 쪽으로 변화시켰다고 믿었다. 그는 임상 연구로 학위를 받을까 생각하다가 결국에는 금연 연구로 방향을 틀어 세상에 도움이 되고자 했다. 그는 외양도 바꾸었다.

"수염을 길렀어요." 그는 설명 없이 다른 주제로 넘어가는 습관이 있었다.

"수염이 어떤 의미를 갖죠?" 나는 그에게 맞춰 물었다.

"살짝 덜 평범하게 보인다고 생각해요. 나는 스스로가 상당히 평범하다고 생각했거든요." 얼굴에 수염을 살짝 기르는 것으로 그는 한 번도 생각하지 못했던 반란군 지도자 모습을 하게 되었다.

"내게 큰 영향을 미쳤어요. 그곳에서 겪었던 모든 경험이 내게 큰 영향을 미쳤습니다." 그는 세계금연학회 계획위원회에서 일했으며 학술대회가 열리는 장소를 헬싱키와 시카고에서 흡연율이 늘어나고 있는 뭄바이, 케이프타운 같은 개발도상국 도시들로 옮기도록 설득했다고 말하면서 가짜 환자로 연구에 참여한 덕분이라고 했다. "원래 조용하고 내성적인 사람입니다." 그는 병원에 입원하고 나서 깨달았다고 했다. "내가 뭔가를 진심으로 믿으면 그것을 위해 싸울 수 있습니다."

해리는 어떻게 된 상황인지 알겠다고 했다.(나도 그 말에 동의했다.) 전반적으로 자신의 입원을 긍정적으로 서술한 해리의 자료가 정신병원 시설은 환자들에게 신경도 안 쓰고 효과도 없고 심지어 해를 입히는 곳이므로 폐쇄해야 한다는 로젠한의 논지에 맞지 않았던 것이다.

"로젠한은 진단에 관심이 있었습니다. 그건 좋습니다. 하지만 자료를 존중하고 받아들여야죠. 미리 생각해둔 방향과 일치하지 않는다 해도 말입니다." 해리의 말이다. "내가 남들과 같은 경험을 했다면 나 또한 연구에 포함되었을 거라고 장담합니다. 확실히 그는 생각해둔 바가 있었고, 자신의 가정이 옳다는 것을 보여주려고 했습니다."

로젠한은 논문 말미에 해리의 경험을 미묘하게 인정하는 듯한 문장을 집어넣었다. "보다 이로운 환경이었다면 (…) 그들의 행동과 판단이 더 이롭고 효과적이었을 수도 있다." 하지만 이 문장을 인용하거나 기억하는 사람은 아무도 없다. 그 대신에 로젠한은 증상이 복잡할 때 많은 의사가 행하는 것을 했다. 그는 자신의 결론을 입증하지 않는 증거는 내다 버렸다. 그래서 우리는 더 참담했다.

논문이 나오기 바로 전인 1972년 12월 14일, NPR에서 방송된

라디오 프로그램 〈모든 것이 마음속에 있다〉에 로젠한이 출연했다. 마침 해리와 대화를 나눈 참이어서 로젠한이 얼마나 모호한 상황에 맞닥뜨렸는지 알았기에 테이프에 나오는 로젠한의 목소리에서 맹목적인 확신이 들리자 화가 났다.

45년 전 녹음은 멀리서 들리는 종소리로 시작했다. 원시적인 북소리가 점차 커지면서 분노의 으르렁거림이 되었다. 종소리가 갈수록 요란해지다가 한 남자의 목소리가 끼어들었다. "심리학, 인간의 영혼을 탐구하는 학문. 모든 것이 당신 마음속에 있습니다."

이런 오프닝은 드라마 〈환상특급〉의 주제곡을 고스란히 베낀 것이다. 적절하다는 생각을 했다. 내가 지금 들으려는 라디오 쇼에는 거꾸로 뒤집힌 면이 있었으니까. 그의 연구를 이해하려고 많은 세월을 보냈고 그가 말하는 것은 거의 들어보지 못했던 사람, 한때 존경했지만 지금은 심각한 부정행위에 연루되었다는 의심이 드는 사람, 그런 사람의 목소리를 듣고 있자니 독서용 안경 없이 책들로 가득한 방 안에 갇혀 있는 기분이 들었다.

20분간 진행된 인터뷰에서 로젠한은 가짜 환자로서 경험했던 바를 사회자에게 소개하며 자신의 입원 이야기를 반복했고 몇 가지 세부사항(과장된 것임을 이제 내가 알게 된)을 더했다. 예컨대 자신의 입원 기간이 9일이 아니라 몇 주 동안 이어졌다는 인상을 주었다. "우리는 5000개가 넘는 알약을 받았습니다."(논문에서는 2000개의 알약이 처방되었다고 주장했다.)

사회자: 환자들이 오늘날 이 나라에서 정신병원 시설에 가면 더 좋아질 수 있다고 생각하시나요?

로젠한: 그렇지 않습니다. 그곳은 치료 시설이 결코 아니었습니다. 사람들을 나병 환자처럼 대하고, 그들과 유대감을 느낄 수 없고, 그들 옆에 앉아서 함께 대화를 나눌 수 없고, 이런 말을 해서 죄송하지만 화장실이 따로 분리되어 있고, 식당도 분리되어 있고, 공간도 분리되어 있는 상황에서, 일주일에 한두 번 그들과 30분가량 시간을 보낸다고 해서 이 모든 것이 좋아지리라 생각할 수는 없는 일입니다. 대체로 보아 정신병원은 치료 공간이 아니며, 나는 이런 시설들이 문을 닫기를 학수고대합니다.

해리의 자료를 무시함으로써 로젠한은 입체적인 그림, 살짝 더 혼란스럽지만 보다 정직한 그림을 얻는 기회를 놓쳤다. 그 대신에 그는 오늘날까지 살아남은 위험한 절반의 진실을 영속화하는 데 한몫했다. "나는 이런 시설들이 문을 닫기를 학수고대합니다." 만약에 그가 좀 더 균형 잡힌 관점에서 병원을 대했다면, 그가 해리의 자료를 연구에 포함시켰다면, 다른 대화가, 극단적으로 딱 잘라 말하지 않는 대화가 그의 연구로부터 이어졌을 테고, 어쩌면, 그냥 해보는 상상이지만 어쩌면, 오늘날 우리는 더 나은 세상에 살고 있었을지도 모른다.

24장

무너진 정신보건 시스템

응급상황에 빠진 정신병동

연구가 있고 나서 수십 년 뒤에 해리는 정신병원에 다시 들어갔다. 이번에는 환자가 아니라 부모였다. 그의 딸 엘리자베스가 열여섯 살에 주요 우울증, 거식증, 폭식증(기저 질환은 엘러스-단로스 증후군이라고 하는 희귀한 결합조직 장애였는데 10년 뒤에야 진단이 나왔다)으로 첫 입원을 한 것이다. 그녀는 입원해 있는 동안 자신이 환자라기보다 죄수 같았다고 말했다. 마치 범죄나 도덕적으로 잘못된 행동을 저지른 기분이었다고 했다. "지금도 갇혀 있는 으스스하고 오싹한 그 기분을 느낄 수 있어요." 그녀가 말했다. "처방약을 과하게 받아 정신이 몽롱해서 될 대로 되라는 심정이었어요." 아버지가 환자로 들어갔던 1970년대와 달리 노래 부르기도, 투표로 외출을 정하는 것도, 환자들 간의 의미 있는 유대감도 없었다. 그저 처방약을 받고 텔레비전을 보고 가만히 있다가 충분히 '안정화'되면 퇴원했다. 해리는 딸의 병문안을 갔을 때 자신이 본 것이 믿기지 않았다. 수십 년 전에 그가 경험했던 것이 어떻게 훨씬 더 정교했단 말인가? 엘리자베스는 병원에서 나와 외래환자가 되면서 처방약을 점점 줄였다. 그녀는 무슨 일이 벌어졌는지 지금도 잘 몰랐다. 그녀가 아는 것이라고는 도움이 필요했지만 병원은 자신이 원하는 도움을 주기에 적절한 곳이 아니었다는 것이다.

한편, 해리가 입원했던 미국 공공보건서비스 병원은 넬리 블라이의 블랙웰 같은 길을 걸었다. 오랫동안 방치되어 있다가 최근에 고급 아파트 단지로 개발되었다. 해리가 거의 들어갈 뻔했던 주커버그 샌프란시스코 종합병원(나중에 이름이 바뀌었다)은 지금도 정신질환자들을 받지만, 사람들이 둘러앉아 노래하는 모습은 그곳에서 결코 찾아볼 수 없다. 턱없이 부족한 병상 수에 환자는 지나치게 많다. 목소리가 하라고 시켜서 자신의 손가락을 물어뜯은 여자처럼 극단적인 경우에만 신속한 치료를 받는다. 간호부장 진 호란은 2006년에 〈샌프란시스코 게이트〉에서 이렇게 말했다. "이 일의 서글픈 면입니다. 정신증 병세가 심한 사람들은 끔찍한 일을 스스로에게 저지르지 않고서는 병원에 갈 수도 없습니다." 상황은 갈수록 나빠져서 급기야 2016년에 수십 명의 간호사, 의사, 기타 보건의료 종사자들이 정신병동은 "응급 상황"에 빠졌다며 시위를 벌였다. 베이 에어리어 지역 응급실 정신과 의사로 일했던 폴 린드는 2018년에 이렇게 설명했다. "알아서 식사를 하고, 샤워를 하고, 약을 받고, 잠을 자면, 이제 문밖으로 나가야 할 시간입니다."

구급차로 응급실에 실려 오는 환자들이 많은데 정신병동이 없는 종합병원으로 가게 된다. 병원에서는 대개 정신병동에 남아 있는 병상이 없어서 환자를 그리로 이송하지 못한다. 거의 모든 방향에서 이동이 막혀 모두에게 불편한 정체가 일어나는 시스템이다. 거리로, 혹은 교도소와 구치소로 가는 경우를 제외하고 말이다. 그래서 이런 곳을 가리켜 미국정신장애연대(NAMI)의 형사재판 의장 마크 게일은 "결코 안 된다고 말하지 않는 침대"라고 했다. "정신보건 시스템을 완성하기 위해 자금을 대는 것을 거부하니 이런 선택이 내려질 수밖에 없는 것입니다."

미국은 최소한으로 잡아 9만 5000개의 병상이 부족하다. 2018년 디제이 재피의 충격적인 책 『정신 나간 결과*Insane Consequences*』에 따르면 뉴욕의 벨뷰 병원[미국에서 가장 오래된 공공병원—옮긴이]에 입원하는 것이 하버드 대학에서 자리를 얻는 것보다 더 힘들다. 미국에서 도시가 아닌 카운티의 65퍼센트는 정신과 의사가 한 명도 없고 임상심리사도 절반가량 부족하다. 이런 상황이 계속된다면 의대생들은 처우가 더 나은 전공을 찾게 되고 현역에 있는 정신과 의사의 60퍼센트가 은퇴하게 되는 2025년이면 전국적으로 1만 5000명 이상의 정신과 의사가 절실히 부족하게 될 것이다.

빌 언더우드, 해리 랜도, 데이비드 로젠한, 그리고 나머지 가짜 환자들이 오늘날이라면 결코 입원하지 못했으리라는 것은 확실히 말할 수 있다. 여러분이 그럭저럭 괜찮은 정신병동 시설에 갔다면(이마저도 이 넓은 나라에서 장담하기 어렵지만) 다음과 같은 (반갑고 필요한) 장애물을 만나게 된다. 스탠퍼드 의대 정신과 의사 너새니얼 모리스는 워싱턴 포스트와의 인터뷰에서 이렇게 말했다. "한 명 이상의 간호사가 활력징후를 재고, 간단한 검사를 하고 환자의 병력을 수집한다. 최소한 한 명의 응급의가 이 과정을 반복한다. (…) 응급의는 환자의 병력에 따라 뇌의 CT 스캔이나 다른 영상 촬영을 요구할 수 있다. (…) 정신과 의사가 환자의 차트와 전자기록을 살펴본다. (…) 처음부터 끝까지 이 모든 것을 평가하는 데 여러 시간이 걸린다."

현실은 이보다 장애물이 높다. 대다수 주의 규정을 보면 입원하려는 환자는 위협을 가하거나 심각한 장애를 보이거나, 아니면 한 임상심리사의 말처럼 "정신적으로 완전히 무너져서 시설 앞에 그냥 서 있거나, 멍하니 거리를 헤매거나, 혼잡한 도로 한복판에 서 있거나, 숙식을 어떻게 해결해야 할지 몰라야 합니다."

정신병동에서 근무하는 한 간호사는 돌봄을 받기 위해 무엇이 필요한지 열거했다. 아이러니하게도 로젠한과 가짜 환자들이 그랬듯이 입원하려면 연기를 해야 하는데 대본은 완전히 다르다. 응급실에 가면 "(사실과 상관없이) 이렇게 말해요. '자살 충동을 느껴요.

계획도 세웠고 이곳을 나가면 안전하지 못할 겁니다. 정신과 의사가 내가 스스로에게 심각한 위험이라고 느껴서 안전을 위해 이곳에 와서 입원하라고 권했어요.' 그렇게 말하면 정신과로 보낼 겁니다. 거기서 여러분은 초진 간호사와 면접을 보게 됩니다. 똑같이 말하세요." 이런 관문들을 통과하고서야 병동에서 침대를 얻게 된다. 그러면 이제 환자는 정말로 무슨 문제가 있는지 말할 수 있다.

실제로 오늘날 우리의 정신보건 시스템의 오싹한 실태는 로젠한의 비판을 시대에 뒤떨어진 것으로 보이게 만든다. 정신의학자이자 역사학자인 조엘 브라슬로는 인터뷰에서 이렇게 말했다. "연구가 별나다는 것을 보여줄 뿐입니다. 방향을 이상하게 잘못 잡고 있다고 생각하게 되죠. (…) 정신의학은 국가의 관리로 보였지만 실은 더 큰 권력 관계의 희생자에 지나지 않았던 겁니다."

국립정신보건원 원장이었던 토머스 인셀은 덧붙였다. "오늘날의 상황은 완전히 반대가 되었습니다. 정말로 도움이 필요한데 자리가 없어서 병원에 들어가지 못하는 사람들이 있습니다."

의도치 않게 로젠한의 연구를 모방한 연구가 2015년에 〈정신의학 서비스〉에 실렸다. 연구 팀원들이 환자로 가장하고 시카고, 휴스턴, 보스턴의 정신병동들을 찾아가서 정신과 의사와 약속을 잡을 수 있는지 알아본 연구였다. 접촉한 360명의 정신과 의사들 중에 약속을 해준 사람은 93명으로 25퍼센트에 불과했다.(약속을 받기까지 얼마나 기다렸는지, 그들이 돌봄을 받았는지 여부에 대해서는 아무 말도 없었다.)

"심각한 정신질환을 적시에 효과적으로 치료하기 위해 걸림돌들을 제거하는 것"을 목표로 버지니아에 치료옹호센터를 설립한 토리는 단도직입적으로 말했다. "미국에서 조현병을 앓는 사람은 지금보다 1970년대가 더 나았다. 그리고 이것이야말로 미국의 모든 사람이 책임져야 하는 일이다."

케네디 대통령이 맨 처음 약속했던 지역사회 돌봄이 실현되지 않으면서 수많은 사람들(그중에는 대부분의 삶을 병원에서 보낸 사람도 있었다)이 병원에서 나가야 했고 갈 곳이 없어졌다. 로젠한이 연구를 했을 때만 해도 교도소에 수감된 사람의 5퍼센트가 심각한 정신질환의 기준에 부합했다. 지금은 20퍼센트 이상이다. 수감자의 40퍼센트 가까이가 어느 순간에 정신장애 진단을 받았는데, 가장 흔한 진단(하나 이상의 장애를 가진 사람들이 있다)은 주요 우울증(24퍼센트), 양극성 장애(18퍼센트), 외상후 스트레스 장애(13퍼센트), 조현병(9퍼센트)이다. 미국에서 가장 가파르게 증가하는 수감자 집단인 여성이 정신질환 병력을 더 많이 보고한다.

유색인종도 마찬가지 상황이다. 미국심리학협회 소수민족문제부서 담당자 티파니 타운센드는 이렇게 말했다. "일반 정신건강 치료에서 차별을 겪을 가능성이 더 높고, 그 결과 형사재판 시스템으로 더 많이 내몰린다."

2014년에 집계된 마지막 통계에서 정신병동에 있는 심각한 정신질환자보다 교도소에서 지내는 이들이 거의 열 배나 더 많은 것으로 나타났다. 이들이 가장 많이 몰려 있는 곳은 로스앤젤레스 카운티, 뉴욕의 라이커스섬, 시카고의 쿡 카운티에 있다. 교도소라기보다는 많은 면에서 보호수용소에 가깝다. 정신을 잃는다는 것이 어떤 것인지 아는 사람으로서 내가 상상할 수 있는 교도소보다 못한 곳은 관박에 없다.

이런 문제에 대해 오랫동안 연구하고 글을 써온 서던 캘리포니아 대학의 정신의학자 리처드 램은 이렇게 말했다. "오늘날 우리가 교도소와 구치소에서 보는 심각한 정신질환을 앓는 사람들 가운데 상당수는 정신병동 병상이 충분히 확보되었다면 틀림없이 입원했을 사람들입니다. 경범죄를 저지른 사람들은 거의 확실해요."

이것이 현재 미국의 정신보건 돌봄의 실태다. 탈시설화가 안겨준 충격이다. '초시설화'라고 하기도 하고, 정신적으로 아픈 사람들이 정신병원에서 교도소나 구치소로 옮겨갔다고 해서 "정신질환의 범죄화"라고 부르는 사람도 있다. 어떤 용어로 부르든 간에 그 결과가 희화화라는 데는 전문가들이 동의한다.

"뇌엽절리술과 유전자 실험이 행해지던 어두운 시대에 미처 내다보지 못했던 위기"(론 파워스, 『내 아들은 조현병입니다』), "우리 시대에 가장 뼈아픈 사회적 실책 가운데 하나"(에드워드 쇼터, 『정신의학의 역사』), "잔혹한 결과를 빚은 당혹스러운 일, 완전히 엇나간 개혁"(〈뉴욕 타임스〉).

정신적으로 아픈 사람들이 교도소에서 지내는 경우가 늘어나는 이유를 미국이 세계에서 가장 높은 수감률을 보이는 나라라는 사실에서, 그리고 최소의무형량제[특정 범죄를 저지른 사람에게 법에 명시된 최소 형량을 무조건 선고하도록 하는 제도—옮긴이]와 삼진아웃법[같은 범죄로 세 번 유죄 판결을 받으면 가중처벌하도록 하는 제도—옮긴이] 같은 정책에서 찾으려는 사람도 있지만, 이유가 어찌 되었든 결과가 재앙이라는 것은 분명해 보인다. 펜실베이니아 대학의 의료윤리학자 도미닉 시스티는 말했다. "미국에서 교도소와 구치소의 창살 너머에 비공식적인 정신보건 돌봄 시스템이 존재한다." 심각한 정신질환을 앓는 사람들은 보석으로 풀려날 가능성이 상대적으로 적으므로 교도소에서 더 오랜 시간을 보낸다. 폐쇄 절차가 진행 중인 라이커스섬을 예로 들자면, 정신질환을 앓는 수감자들의 평균 투옥 일수는 215일로 전체 평균의 다섯 배였다. 교도소가 오늘날 사람들을 잡아두는 방식은 넬리 블라이 시절의 보호수용소와 다를 바가 없다. 미국시민자유연합은 법원에서 금치산자로 판정된 수백 명의 사람을 대신하여 펜실베이니아 주정부의 복지부를 고소했다. 병상이 없어서 교도소에 남겨진 사람들이었다. 로젠한의 옛 놀이터였던 델라웨어 카운티의 한 사례를 보자면, 재판을 받기도 어려운 지경인 정신질환자가 구치소에 1017일 동안 방치되었다. 소송의 대표 원고는 J.H.였는데 페퍼민트 파이 세 개를 훔쳐 노리스타운 주립병원에 병상이 비기를 기다리며 필라델피아 구치소에 340일을 있었다.* 그곳에서 지내는 동안 J.H.는 폭행과 성폭력의 위험에 크게 노출되었다. 어차피

* 공교롭게도 데이비드 로젠한은 「정신병원에서 제정신으로 지내기」 논문을 발표하고 난 1973년에 노리스타운 주립병원에 가짜 환자로 들어갔다.

몸이 불편해서 재판을 걸지도 못할 테니 말이다. 2019년 3월에 미국시민자유연합은 복지부가 "헌법에 부합하는 결과를 내놓지 않아 몇 달씩 교도소에서 보내야 하는 환자들이 계속 있자" 소송을 재개했다.

로젠한이 상세하게 서술하기도 했던 이인증은 수감 생활에서 핵심적인 특징이다. 수감자들은 제복을 입고 번호로 구별되며, 가장 기본적인 사생활도 누리지 못하고, 많은 개인 물품을 소지하지 못한다. 여기서 가장 높은 대접을 받으려면 강하게 보여야 하는데, 정신적으로 아픈 사람들은 선천적으로 "약해" 보이는 사람들이다. 교도소와 구치소는 "비하와 굴욕의 의식"이 벌어지는 곳이다. 애초에 치유하는 환경으로 만들어진 곳이 아니다. 오히려 응징하고 박탈하는 환경이다.

애리조나에서 남자 수감자들은 "자주 벌거벗은 채로 오물을 뒤집어쓰고 있다. 감방 바닥에는 시큼한 우유통과 음식물 포장지가 나뒹굴고 있다. 변기가 막혀 배설물이 흘러넘친다." 미국시민자유연합의 변호사 에릭 발라반이 2018년 피닉스에 있는 매리코파 카운티 교도소의 특별관리동을 방문하고 나서 쓴 글이다. 캘리포니아에서는 2017년 치노에 있는 여성보호시설에서 "수감 환자 X"가 "정신증"으로 등록되어 있었음에도 처방약을 받지 못하고 감방에 방치되어 몇 시간이나 소리를 지르다가 자신의 눈알을 파내 삼키는 일이 벌어졌다. 플로리다에서 대런 레이니는 교도관들에 의해 강제로 "특수" 샤워를 받아야 했다. 물의 온도가 70도 이상 높아지면서 그의 피부가 "돌돌 말린 과자처럼" 벗겨져서 목숨을 잃었다. "진정한 19세기 지옥의 불구덩이" 미시시피에서는 일반 수감자들이 정신질환을 앓는 수감자들에게 쥐를 반려동물로 판매한다. 그곳에서 한 남자가 치명적인 심장발작을 일으키고 사흘 동안 방치되고도 멀쩡했다고 한다. 실리콘밸리 인근에서 마이클 타이리라는 남자는 거주형 요양시설에 자리가 나기를 기다리던 중 교도관들로부터 구타를 당해 죽어가며 "도와줘요! 제발 그만해요!"라고 소리쳤다.

이런 상황은 로젠한의 연구에 결정적인 영감을 준 어빙 고프만의 『수용소』를 떠올리게 한다. 고프만은 세인트엘리자베스 병원에서 잠입 취재를 하여 그곳에서 본 것이 교도소와 다를 바 없는 "총체적 기관"이라고 주장했던 사회학자다. 그는 일과 놀이, 수면의 구별이 없고, 직원과 수감자가 분리되며, 이름과 소지품을 갖지 못하는 것을 예로 들었다. 도덕적 치료의 개념을 주장했던 프랑스 의사 필리프 피넬을 기억하는가? 1817년에 그의 제자 장-에티엔-도미니크 에스퀴롤은 그들을 각성하게 했던 당시 상황을 이렇게 서술했다. "나는 누더기만을 몸에 걸친, 밀짚 말고는 자신이 누워 있는 보도의 차가운 습기를 막을 수 있는 것이 아무것도 없는 사람들을 보았다. 제대로 먹지 못하고 숨 쉴 공기와 갈증을 풀어줄 물이 부족한, 기본적인 생활필수품이 절실히 필요한 사람들을 보았다. 교도소장이라고 하는 작자의 처분에 이리저리 휘둘리는, 그들의 잔혹한 관리에 희생되는 사람들을 보았다. 공기도 빛도 들어오지 않는 비좁고 더럽고 오염된 지하에서, 마치 야수가 두려워서 자물쇠를 채워

놓은 것처럼 동굴에 쇠사슬로 묶여 있는 사람들을 보았다."

오늘날의 상황은 더 나쁘다. 우리는 이제 아픈 사람들을 모아두는 장소가 지옥의 불구덩이가 아닌 척하지도 않는다.

"병원이 거의 모두 없어졌다는 것은 사실이다." 앨리사 로스는 2018년에 나온 책 『제정신이 아닌*Insane*』에서 이렇게 말했다. "그러나 나머지 것들, 즉 잔인함, 불결함, 형편없는 음식, 폭압까지 없어진 것은 아니다. 가장 중요한 것으로, 정신질환을 앓고 있는 대다수 사람은 눈에 보이지 않는 곳에 그대로 있으며, 그들이 받는 열악한 처우는 평범한 대다수 미국인의 눈에 보이지 않는다. 키지의 시대와 오늘날의 진정한 차이라면 정신질환이 있는 사람들을 학대하는 것이 이제 교도소와 구치소에서 벌어진다는 사실밖에 없다."

치료 과정의 문제도 있다. 많은 교도소에서 치료로 통하는 우스꽝스러운 광경 말이다. 치료는 드물며 보통은 약물 처방이 중심이다. 애리조나와 펜실베이니아의 몇몇 교도소에서는 의사나 사회복지사가 자물쇠를 채운 감방의 환자와 금속 창살을 통해 이야기하는 식으로 이루어지며, 그냥 컬러링북을 나눠 주는 터무니 없는 경우도 있었다고 로스는 말한다.

수감의 효과에 대해 연구한 심리학자 크이그 헤니는 이렇게 말했다. "수감자들은 극심한 스트레스를 받고 있으며 말도 못 할 고통을 느낍니다. 그러니 거기에 대해 생각하도록 하는 일은 바람직하지 않아요. 거기에 대해 생각하거나 말하지 않아야 유리합니다. 아무도 관심이 없으니까요." 기억할지 모르겠지만, 스탠퍼드에서 공부할 때 가짜 환자로 참여해달라는 데이비드 로젠한의 요청을 거절했던 바로 그 대학원생이다.

불신의 문화는 양방향으로 작용한다. 보건서비스 종사자로 나중에 내부고발자가 되는 앤젤라 피셔는 애리조나 주립교도소에서 연수를 받던 첫날에 교정국 관리가 자신에게 이런 농담을 했다고 한다.

"환자가 언제 거짓말하는지를 어떻게 알겠소?" 그는 대답을 기다리지 않고 곧장 말했다. "그들의 입술이 움직일 때요."

많은 교도관이 수감자들이 일반 수감자들과 함께 있는 끔찍한 상황에서 나가고 싶어서, 혹은 보다 쾌적한 시설에서 지낼 수 있다는 희망에서 꾀병을 부린다고 생각하고 이에 대처한다. 물론 그런 경우가 있기는 하지만, 미국시민자유연합의 국가교도소 프로젝트 팀장 데이비드 패시는 이야기되는 만큼 흔하지는 않다고 말한다. 그보다는 진단과 관리를 제대로 받지 못하는 경우가 더 많다고 했다. "아홉 살 때부터 정신질환 병력이 있던 사람이 교도소에 가면, 갑자기 그들은 정신적으로 아픈 사람이 아니라 그냥 나쁜 사람일 뿐인 겁니다."

크레이그 해니도 이 말에 동의했고 아울러 거짓말하고 시스템을 희롱하는 것은 실질적 이득이 없다고 덧붙였다. "그렇게 해서 얻는 부차적 이득이 뭘까요? 비참한 감방에서 나와 일반적으로 더 비참한 다른 감방으로 보내질 뿐입니다. 자해 위험을 감시하는 감방에 가게 되면 말 그대로 아무것도 없는 곳에 들어가게 됩니다. 때로는 아무것도 입지 않은 채로 자살 방지용 옷을 입기도 하지요." 로젠한의 연구에서 그가 가짜 환자들을 보낸다고 병원에 말하고는 보내지 않았다는 대목이 생각난다. 로젠한의 말 때문에 의사들은 도처에서 가짜 환자들을 보게 될 것에 대비했다. 마찬가지로, 오늘날 교도관들은 도처에서 꾀병 환자들을 보게 되리라 여긴다.

로젠한의 시대보다 오늘날 상황이 더 나쁘다고 경고한 바 있는 정신과 의사 토리는 해결책을 제안한다. 그가 설립한 치료옹호센터는 주립병원과 감호소에 병상을 늘리면 대기 시간을 줄이고 사람들을 교도소에서 적절한 치료 시설로 신속하게 보낼 수 있다고 주장한다. 토리의 제자이며 정신질환정책기구의 실무대표인 자칭 "인간 사전경고장" 디제이 재피는 정신보건법원을 더 많이 설립할 것을 요구한다. 그래서 판사가 정신질환을 앓는 사람들을 교도소 시스템에 흡수되기 전에 적절한 주거지와 치료 시설로 보내도록 하자는 것이다. 아울러 그는 정신질환 전문가들의 도움을 받아 심각한 정신질환자들을 알아보고 대응하도록 훈련받은 법 집행관들로 구성된 위기 개입 팀을 활용할 것을 지지한다. 보다 논란이 되는 정책으로 눈을 돌리자면, 재피는 처방약 복용을 법적으로 강제하는 외래환자 치료지원의 필요성에 대해 여러 차례 글을 썼다. 그는 심각한 정신질환을 앓는 많은 사람이 자신이 아프다는 것을 모른다면서 (질병인식불능증) 비극이 일어나기 전에 더 많은 사람을 강제로 입원시킬 수 있도록 민사적 감금제도의 개혁이 이루어져야 한다고 주장한다. 재피와 토리 모두 심각한 정신질환을 앓는 대다수 사람이 정신질환이 없는 사람들보다 특별히 폭력적이지는 않지만, 대체로 치료를 받지 못한 사람들 가운데 일부는 더 폭력적임을 보여주는 연구가 있다고 했다. 이런 정책이 시민의 자유를 침해한다고 말하는 사람들에게 재피는 이렇게 반박했다. "정신증은 자유의지를 행사하는 것이 아닙니다. 자유의지를 행사하지 못하는 무능함을 보여주는 겁니다."(내가 정신적으로 아팠을 때 자유의지가 전혀 없었다는 것은 나도 인정한다. 하지만 나머지 경험과 오진을 생각하면, 특히 이런 정책을 전면적으로 실행하기에 많은 정신과 의사들이 필요한 권한을 누릴 자격이 될까 생각해보면, 이런 관점을 선뜻 받아들이기가 어렵다.)

잔혹한 현실에 마주하여 사회의 정신보건 돌봄 종사자라는 본분을 다하고자 변화에 나선 교도소와 구치소가 있다. 7500명의 수감자 가운데 3분의 1이 정신질환과 싸우고 있는 시카고 쿡 카운티 교도소의 보안관 톰 다트는 난망한 상황에서 최선을 다하여 변화를 선도한 인물이 되었다. "우리가 성공하여 사회의 정신보건에 가장 크게 이바지하는 곳이 된다면, 최고의 돌봄을 선사하는 곳이 될 겁니다." 그가 2017년 탐사보도 프로그램 〈60분〉에 출연하여 이렇게 말했다. "이곳에 있는 동안은 그들을 환자로 대할 겁니다." 쿡 카운티는 약물 처방, 집단치료, 일대일 면담을 제공한다. 직원의 60퍼센트가 상당한 수준의 정신보건 훈련을 받았고 교도소장은 심리학자다.

그러나 진정한 변화가 일어나려면 돈이 필요하다. 자금이 적절하게 배분되지 않아 사람들은 세 번 고통을 당한다. 우선 그들을 지원하는 자원이 끊기고, 문제 되는 행동을 보이면 체포되고, 나중에 공동체에 복귀하면 모른 체 외면당한다. 시스템이 망가진 상태에서 가장 아픈 사람들은 계속해서 무시되고 버려진다.

"이것이 암이나 심장병의 사례라고 한다면 말도 안 된다고 했겠지요. 방금 췌장암 진단을 받은 사람을 교도소에 보내는 일은 없습니다. 그곳은 치료를 받으면서 머물 곳이 아니기 때문입니다." 국립정신보건원 원장이었던 토머스 인셀의 말이다. "그러나 우리가 처한 상황이 정확히 그러합니다."

5부

발견을 가로막는 가장 큰 장애물은
무지가 아니라 알고 있다는 착각입니다.

—대니얼 부어스틴

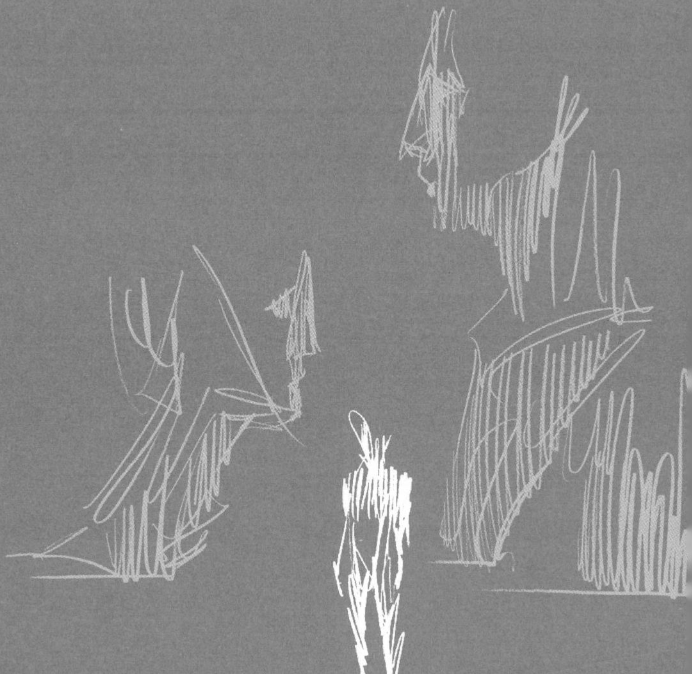

25장

가짜 환자들의 행방

사라진 환자들

스워스모어의 심리학과 교수이자 사회구성주의의 주창자인 케네스 거겐에게 전화를 걸어 조언을 구했다. 그는 로젠한이 스워스모어에 있었을 때 그와 친한 사이였다. 연구에 대해, 로젠한이 개입한 것에 대해 내가 알고 있는 것을 그에게 말했고, 결정적인 뭔가를 알아내지 못했다고 했다.

그가 횡설수설하는 내 말을 잘랐다.

"만나서 이야기해보면 카리스마가 있었습니다. 깊고 멋진 목소리로 사람들에게 아주 친근하게 말을 건넸죠. 그는 인맥이 좋았어요. 인간관계가 넓은 사람들을 많이 알았고 인맥을 잘 꾸려갔습니다. 강의도 훌륭했어요. 그러니까 내 말은 그에게 극적인 면이 있었다는 뜻입니다. 하지만…… 학과 사람들, 나는 아닙니다, 나는 그의 친구였으니까요. 많은 사람이 그가 엉터리라고 말할 겁니다."

그러고 나서 결정적인 일격을 가했다. "논문에 적힌 대로 실제로 일어났던 한두 가지 예를 당신이 찾아냈다면, 나머지는 모두 지어낸 것이라고 봐도 좋소."

나는 전화를 끊고 한동안 가만히 앉아서 그의 말을 곱씹었다. 케네스 거겐이 무심결에 던진 말이 사실일까? 결론에 맞추기 위해 자료를 과장하고 고치는 것만으로도 충분히 문제가 되는데, 논문에 나오는 사람들을 아예 허위로 지어냈다면? 상상도 할 수 없는 일이었다.

과연 그랬을까?

내가 인터뷰한 사람들은 계속해서 한 젊은 여성을 언급했다. 머릿결이 아름다웠다고 다들 덧붙였다. 스워스모어 칼리지에서 학부생으로 있었을 때 로젠한의 연구조교로 일했고 스탠퍼드로 진학해서도 같은 직위를 맡았던 여성이다. 누군가가 해답을 알고 있다면 그 학생일 거라고 다들 말했다. 다행히도 빌은 그녀 이름이 낸시였음을 기억했다. 나는 낸시가 졸업한 해를 대충 짐작하여 플리커에서 스워스모어 졸업생 페이지를 뒤졌다. 흥겹게 어울리는 중년의 사람들 사이에서 긴 백발의 매력적인 여성 사진이 눈에 들어왔다. 카메라를 똑바로 쳐다보고 있었는데 눈은 웃고 있지만 입술은 꾹 다물어 카메라를 희롱하며 "날 찾았군" 하고 말하는 듯했다. 그녀의 이름이 아래에 적혀 있었다. 낸시 혼.

이후 몇 달에 걸쳐 낸시 혼과 총 네 차례 이야기를 나누었다. 그녀는 치료사로 일하면서 여러 치료 방법을 결합하여 환자들을 도왔다고 했다. 아들 이야기도 했는데 심각한 정신질환이 있어서 입원 치료를 받고 노숙 생활을 했다고 했다. 스워스모어 칼리지의 학부생 시절 이야기는 당연히 나왔다. 그곳에서 심리학을 전공했고, 배구를 했으며, "매력적이고 재치 있고 믿기지 않게 똑똑한" 데이비드 로젠한이라는 교수를 만났다. 그녀는 그의 이타심 연구를 도왔다. 아이들을 인솔하여 실험 장소로 데려갔고, 볼링 게임의 승패를 조작했다. 이렇듯 낸시는 로젠한의 삶에서 다양한 역할(관리자, 교사, 연구자, 친구)을 맡았다.

낸시는 말했다. "사람들은 그와 함께 있으면 특별하다는 느낌을 받게 돼요."

두 사람은 나중에 가서 연락이 끊어졌다. 그녀는 신문 혹은 저널을 통해 그의 죽음을 접했다. 어느 쪽인지는 기억하지 못했다. 하지만 그에 대한 생각은 계속했다고 한다. "자주 그를 생각해요. 그는 내게 가장 큰 영향을 미친 롤 모델입니다. 위대한 심리학자, 절대적으로, 진정 위대한 심리학자였으니까요. 그의 글은 널리 읽혔어요. 현명했고, 편협하게 자기밖에 모르는 그런 사람이 아니었습니다. 사고가 개방적이고 똑똑한 데다가 사람들에 관심이 많았습니다. 내가 심리학을 전공으로 삼은 이유였습니다."

나는 연락한 진짜 이유인 가짜 환자들에 대해 물었다.

그녀는 스탠퍼드에서 함께 일했던 두 명의 대학원생 빌 언더우드와 해리 랜도를 기억했다. 해리가 공중전화로 연락했던 인물, 자신의 진료 기록을 읽어주었던 인물이 그녀였다. 아울러 그녀는 두 사람의 병문안을 간 적이 있다고 말했다.

"로젠한이 무엇을 찾아보라고 준비시키던가요? 특정한 무엇에 대해……."

"아뇨."

"그는 그냥 당신을 믿었네요……." 나는 말꼬리를 흐리면서 얼마 전 내가 대학원생이던 때를 떠올렸다. 나는 누군가의 정신건강을 책임감 있게 살펴보는 일을 결코 감당하지 못했다(지금도 마찬가지다). 또래에 비해 영리했던 낸시는 그들이 고통을 겪는지 알아보는 방안을 마련했다. 그들의 언어 패턴을 살폈고, 무슨 일을 하며 시간을 보내는지 물었고, 처방약에 대해 질문했고, 정서적으로 불안정하지 않은지 확인했다.

"동시에 오십 가지를 살폈어요. 당신도 알다시피 미친 상황에 처하면 정신이 나가죠. 그러니 그런 상황에서 괜찮은지 반드시 확인해야 해요." 그녀가 말했다.

낸시가 성숙하게 일을 처리했다지만 로젠한이 조수에게 막대한 책임감을 떠넘겼다는 사실은 피할 수 없었다. 아무리 좋게 포장해도 전문가답지 못한 행동이었다. 논문의 위반보다 더 위중했다. 설령 연구의 자료가 나무랄 데 없었다 해도, "인간 연구 대상자의 권리와 복지"를 보호하고자 학계의 연구를 감시하는 기구인 연구윤리

심의위원회에서 오늘날이라면 결코 승인하지 않을 터였다. 참여자, 병원의 환자, 그리고 어느 정도는 연구조교까지도 지나치게 위험에 빠뜨리는 일이었다.

그렇다면 다른 여섯 명의 가짜 환자들인 비즐리 부부, 마사 코츠, 칼 웬트, 마틴 부부는 어떻게 된 것일까?

모른다고 했다. 로젠한은 둘을 제외한 논문의 나머지 가짜 환자들의 정체를 자신의 연구조교에게도 숨겼다. 나는 로젠한의 공책과 원고에서 찾은 정보를 낸시에게 털어놓았다. 3번 환자 새러 비즐리에 대해 이야기하며 그녀가 불안한 마음을 가라앉히고자 약을 거의 삼킬 뻔했다고 말했다. 그리고 음식에 대해 편집증을 보인 소아과 의사 밥 마틴(6번 환자) 이야기를 했다.

"자신의 음식에 독이 묻어 있다고 생각했다고요? 좋지 않군요."

"그렇죠. 만약 당신이 그걸 알았다면 그를 밖으로 내보내야 한다고 말했겠지요?"

"당연하죠. 맙소사, 그는 당장 나왔을 겁니다. 어처구니없네요. 오, 내가 그런 말을 들었다면 몹시 속상했을 겁니다."

내가 5번 환자였던 화가 로라 마틴을 소개했을 때 낸시가 물었다. "그거 체스트넛 로지를 말하는 건가요?"

"체스트넛 로지라고요?" 녹음한 것을 다시 들어보니 내 목소리가 올라가고 있었다. 마침내 견고한 단서가 나왔다. 지어냈을 수도 있다는 케네스 거겐의 말에 대항할 수 있는 단서였다. 체스트넛 로지는 워싱턴 DC 인근의 유명한 사립 정신병원으로, 워싱턴의 '괴짜' 엘리트들이 나사가 풀린 삶을 그곳에서 이어갔다. 그 병원과 관련한 소설 두 권이 대대적인 인기를 얻으면서 영화로 만들어지기도 했다. 조앤 그린버그가 그곳에 입원하여 유명한 전속 심리치료사 프리다 프롬-라이히만으로부터 치료를 받았던 경험을 바탕으로 쓴 『난 너에게 장미정원을 약속하지 않았어』, 그리고 병원에서 근무했던 사람이 한 환자와 간병인의 관계를 이야기로 담아낸 『릴리스 *Lilith*』가 그것이다. 체스트넛 로지는 알고 보니 뇌와 마음이 치열하게 전투를 벌인 전선이자 정신분석가들이 마지막으로 저항한 장소였다.

체스트넛 로지

체스트넛 로지의 설립 취지는 보호수용소가 부유한 사람들이 품위 있게 지내는 안전한 곳이어야 한다는 생각이었다. 최종 목적을 '치료'에 두는 곳이 아니었다. 환자들은 멋지고 깔끔한 시설에서 테니스를 치고 미술 치료를 받고 매일 대화 요법에 참여하며 몇 년(때로는 평생)을 보냈다. 여기서는 다른 유명한 정신의학 시설들을 얼룩지게 했던 끔찍한 시술들, 예컨대 뇌엽절리술, 인슐린 혼수 치료, 전기충격요법을 시행하지 않았으며 심지어 약물 처방도 꺼렸다. 그러던 중 우울증을 앓는 마흔한 살의 심장 전문의 레이 오셔로프가 1979년에 체스트넛 로지에 들어와 "어머니와의 관계에 뿌리를 둔 자아도취증" 진단을 받았다. 병원은 일 년 가까이 '공격요법'과 '퇴행요법'을 실시했지만 그의 질환은 악화될 뿐이었다. 그는 살이 45파운드나 빠졌고 거의 매일 18시간 이상 빼먹지 않고 걸어야 했다. 결국 오셔로프의 부모가 나서서 그를 보다 전통적인 정신병원으로 옮겼고, 거기서 그는 우울증 진단을 받고 항우울제 치료를 받아 9주 뒤에 퇴원했다. 오셔로프는 체스트넛 로지를 의료과실로 고소했다.(법정 밖에서 여섯 자리 숫자의 금액으로 합의했다는 소문이 있다.) 이것은 비단 오셔로프 개인의 문제가 아니라 "정신의학이 분열된 일가"임을 증명하는 사례라고 2013년 뒤늦게 쓴 오셔로프의 부고 기사에서 샤론 패커가 말했다. "정신분석의 신성한 담장이 무너져 내렸다."

이런 내력을 알고 있기에 체스트넛 로지가 남긴 유산이 거의 없다는 사실이 믿기지 않는다. 로지는 2001년에 파산 신청을 하고 고급 콘도 개발업자에게 매각되면서 초라하게 막을 내렸다. 그러다가 2009년 7월 13일, 개 짖는 소리에 역사적인 건물이 화염에 휩싸인 것을 이웃 사람들이 알게 되었다. 모든 것이 사라졌다. 체스트넛 로지는 뭐 하나 남아 있는 것이 없었다.

그러나 병원에서 근무했던 직원들 중에 체스트넛 로지를 생생하게 기억하는 사람들이 있다. 현재 국립정신보건원에서 일하고 있는 한 심리학자는 그곳에서 근무했던 시절의 사진들을 스크랩한 것을 우리의 첫 인터뷰에 갖고 왔다.(자신이 한때 근무했던 곳, 그것도 정신병원의 사진을 갖고 있는 사람이 얼마나 되겠는가?)

"여름날을 찍은 사진이에요. 참으로 아름답죠." 그녀는 밤나무들을 가리키며 말했다. 체육관과 수영장 사진을 보여주더니 언젠가 결혼식 하객들이 정신병원에 들어온 줄도 모르고 멋진 사진 장소를 찾아 나무들 사이를 돌아다니고 있었다고 했다. 심리학자는 비록 손을 내저으며 그들을 쫓았지만 외부인들 눈에도 그곳이 아름답고 평온한 곳으로 보였음을 알고는 뿌듯해했다. "체스트넛 로지에 대해 좋게 써주세요. 나는 그곳을 정말로 좋아했어요." 그녀가 말했다.

나는 그녀에게 내가 하고 있는 일을 설명했다. 로젠한의 실험에 대해, 가짜 환자들을 추적하는 일에 대해 말하면서 그들 가운데 한 명이 체스트넛 로지에 들어갔을 가능성이 있다고 했다. 그녀는 체스트넛 로지에서 연구가 있었다는 이야기는 들어보지 못했지만, 자신이 근무하기 오래전 일이라고 했다. 내게 다행한 사실은 병원이 파산하고 화재가 나기 전 이리저리 해체될 때 그녀가 병원 환자의 기록이 담긴 금속 서류 캐비닛을 빼돌렸다는 것이었다. 개원 이후로 병원에 들어온 환자의 이름과 정보(입원 일수, 진단, 입원/퇴원 날짜)가 적힌 카드로, 그녀가 개입하지 않았다면 틀림없이 버려졌을 서류였다. 나는 흥분했다. 가짜 환자들을 찾기에 충분하고도 남았다. 그녀는 화가의 인상과 입원 일수와 맞는 사람이 있는지 알아보겠다고 했고, 도와주겠다는 제안은 환자의 개인정보 보호법을 거론하며 거절했다.

체스트넛 로지가 확인되어 내가 5번 가짜 환자 로라 마틴을 찾게 된다면 얼마나 좋을까. 희망이 있었다. 로젠한은 1971년에 엿새 동안 워싱턴 DC를 방문한 바 있었다. 한창 연구가 진행되던 무렵이었으니 아마도 유일하게 사립 정신병원에 입원한 가짜 환자 로라 마틴이 병원에 있었을 것이다. 그렇다면 로젠한은 체스트넛 로지를 방문했을 가능성이 있다.

나는 로젠한의 원고로 돌아가 로라의 부분을 다시 살펴보았다. 52일 동안 입원했고 유일하게 조울증 진단을 받은 유명한 추상화가 로라. 미출간 책에서 로젠한이 "흥미로운 사례"가 있다고 해서 체스트넛 로지에 갔더니 그게 바로 자기가 보낸 가짜 환자 로라였다고 말한 대목을 다시 읽었다.

로젠한은 자신의 가짜 환자의 사례 발표를 상세한 기록으로 남겼다. 여기 보면 로라의 정신과 의사가 현란한 용어를 써가며 그녀가 그린 그림을 토대로 진단한 것이 인용되어 있다. 의사는 로라가 병원에서 그린 여섯 점의 작품 가운데 하나를 살피며 "자아가 허약하다"고 말했다. 비록 터무니없는 오진이지만 로라는 자신을 주제로 작업하는 기회로 이용했고, 로젠한이 이 과정을 기록한 것을 보면 한 여성이자 예술가로서 그녀가 어떤 사람인지 드러난다. 우선 로라는 자신의 명을 재촉하고 있는 소아과 의사 남편(가짜 환자로 참여하며 음식에 강박을 보인 밥)에 대한 우려를 나타냈다. 마리화나에 손대기 시작한 작은아들 제프리에 대해 걱정했으며, 화가로서 자신의 창조력을 연마하고 유지해야 하는 문제로 고민했다.

나는 로젠한을 알았던 여러 사람에게 혹시 그가 알고 지낸 유명한 여성 화가가 있는지 물었지만 누구한테도 확실한 말을 듣지 못했다. 당시 유명했던 여성 추상화가 명단을 작성하여 미술사가들에게 연락했다. 그들은 몇 명을 거론했다. 앤 트루이트, 조앤 미첼, 메리 애벗, 헬렌 프랑켄탈러, 모두 확실한 증거가 없었다. 워싱턴의 국립여성미술관에서 도서 목록을 보내주었다. 유력해 보이는 후보들이 있었지만 아니었다. 스워스모어에서 로젠한에게 배운 한 학생의 어머니가 꽤 유명한 조각가였다. 괜한 기대였다. 나는 메트로폴리탄 미술관에 작품이 걸려 있는 뉴욕의 추상화가 주디스 W. 고드윈에게 이메일을 보냈다. 그녀는 내 이메일에 친절하지만 확실한 답을 주었다. "나는 이 연구에 참여하지 않았어요. 당신의 작업에 행운을 빌어요."

그러다가 하나가 걸렸다.

1922년 뉴어크에서 태어났고 2008년에 사망한 그레이스 하티건은 처음에 비행기 공장에서 제도공으로 일했다. 정식 교육을 받지 않은 그녀는 옛 대가들의 그림을 모사하는 것으로 시작했다. 1960년대에 그녀는 대중문화의 이미지들을 가져다가 현란한 색채의 작품으로 만들어 팝 아트의 효시가 되었다. 그녀는 말했다. "나는 회화를 선택하지 않았어요. 회화가 나를 선택했죠. 나는 재능이 없었어요. 천재적인 감각이 있었을 뿐입니다."

그녀는 네 차례 결혼했다. 첫 남편의 이름이 밥이었다. 기대가 생겼다! 유일한 문제라면 1940년이면 밥이 그녀의 삶에서 물러났다는 것이다. 하지만 실망하기는 이르다. 네 번째 남편인 미술품 수집가 윈스턴 프라이스는 1960년에 그녀와 결혼했는데, 그는 존스

홉킨스 의대의 유명한 전염병학자로 일반 독감의 치료제를 찾는 일에 집착했다. 그는 자신의 연구를 위해 하지 못할 일이 없었다. 바이러스성 뇌염을 위해 개발된 실험용 백신을 자신의 몸에 주사하기도 했다. 이로 인해 그는 척수막염을 얻었고 서서히 몸이 쇠약해져서 1981년에 죽었다.

이 두 사람이 내가 찾는 마틴 부부였을까? 윈스턴 프라이스는 자신의 연구를 위해서라면 물불 가리지 않았으므로 그가 자진해서 정신병동에 들어가는 것이 그리 억측은 아닐 것이다. 그레이스는 알코올중독을 포함하여 자신의 악령과 싸웠으므로 광기의 연구에, 그리고 광기가 창조력과 어떻게 겹쳐지는지에 관심이 없었을 리가 없다. 그럴듯해 보이는 추정이었고 그레이스의 전기작가 캐시 커티스도 그렇게 여겼다. 그녀는 그레이스 하티건의 아들 제프리가 평생 약물 남용으로 고생했다고 했는데, 제프리는 로젠한의 기록에 나오는 로라의 아들과 같은 이름이며, 로젠한은 아들 제프리가 마리화나를 피워 로라가 걱정했다고 적었다. 그러나 캐시는 나의 확신에 제동을 걸었다. "(그레이스 하티건은) 열두 살에 불과한 아들을 캘리포니아에 있는 아버지와 살도록 보냈습니다. 그녀는 실제로 남은 평생 아들과 거의 무관한 삶을 살았어요. 아들을 싫어했다고 사람들에게 말하곤 했습니다."

캐시는 내게 보낸 이메일에서 한마디 덧붙였다. "긍정적으로 보자면 하티건일 가능성이 80퍼센트라고 말하겠어요."

80퍼센트라면 내기를 걸어볼 만하다. 사실 그레이스는 아들이 하나뿐이었고 아들을 걱정할 만큼 사랑하지 않았을 것이다. 그러나 이것은 로젠한이 얼마든지 과장하거나 잘못 알아들었을 수 있는 일이다. 확실히 하기 위해 캐시는 25년간 그레이스와 함께 일했던 조수 렉스 스티븐스에게 연락해보라고 했다.

"그레이스가 아니에요." 렉스 스티븐스는 단정적으로 말했다. 시간대가 틀렸다고 했다. 그녀가 그린 그림을 묘사한 것도, 그녀의 예술과의 관계도, 남편, 아들과의 관계도 틀렸다고 했다. 하지만 그의 관점에서 가장 힘 빠지게 하는 것은 그런 일이 있었다면 자신에게 다 말했을 거라는 렉스의 확신이었다.

"나는 그녀와 관련하여 모든 것을 다 압니다."

나는 괜히 연락했다 싶어서 이 전화통화를 무시했다. 내가 오랫동안 알았던 사람이 이렇게 거대한 뭔가를 숨기고 있었다는 말을 들었다면 나 역시도 아니라고 부정했을 것이다. 나는 그레이스가 경력의 대부분 동안 주고받은 편지와 공책, 일기가 보관되어 있는 시러큐스 대학 문서보관소에 연락했다. 그러나 그곳의 연구자는 데이비드 로젠한과 관련되는 편지를 하나도 찾지 못했다. 그레이스 하티건이 내가 찾는 로라 마틴일 확률이 가파르게 떨어지고 있었다.

5번, 6번 가짜 환자의 정체는 여전히 오리무중이었다.

유령들

앞서 나는 연구차 잭의 콘도를 찾아가서 로젠한의 미출간 책과 관련하여 그가 손으로 쓴 쪽지를 우연히 발견한 덕분에 빌 언더우드를 찾게 되었다. 그때 나의 호기심을 자극했던, 아직 알아보지 않은 단서가 두 개 더 있었다. 아름답지만 거의 판독하기 어려운 필체(플로렌스와 잭의 도움으로 알아냈다)로 이렇게 쓰여 있었다.

> "정신요법, 신시내티에서 온 편지를 이용할 것."
>
> "레이보비치의 편지."

혹시 단서가 될까 싶어서 마음속에 담아두곤 있었지만, 로젠한의 미출간 책 6장 초고에 끼워져 있는 메리 페터슨이라는 여성이 쓴 여러 장의 편지들을 발견할 때까지는 이것을 어떻게 연결할지 몰랐다. 편지에는 신시내티에 있는 유대인 보훈병원에서 지낸 메리 페터슨의 경험이 상세하게 적혀 있었다.

신시내티라.

메리 페터슨은 로젠한에게 보낸 한 편지에서 자신이 유대인 보훈병원의 정신병동에서 보낸 12일을 설명했다. 메리는 자신의 입원 생활을 녹음기에 대고 설명했고 테이프를 로젠한에게 보내 그의 비서가 받아 적었다. 원고는 완전히 마무리되지는 않았는데 여기 보면 여러 인물이 등장했다. 그중 꽤 많은 이름이 3번 가짜 환자 새러 비즐리에 대해 로젠한이 쓴 기록에 나오는 환자들의 설명과 일치했다. 아울러 메리와 새러는 병동에서 보낸 첫날 밤의 불안을 똑같이 묘사했다. 당시 새러는 약을 거의 삼킬 뻔했다.

"한 명을 찾았어!" 나는 공책 여백에 이렇게 적었다.

로젠한은 메리의 편지 봉투를 보관하고 있었다. 덕분에 나는 그녀의 주소를 찾아 오하이오주 클리블랜드로 연락했지만, 그녀가 얼마 전에 세상을 떠났고 남편(새러의 남편인 2번 가짜 환자와 이름이 같은 존)은 앞서 사망했다는 것을 알게 되었다. 부고 기사로도 확인되었다. 그녀는 정력적인 여성이었다. 나는 그녀가 지역 신문에 쓴 요리 칼럼을 찾아 읽었고, 그녀가 퀸 시티(신시내티)의 삶을 애정을 담아 묘사한 단편들을 모아 자가로 출판한 책을 주문했다. 지역의 한 작가는 분홍색 자전거를 타고 다니는 모습이 자주 목격된 메리 페터슨을 가리켜 "바퀴 달린 천사"라고 불렀다. "그녀가 자전거를 타고 가는 모습을 보면 그녀 등에 천사의 날개가 돋지 않았을까 생각하곤 한다!" 이로써 나의 안타까움은 두 배로 늘었다. 그녀를 만나 연구에 대해 물어볼 기회가 영영 사라졌을 뿐만 아니라 이 멋진 여성을 만나볼 기회도 없어졌으니 말이다.

그러나 나의 흥분에 가려진 몇 가지 문제들이 있었다. 우선 메리 페터슨은 로젠한이 1969년에 "흰머리가 있고", "할머니 같은" 사람이라고 묘사했던 것에 들어맞기에는 지나치게 어렸다. 메리의 직업도 교육심리학자가 아니라 경제학 교수였다. 메리 페터슨이 병원에 입원한 기간이 새러 비즐리보다 길다는 문제도 있었다. 그녀의 남편은 비록 이름은 똑같은 존이었지만 정신과 의사가 아니라 건축가였다. 어쩌면 로젠한은 정체를 숨기려고 개인적인 사항을 바꾸었는지도 모른다. 자신의 기록과 빌의 기록도(나이, 직업, 신체 묘사는 그대로 두었지만) 어느 정도 고치지 않았던가? 그게 아니라면 어째서 이런 편지들이 미출간 책의 초고와 함께 철해져 있었겠는가?

사소하지만 메리 페터슨이 오랫동안 우울과 불안에 시달려왔음을 로젠한에게 털어놓았다는 사실도 마음에 걸렸다. 그녀는 편지에서 여러 차례 이런 사실을 말했다. 지난 십 년 동안 안정제를 복용해왔고 정기적으로 정신과 의사를 만났다고 했다. 로젠한은 정신건강에 문제가 있는 여성을 굳이 가짜 환자로 병원에 보냈을까?

그러나 가장 큰 걸림돌은 시간대였다. 만약 그녀의 기록이 옳다면 메리가 유대인 보훈병원에 입원한 것은 1972년이다. 로젠한이 「정신병원에서 제정신으로 지내기」의 초고를 〈사이언스〉에 제출했을 무렵이다. 그러니 그녀가 1969년에 연구를 시작하도록 도와준 세 번째 가짜 환자 새러 비즐리일 가능성은 없었다.

나는 메리의 여동생과 어린 시절 친구에게 연락했다. 누구도 연구에 대한 말을, 데이비드 로젠한이라는 이름을 들어보지 못했다고 했다.

마지막으로, 나는 서류의 보관자인 플로렌스에게 편지를 보여주고 조언을 구했다. 급성 병동에서 오랫동안 임상심리사로 일하고 개인 병원에서 "건강염려증" 환자들과 상담하면서 갈고 닦은 그녀의 냉철한 시선에 의지하고 싶었다. 그녀는 이렇게 결론 내렸다. "메리는 가짜 환자였을 리가 없어요. 진짜로 아픈 환자였습니다."

그렇다면 로젠한은 왜 편지를 가짜 환자에 관한 미출간 책 안에 두었을까? 만약 편지가 그의 연구가 마무리된 뒤에 온 것이라면 "신시내티에서 온 편지를 이용할 것"이라는 말은 그가 메리의 경험으로 책의 논의를 보충할 계획이었다는 뜻일 수도 있었다. 가능성은 있었다. 비록 현재 남아 있는 원고에 가짜 환자들 말고 다른 환자의 입원을 참고한 것은 없었지만 말이다.

로젠한은 자신의 기록에 메리의 편지 말고 두 가지를 더 철해놓았다. 1969년 여름에 매사추세츠 종합병원에서 한 달을 지내며 정신병동을 관찰한 스워스모어 학부생이 쓴 백 쪽 남짓한 글, 그리고 로젠한의 연구가 출간되고 나서 펜실베이니아의 정신병원에 잠입한 펜실베이니아 주립대학의 학부생 둘이 쓰다가 만 일기가 그것이다. 로젠한은 가짜 환자가 쓴 메모는 전혀 갖고 있지 않으면서 어째서 이런 것을 보관하고 있었을까?

질문은 꼬리를 물고 계속 이어졌고, 어느 것 하나 명확히 밝혀지지 않았다.

희망이 없는 건 아니었지만 비즐리 부부와 4번 가짜 환자 마사 코츠의 정체는 여전히 오리무중이었다.

순진하게도 나는 로젠한이 가짜 환자로 잠입하는 일에 중독되고 있다고 우려했던 초보 심리학자 칼을 찾기가 쉬울 거라고 생각했다. 그도 그럴 것이 "긍정심리학의 창시자"로 여겨지며 "학습된 무기력learned helplessness"이라는 용어를 만들어낸 마틴 셀리그먼이 가짜 환자였다는 말을 여러 사람에게 들었다. 그의 이력은 딱 한 명, 7번 가짜 환자 칼과 맞아떨어졌다. 그에게 연락하여 마침내 인터뷰를 했는데 아쉽게도 그는 로젠한의 가짜 환자가 아니라고 했다. 다만 로젠한의 논문이 발표되고 난 뒤에 로젠한이 준비하는 책에 도움을 주고자 1973년에 그와 함께 노리스타운 주립병원에 이틀 잠입한 적은 있다고 했다. 내가 찾은 진료기록으로 이것이 사실임이 확인되었다.

그리하여 원점으로 다시 돌아왔다. 로젠한의 기록을 믿는다면 칼의 나이가 단서였다. 얼마 전에 임상심리학 박사학위를 받은 초보 심리학자라고 했으니 그는 서른여덟에서 마흔여덟 사이였을 것이다. 내가 알기로 스탠퍼드에는 임상심리학 박사과정이 없었으므로 칼은 다른 학교에서 공부했을 터이다. 솔직히 말하면 동부나 서부, 혹은 그 중간 어디든 될 수 있었다. 이제 로젠한은 아무리 잘 봐줘도 믿음이 가지 않는 사람이었지만 내가 기댈 수 있는 유일한 안내자였다. 그러나 로젠한과 연결되는 사람과 수백 통의 이메일을 주고받고, 전화기를 붙잡고 숱한 시간을 보내고, 그의 논문과 편지를 뒤져가며 타당한 단서를 찾고자 했지만, 모든 희망이 사라져가고 있었다. 딱 들어맞는 사람이 없었다. 마침내 한 명이 나타날 때까지는 말이다.

페리 런던이라는 이름이 계속해서 눈에 밟혔다. "페리라면 모든 것을 알고 있겠지만 아쉽게도 여기에 없어"라고 사람들이 계속 말했다. 로젠한과 페리는 함께 일하고 어울렸다. 주로 최면과 관련한 수십 편의 논문을 공동으로 썼고 이상심리학 교재 두 권을 공동 집필하기도 했다. 두 사람 다 눈에 띄는 타입이었다.(페리는 로젠한과 달리 키도 컸다.) 둘 다 호탕한 웃음과 성격의 소유자였다. 연구와 관련하여 알아야 할 모든 것을 누군가가 안다면 페리가 그런 사람이었겠지만, 그는 1992년에 죽었다. 과거는 그렇게 묻힐 판이었다. 내가 결코 만나지 못할 사람을 소생시키고자 오래된 상처를 들추며 런던의 삶에 끼어들기 전까지는 말이다.

버몬트에서 심리치료사로 일하는 그의 딸 미브가 나의 이메일에 답장을 보내 어머니이자 페리의 전 부인인 비비언 런던과 나를 연결해주었다. 나는 목적을 밝히고 나서 이스라엘에 살고 있는 비비언과 스카이프를 통해 통화했다. 그녀는 내 어머니를 생각나게 했다. 두 분 다 브롱크스의 그랜드 콩코스 지역이 고향이었고, 불의를 참지 못하는 강인한 성격이었다. 비비언은 페리와 로젠한의 오랜 우정이 어떻게 시작되었는지 이야기했다. 자신의 가족이 운영한 여름 캠프에 로젠한이 상담자로 와서 일했을 때 둘을 연결해주었다고 했다.

그녀는 말했다. "다들 데이비드를 좋아했어요." 로젠한은 집 생각이 나는 아이를 진정시켰고 특별히 불안해하는 아이가 있으면 옆에 웅크리고 앉아 재워주는 상담자였다. 언젠가 로젠한이 캠프에 참석하지 못하게 되자 그는 자신의 친구를 상담자로 대신 보냈다. 이듬해에 이 친구가 참석하지 못해서 다른 친구를 대신 보냈는데 그가 바로 활기 넘친 젊은이 페리 런던이었다. 비비언과 페리는 캠프에서 눈이 맞아서 연애를 했고 결국 결혼에 이르렀다. 비비언이 페리에게 로젠한을 소개해준 것도 그런 인연이었다.

내가 일곱 번째 가짜 환자 '칼 웬트'를 언급하면서 로젠한이 공책에 짤막하게 적은 인상을 소개하자 비비언이 내 말을 끊었다. "로스앤젤레스의 회계사 말인가요?"

"아마도요."

"대략적인 인상을 들으니 로스앤젤레스에 있는 페리의 친한 친구와 일치해요."

"그의 이름이 어떻게 되죠?"

그녀는 대답을 망설였다. 내가 조르자 그녀가 저항했다. 5분 동안 우리는 실랑이를 벌였다. "그가 원치 않으면 어쩌죠? 오랫동안 이 일을 비밀로 해왔다면 세상에 드러나는 것을 원치 않을 겁니다." 나는 떳떳지 못한 일이 하나도 없다고 했고 만약 그의 가족이 익명을 원한다면 그렇게 하겠다고 했다. 마침내 그녀가 이름을 알려주었다.

"모리 레이보비츠예요."

익숙한 이름이었다. 비비언은 이 모리라는 인물에 대해 몇 가지를 더 알려주었다. 칼과 마찬가지로 모리는 중년 초입에 한창 잘 되는 회계사 일을 접고 학교로 돌아가 심리학 박사학위를 받았다. 그는 서던 캘리포니아 대학에 자리를 잡았고, 그곳에서 페리 런던은 그의 스승이자 친한 친구가 되었다. 이런 상황을 고려할 때 로젠한이 페리에게 연락해서 가짜 환자를 구하는 일에 도움을 구했거나 그가 금요일 밤 안식일 파티(당시 이런 모임은 흔했다)에서 페리의 학생을 만났을 가능성은 얼마든지 있었다. 로젠한과 모리는 한 사람만 통하면 아는 사이였다. 게다가 모리는 칼의 묘사와 정확하게 일치했다. 비비언에 따르면 모리는 테니스를 좋아했는데, 로젠한이 책 초고에서 칼을 가리켜 "운동선수 같다"라고 한 발언과 일치했다.

스카이프를 끄고 나서 비비언은 내게 이메일을 보냈다. 그녀는 거의 나만큼이나 흥분해 있었다. "모리가 당신이 찾는 사람임이 분명해 보여요. 그것에 대해 추호의 의심도 들지 않는군요."

나는 커피를 끓이고 캐비닛에 들어 있는 플로렌스의 서류 복사본들을 다시 뒤지기 시작했다. 모리 레이보비츠라는 이름을 본 기억은 틀림없이 났지만 어디였는지 생각나지 않았기 때문이다. 오래 걸리지는 않았다. 나를 메리 페터슨으로 이끈 신시내티 메모 바로 옆에 로젠한이 연필로 레이보비치라고 쓴 것을 찾아냈다.

레이보비츠를 말하는 거겠지?

충분히 일리가 있었다. 두 사람은 서로 아는 친구가 있었을 뿐만 아니라 로젠한은 1970년 11월에 레이보비츠를 위해 추천서를 써주었다. 두 사람이 작업 관계이기도 했음을 말해주는 증거였다. 이것이 우연의 일치일 리는 없었다.

모리스('모리') 레이보비츠를 추적하는 일은 그리 어렵지 않았다. 구글 검색으로 〈뉴욕 타임스〉가 뜨겁게 격찬한 부고 기사를 찾아냈는데, 페리가 죽은 그해에 나온 기사였다. 노들러 갤러리(레이보비츠가 죽고 한참 뒤에 사기 소송에 휘말려 지금은 폐업했다) 부대표였던 그는 뉴욕 미술계에서 유명한 인물이었다. 조 데이비슨이 조각한 거트루드 스타인 동상을 모리가 뉴욕에 기증하여 현재 브라이언트 공원에 있는 동상 옆으로 뉴요커들이 매일 지나간다.

모리 레이보비츠 덕분에 유명한 화가(5번 가짜 환자인 체스트넛 로지의 '로라 마틴')가 어떻게 로젠한의 연구에 관여하게 되었는지 추정하는 것이 가능해졌다. 모리 레이보비츠는 미술계에서 잔뼈가 굵은 사람이었던 만큼 그들을 이어주는 다리 역할을 했을 것이다.

레이보비츠에게는 아들 셋과 전부인, 여자친구가 있었다. 그중 마음에 대한 아버지의 관심을 이어받아 포틀랜드에서 중독 전문가로 일하고 있는 아들 조시 레이보비츠가 눈에 들어왔다. 그의 사무실에 메시지를 남기고 연락이 오기를 기다렸다.

다음 날 한 남자가 전화를 걸어 캘리포니아 남부 특유의 느릿한 말투로 나를 맞았다.

내가 레이보비츠에게 물었다. "당신의 아버지가 (로젠한의) 가짜 환자로 자원한 사람 중 한 명이었다고 생각하는 근거가 있습니다. 이에 대해 어떻게 생각하시나요?"

"정말입니까?"

"네." 심장 뛰는 소리가 목구멍까지 차오르는 기분이었다. 잠시 침묵하던 그가 말했다.

"글쎄요." 그는 침착하게 대답했다. "믿기지 않는군요."

나는 한숨을 지었다. 내가 그렇게 생각하는 근거를 20분에 걸쳐 설명했지만 레이보비츠도 만만치 않았다. 그는 아버지가 내가 주장하는 칼이 되기에는 지나치게 나이가 많다고 했다.(로젠한이 그의 나이를 서른여덟에서 마흔여덟 사이라고 했을 때 모리는 쉰두 살이었다. 물론 우리는 이 대목에서 로젠한의 기록을 온전히 믿을 수는 없었다.) 그리고 아버지가 폐소공포증으로 유명했으므로 자진해서 정신병원에 들어갔을 리가 없다고 했다. 마지막으로, 연구가 행해지던 무렵에 자신의 가족은 취리히에 있었다고 했다.

그는 말했다. "실망시켜서 죄송하지만 그 사람은 내 아버지가 아닙니다."

그러나 그가 맞았다. 그여야 했다. 급한 마음에 나는 민감한 질문을 던졌다. "당신이 생각하는 만큼 아버지에 대해 잘 알지 못했을 수도 있지 않을까요?"

"확실히 말해두자면 아버지는 마음속에 비밀을 담아두는 사람이 아니었어요. 우리는 아주 친한 사이였으므로 아버지가 그런 것을 내게 말하지 않았다고는 도저히 믿을 수가 없습니다. 나는 아버지의 삶의 사소한 모든 것을 다 알았다고 생각합니다. 당신 말이 사실이라면 아버지는 그것에 대해 책을 쓰셨을 겁니다. 침묵하고 있을 사람이 아닙니다."

그렇다면 어째서 레이보비츠의 이름이, 비록 철자가 틀리긴 했지만, 로젠한의 쪽지에 적혀 있었을까? 나는 냄새를 좇고 있는 사냥개였다. 그가 어떤 말을 하든 물러나지 않을 참이었다. 나는 그에게 어머니와 이야기하고 싶다고 했다. 그녀라면 남편이 최소한 60일은 자리를 비운 것을 알았을 것이다.(로젠한의 한 서류에 보면 그가 병원

세 곳에 들어가 60일을 있었다고 했고, 어떤 서류에는 네 곳에 76일을 있었다고 했다.) 그러니 내게는 그녀가 결정적인 열쇠를 쥐고 있는 것으로 보였다. 그는 대답을 알려주겠다고 했고, 다만 어머니와 직접 연락하겠다는 내 제안은 거절했다. 살날이 많지 않은 어머니를 귀찮게 하지 말라는 뜻이었다.

이 무렵이면 나는 태양이 다음 날 아침에 뜨는데도 세상의 종말이 임박했다고 철석같이 믿는 광신도들처럼 이것만 확인되면 모든 것이 다 해결되리라는 희망을 부여잡고 있었다.

같은 주에 나를 좌절시킨 소식이 또 하나 있었다. 체스트넛 로지의 심리학자가 병원 환자의 기록을 살펴보는 일을 마쳤다며 문자를 보냈다.

"60년대 말이나 70년대 초에 입원한 사람들 중에 (로라 마틴의) 이름이나 이니셜을 가진 사람은 없네요." 더 안 좋은 소식은 1968년부터 1973년까지 병원에 고작 52일만 있었던 사람은 없었다는 것이다. 평균 입원 일수는 1980년대에 들어설 때까지도 15개월이었다. "이 환자가 (52일) 입원해 있으면서 예술 작품을 만들었을 리는 없습니다." 사례 발표의 대상자가 되려면 체스트넛 로지에 훨씬 오래 입원해야 했다. 의사들은 입원한 지 5주 되는 환자의 사례 보고를 제출할 만큼 자신이 그 환자를 충분히 안다고 여기지 않았다. 그러나 낸시 혼은 누군가가 그곳에 갔었다고 기억했다. 그녀가 잘못 기억하는 것일까, 아니면 로젠한이 이번에도 거짓말을 한 것일까?

내가 이런 소식들로 심란해할 때 조시 레이보비츠의 이메일이 도착했다. "어머니와 이야기를 했는데 아버지가 그와 같은 연구에 결코 관여한 적이 없다고 확신하시네요. 어머니는 여든여섯이고 사생활을 무척 중시하시는 분입니다. 이 문제로 더 논의하고 싶지 않으시답니다. 작업에 행운을 빕니다. 그 사람이 누구인지 알아낸다면 제게도 연락 주시기 바랍니다."

내가 좇는 단서는 어째서 하나같이 소득이 없을까? 로젠한은 어째서 이런 가짜 환자들을 추적하는 일을 어렵게 만들었을까? 그는 무엇을 보호하려고 했을까? 나는 한 번도 만나지 못한 사람에게 배신감을 느꼈다. 나는 유령을 찾아 헤매고 있었던 걸까?

나는 로라 마틴의 서류로 돌아가서 이번에는 대단히 회의적인 시선으로 검토했다. 로젠한이 미출간 책에서 환자의 사례 발표를 설명한 대목을 다시 훑어보았다. 로라의 정신과 의사는 그녀가 그린 그림을 분석하여 어떤 정신질환 증상이 있는지 밝히고자 했다. 로젠한은 의사의 말을 직접 인용했다. "그림의 위쪽은 환자의 소망을 담고 있다. 그녀는 아래에서 들끓는 충동을 억누르지 못해서 평범함을 갈망한다. 아마도 상태가 좋은 순간이라면 그런 평범함도 활용할 수 있을 것이다. 그러나 대체로 그러기가 어렵다. 한편으로 보면 자아를 통제하지 못하는 것이고, 다른 한편으로는 충동이 지나치게 강하다. 그녀가 갈망하는 평범함은 평온함을 나타내는 동시에 충동의 절대적 통제를 나타내는 것인데 쉽게 얻어지지 않는다. 잘해야 차분한 순간과 우울한 순간, 통제력을 잃은 순간이 번갈아 이어질 뿐이다."

정신분석은 계속 이어졌다. 의사는 그녀의 그림을 차례로 분석하여 마지막 여섯 번째 그림에 이르러 이렇게 말했다. "그림의 아래쪽 절반은 훨씬 덜 강렬하다. (…) 색채가 잘 통합되어 있다. (…) 여기서 마틴 부인의 충동적 삶이 한층 잘 통합되어 있다." 그림의 위와 아래를 가르는 두꺼운 선은 의사가 볼 때 로라가 자신의 철두철미한 보살핌을 받아 나아졌음을 보여주는 증거였다.

이제는 로젠한이 진실을 얼마나 제멋대로 왜곡했는지 알았으므로 문제가 너무도 잘 보였다. 이 대목 역시도 지나치게 딱 들어맞았다. 로라의 그림을 정신분석적으로 해석한 것조차 〈뉴요커〉의 만평가 느낌이 날 만큼 상투적으로 들렸다. 로젠한 본인이 그녀의 사례에 대해 조언을 해달라는 부탁을 받았다는 말도 믿기 힘든 우연이다. 그는 임상심리사가 아니었고 박사 학위를 받고 나서 잠깐 환자와 작업한 것을 제외하면 그런 경험이 없었다. 그런데 어째서 워싱턴 DC에 있는 사람이 그에게 와서 자신의 환자 가운데 한 명을 봐달라고 부탁했을까? 그가 입원 비용을 어떻게 감당했는가 하는 문제도 있었다. 개인적인 편지에서 그는 (보험 사기나 만약에 있을 다른 불법 행위를 피하고자) 본인이 비용을 댔다고 말했다. 미국에서 가장 호화로운 병원에서 52일 동안 있으려면 당시에도 어마어마한 돈이 들었을 것이다. 그는 대체 어디서 그런 돈을 구했을까?

케네스 거겐의 말이 사실일지도 몰랐다. 과연 실제로 일어난 일이 있기나 할까?

26장

결정적 일격

모든 곳에 있으면서 어디에도 없는 사람

이제 질문은 이러했다. 로젠한은 자신이 알아낸 것에 정당성을 더 부여하고자 가짜 환자들의 수를 늘리려고 몇 명을 아예 지어냈을까? 증상을 과장하고도 아무 일이 없자 그는 대담해져서 가짜 환자들을 만들어내기에 이르렀을까? 책 계약을 맺고 나서 절박한 마음에 빈 공란을 채우기로 마음먹었을까? 이런 정교한 계략은 사실 불가능할 것도 없었다. 로젠한의 서류에 묘하게 끼워져 있는 메리 페터슨의 편지와 학부생들의 기록이 있었다. 체스트넛 로지와 사례 발표가 살짝 지나치게 완벽하게 보였던 그의 가짜 환자 "유명한 화가" 로라 마틴이 있었다. 그리고 로젠한의 친구와 너무도 닮았지만 연구에는 결코 참여하지 않았던 칼이 있었다.

나는 내가 너무도 존경했던 사람이 이런 일을 벌였으리라고는 믿고 싶지 않았다. 그래서 그때까지 가짜 환자들을 찾으려고 했지만, 이제 목표를 바꿔 그들이 존재하지 않았다는 증거를 찾아 나섰다. 이후 몇 달간 유령들을 추적했다. 〈랜싯 정신의학〉에 도움을 구한다는 글을 올렸다. 미국정신의학협회에 나가서 데이비드 로젠한을 만났던 사람의 연락을 바란다고 했다. 소문들도 추적했다. 로젠한의 연구를 다룬 위키피디아 페이지에 워싱턴 DC에 있는 세인트 엘리자베스 병원의 이미지가 중요하게 포함되었다는 이유만으로 로젠한이 있었던 병원이라고 생각해 한 달을 여기에 매달렸다. 심지어 탐정을 고용하기도 했다(소득은 별로 없었다). 로젠한의 궤도에 들어왔던 사람은 모두 연락을 취했다. 그러면서 내가 놀란 것은 너무도 많은 사람들이 그의 이야기를 다시 하는 것에 끼어들고 싶어 하지 않았다는 것이다. 그중에는 논문이 작성되던 무렵에 로젠한의 작업을 자유롭게 볼 수 있었던 비서도 있었다. 그녀에게서 내가 들을 수 있었던 말은 이것이 전부였다. "그는 '창의적인 사고'를 자주 발휘하곤 했어요." 그녀는 웃었고, 갑자기 어두운 어조로 말했다. "내가 해줄 수 있는 좋은 말은 없어요. 그러니 나는 아무 말도 하지 않을 겁니다."

모든 탐구는 빌과 해리로 다시 이어졌다. 학생들, 동료 교수들, 친구들은 연구에 대해 전혀 몰랐거나 아니면 내가 이미 만났던 이 두 사람으로 나를 돌려놓았다.

나는 거짓말에 대해 알아보다가 텍스트 분석으로 거짓말을 밝혀내는 "과학적으로 입증된" 방법들을 소개한다는 선정적인 데일리 메일 기사를 보았다. "최소한의 자기언급과 복잡하게 꼬인 구절", "단순한 설명과 부정적인 언어"가 있는지 살펴보면 알 수 있다고 했다. 하지만 텍사스 대학에서 거짓말을 연구하는 진짜 전문가 사회심리학자 제이미 페니베이커가 말하기를 텍스트만으로 거짓말을 가려내는 것은 불가능하며, 가능하다고 말하는 사람이 있으면 그 사람이 거짓말을 하는 것이라고 했다.

나는 이렇게 조사한 회의적인 자료들을 모아 플로렌스에게 넘겼다. 그녀는 로젠한을 자주 "이야기꾼"이라고 불렀고 그가 연구자보다 소설가로 나섰다면 더 행복했을 거라고 말하기도 했지만, 그의 공상이 이 정도일 줄은 몰랐을 것이다. 처음에 의문을 나타냈던 플로렌스도 더 생각해보더니 이런 이메일을 보냈다.

"몇몇 사람들 이야기가 날조되었을 가능성에 대해 계속 생각해봤는데…… 데이비드가 어째서 책을 완성하지 못했는지가 이렇게 설명되겠군요."

좋은 지적이었다. 더블데이 출판사가 미출간 도서 '감금된 사람들*Locked up*'('정신질환 오디세이'에서 제목이 바뀌었다)의 선인세를 돌려달라며 1980년에 그를 뉴욕 대법원에 고소했다. 원고를 주기로 한 시점을 이미 7년이나 넘겼기 때문이다. "모호한" 가짜 환자들에 대해 세부 사항을 더 추가하면 좋겠다는 편집자의 제안에 로젠한이 겁을 집어먹었을까? 내가 이야기해본 거의 모든 사람이 그가 자신의 경력을 일군 연구를 접은 것이 뭔가가 심각하게 잘못되었음을 보여주는 가장 중대하고 결정적인 증거라고 했다.

「정신병원에서 제정신으로 지내기」를 발표하고 나서 로젠한은 이타심 연구로 돌아가 아이들이 보이는 너그러움에 영향을 미치는 요인들에 관한 논문을 내놓았다. 1973년 이후로 그는 여러 연구 주제를 오갔다. 기분과 자기만족, 남을 돕는 즐거움, 도덕적 품성, 유사경험론, 지진을 겪고 난 뒤의 악몽을 연구했다. 하나같이 구심점이 살짝 불분명해 보였다. 실제로 한 동료는 유명한 논문으로 성공을 거두고 스탠퍼드에 자리를 잡고 난 뒤에 "데이비드는 학문적인 열의가 떨어졌습니다. 일반적으로 연구에 큰 관심이 없어 보였어요"라고 말했다.

가짜 환자 연구 이후에 나온 그의 가장 성공적인 작업은 마틴 셀리그먼과 함께 펴낸 이상심리학 교재였다. 이 글을 쓰는 현재 제4판이 나와 있고 지금도 미국 전역에서 수업 시간에 사용한다. 로젠한은 배심원 행동을 연구하여 배심원이 사실들을 기억해내는 데 필기가 어떻게 도움을 주는지에 관한 논문, 그리고 판사가 법정에서 채택하지 않은 사실들을 배심원이 무시할 수 있는지(혹은 없는지)에 관한 논문을 썼다. 한편 리 로스와 플로렌스 켈러처럼 재판에서 배심원 선정과 시작 및 마무리 진술을 준비하도록 돕는 심리학자들과 함께 재판 자문가로도 일했다. 법률 분석에 사회과학을 남들보다 앞서 이용한 사람들이다.

출판되지는 않았지만 친구들이 말하기를 그가 가장 애착을 보인 연구였다는 '열렬한 신앙심'에 대한 연구에 따르면 충격적일 정도로 많은 스탠퍼드 학생들이 신을 믿을 뿐만 아니라(75퍼센트) 창조설도 믿는 것으로(59퍼센트) 나타났다. "20세기의 대부분 동안 신앙심은 지성, 사회적 계급과 부정적인 상관관계를 보였지만, 그와 같은 상관관계의 방향이 급격하게 바뀌었다는 증거가 갈수록 늘고 있다." 로젠한이 내린 결론이다.

흥미롭게 들리긴 하지만, 스탠퍼드 학생의 59퍼센트가 1990년대에도 창조설을 믿었다는 말이 과연 진짜일까?

어쩌면 내가 부당하게 구는지도 모르겠다. 지금 내 신경은 온통 사기의 흔적을 찾는 데 쏠려 있으니 말이다. 확실한 것은 로젠한이 고전이 된 연구, 그러니까 오늘날 우리가 알다시피 정신병동 시설을 문 닫게 만드는 데 일조한 연구를 하고 나서 짧은 후속 논문 하나를 제외하고는 심각한 정신질환과 정신병동 입원이라는 주제로 어떤 연구도 발표하지 않았다는 것이다.

법학과 교수이자 심리학과 교수라는 이중 지위는 그에게 높은 연봉뿐만 아니라 별도의 연구실도 제공하여 몇몇 학생들과 동료들에게 그는 보이지 않는 수상한 구석이 있었다. 그곳에서 대학원 공부를 했던 사람이 내게 말했다. "심리학과에서 찾으면 그는 법학과 연구실에 있었고, 법학과에서 찾으면 심리학과에 가 있곤 했습니다." 로젠한은 모든 곳에 있으면서 어디에도 없는 사람이었다.

발달심리학 분야에서 가장 유명한 심리학자이자 로젠한과 40년을 일했고 그의 종신재직권 심사를 맡기도 했던 엘리너 맥코비는

100세 생일을 앞두고 양로원에서 가진 인터뷰에서 거침이 없었다. "그를 수상하게 여겼어요. 많은 사람이 그랬죠." 그의 종신재직권을 심사할 때 학과는 양분되었다고 했다. "몇몇 사람들이 그의 연구에 의구심을 가졌습니다. 그가 실제로 무엇을 했는지, 그것을 하기는 했는지 알기란 불가능했습니다." 그의 강의 능력을 높이 사서 결국에는 그에게 종신재직권을 주기로 결정을 내렸지만, 이런 의구심은 경력 내내 그를 얼룩지게 했다. "그의 명성은 점차 쪼그라들었습니다."

2018년에 세상을 떠난 마시멜로 실험의 창시자 월터 미셸은 내게 말하기를 자신이 연구 초고를 검토했음에도 로젠한과 많은 연락을 하지 않았다고 했다. 개인적으로 오간 편지에서는 더 거침없이 속내를 드러냈다. "나는 로젠한과 마음이 통한 적이 한 번도 없었습니다. 내가 의장이었을 때 그는 성가신 존재였어요. 역병 피하듯 연구에 아예 무관심해 보였습니다. 나도 그의 연구에 흥미를 못 느끼기는 마찬가지여서 항상 그와 거리를 두었습니다."

오래전에 로젠한을 사랑했고 끝난 지 오래인 사랑에 아직도 매달려 있는 여자와 연락이 닿았다. 그녀는 둘의 애정 관계를 묻지 않는다는 조건을 내걸고 나와 이야기를 하겠다고 했다. 나는 그러자고 했지만 쉽지 않았다. 특히 그녀가 수십 년간 간직하고 있던 그의 강의 녹음이 담긴 상자를 들고 나왔을 때는 솔직히 궁금증이 들지 않을 수 없었다.

"그가 말을 건네면 세상에서 가장 중요한 사람이 된 듯한 기분이

들었어요." 그녀가 말했다. 여러 심리학자와 일했던 그녀는 심리학자들에게 한 가지 공통점이 있다고 했다. "그들이 집중적으로 연구하는 주제를 보면 바로 그것이 그들이 겪고 있는 문제라고 확신해도 좋습니다. 그래서 그 주제를 파고드는 겁니다."

"오, 그거 재밌네요." 내가 말했다. "로젠한의 문제는 무엇이었나요?"

"도덕성, 이타심, 품위 있는 사람 되기." 그러면서 웃었는데 솔직해 보였다. "나는 이런 말을 하곤 했어요. '그가 또 후광을 다듬고 있구나.' 그는 자신의 성격과 개성 따위를 갈고닦는 일에 남다른 능력이 있었습니다. 자신을 투사하는 데 남다른 재주를 보였어요. 그러니까 당신이 보는 그의 모습은 그가 남들에게 보이고 싶어 하는 바로 그 모습이었습니다."

로젠한의 연구조교 낸시 혼은 로젠한이 그런 부정직한 일을 할 사람이라고는 믿지 않으려 했다. 그가 논문의 상당 부분을 지어냈을지도 모른다는 이야기를 꺼내자 "절대적으로 가능하지 않은" 말이라고 힘주어 말했다. 로젠한이 가짜 환자 서류에 끼워둔 학부생 기록물 하나의 필자인 행크 오카마는 단호하게 말도 안 되는 소리라고 했다. 로젠한의 아들 잭도 같은 반응이었다. 팔로알토에서 점심을 같이 하면서 플로렌스와 내가 가능성을 제기하자 그는 말했다. "아버지는 이야기꾼이었습니다. 그건 사실입니다. 그러나 그가 이 연구에 개입하여 엉망으로 만들었다고는 생각하지 않습니다."

빌은 확실한 입장을 정하지 못했다. "모르겠습니다. 내가 볼 때는 그랬을 것 같지 않네요. 상상하기 힘든 일입니다."

해리는 생각이 달랐다. "내가 학부생일 때 그가 사기꾼이라는 생각은 한 번도 해본 적이 없습니다. 대학원생일 때는 그가 나를 챙겨주지 않았지만 그건 다른 문제죠. 하지만 이건……" 그는 로젠한이 해리의 경험에 대해 쓴 것을 가리키며 말했다. "완전히 꾸며낸 소설입니다."

가발, 자신의 입원 날짜를 거짓말한 것, 자신의 진료기록을 과장한 것, 숫자를 마음대로 고친 것, 해리의 정보를 묵살한 것, 책을 마무리하지 않은 것, 그 주제로 다시 돌아가지 않은 것. 이렇게 사소한 문제들이 쌓인 상황에서 로젠한은 내가 믿음을 줄 수 있는 사람으로 보이지 않았다.

유행병처럼 번지는 학문적 사기

〈사이언스〉 같은 명망 있는 저널에 출판된 논문이 심각한 의혹에 휘말린 것은 처음 있는 일이 아니었다. 노골적인 사기로 밝혀진 경우도 있었다. 가장 추악한 예가 사회심리학자 디데리크 슈타펠이다. 그는 위트레흐트역에서 지저분한 열차 플랫폼과 인종차별적 시선 사이에 상관관계가 있다는 논문을 〈사이언스〉에 발표하면서 유명세를 탔다. 언론이 논문을 대대적으로 보도하자 그는 육식을 선호하는 취향과 이기심이 연결된다고 주장하는 후속 연구를 내놓았다.

그러고 나서 그는 추락했다. 〈뉴욕 타임스〉는 그를 가리켜 "아마도 학계에서 최고 사기꾼"이라고 칭했다. 오랫동안 그는 50편이 넘는 논문에서 자료를 조작한 것으로 밝혀졌다. 비록 극단적이긴 하지만 디데리크 슈타펠의 이야기는 이런 수준의 사기가 얼마든지 일어날 수 있을 뿐만 아니라 환경이 슈타펠 같은 사람을 부추긴다는 것을 보여주었다. 뉴스에 거론되기 좋은 기사를 선호하는 저널, 반대되는 자료를 배제하려는 압박('피-해킹p-hacking'), 부정적이거나 인기 없는 연구는 보상받지 못하고 출판되지 못하는 풍조, 연구 보조금과 생계가 논문 출판에 걸려 있는 상황('발표하지 않으면 사라진다')이 그것이다.

현재 심리학 분야, 특히 사회심리학 분야는 "재연의 위기"에 처해 있다. 가장 자주 언급되는 심리학 연구들인 "파워 포즈[당당한 자세를 취하면 자신감이 생긴다는 이론—옮긴이]", "안면 피드백 가설[얼굴 표정이 감정을 만든다는 이론—옮긴이]", "자아 고갈[의지력은 유한한 자원이어서 다 쓰고 나면 채워야 한다는 이론—옮긴이]"에 의심의 눈초리를 던진 이들이 있다. 버지니아 대학의 브라이언 노섹은 논문으로 발표된 100건의 심리학 연구를 반복하는 "재연 검증 프로젝트"를 실시했는데, 성공적으로 결과를 재연한 경우가 절반에도 못 미쳤다.

월터 미셸의 마시멜로 연구(빌의 딸이 스탠퍼드에서 참여한 바 있는)도 계속해서 의심을 받았다. 마시멜로를 앞에 두고 자제할 수 있었던 미취학 아동이 나중에 커서 더 많은 것을 이루어냈다고 했지만, 2018년 〈심리 과학〉에 실린 마시멜로 연구 재연에 따르면 어릴

때의 만족 지연과 훗날의 성취 사이의 상관관계가 미셸의 원본에 보고된 것의 '절반'이었다. 게다가 교육, 가정생활, 초기 인지능력을 통제한다면 마시멜로를 거부하는 것과 훗날의 행동 간의 상관관계는 제로로 떨어졌다. 그런데도 마시멜로 실험과 후속 연구들은 (이런 식으로 이용되리라고는 결코 의도하지 않았겠지만) 공립학교 교육 정책에 영향을 미쳤다.

스탠리 밀그램과 충격상자 실험(로젠한도 스탠퍼드에 오기 전에 초기 연구에서 같은 기계를 사용한 바 있다)도 도전을 피하지 못했다. 심리학자이자 저술가인 지나 페리는 『충격기의 뒷이야기*Behind the Shock Machine*』라는 책에서 밀그램과 동료들이 실험 참여자들에게 전기충격을 가하도록 강요했음을 폭로했다. 그러니 우리는 권위에 맹목적으로 따르는 경향이 있다는 결론은 실험이 주장하는 만큼 확실하지 않을 수도 있다.(다만 이후에 여러 재연 연구들이 있었고, 2017년 폴란드의 한 논문을 보면 80명의 참여자 가운데 72명이 다른 무고한 사람에게 최고 수준의 전기충격을 기꺼이 가했다.)

가장 많은 공격을 당한 사람은 로젠한이 「정신병원에서 제정신으로 지내기」 논문을 쓰던 1971년에 스탠퍼드 대학 지하에서 유명한 교도소 실험을 한 필립 짐바르도였다. 짐바르도와 연구자들은 신문 광고를 통해 학생들을 모집하여 그들에게 '수감자' 혹은 '교도관' 역을 맡겼다. 교도관은 수감자를 학대했고, 수감자는 진짜 죄수처럼 반응했다. 한 명은 이렇게 소리쳤다. "몸 안이 불타고 있어! (…) 밖으로 나가고 싶어! (…) 하루도 못 참겠어! 더는 여기 있을 수 없어!" 권력과 기회만 주어진다면 뿌리 깊은 가학적 성향이 우리 모두에게 있음을 적나라하게 내보인 실험이었다. 짐바르도는 하룻밤 사이에 유명인이 되었고, 그의 연구는 2004년 아부그라이브 수용소 학대 사건을 다룬 의회 청문회에서도 언급되었다. 짐바르도는 학대받은 포로들 사진을 처음 보았을 때를 〈뉴욕 타임스〉에서 이렇게 말했다. "충격을 받았지만 놀라지는 않았어요. (…) 특별히 우려되는 부분은 펜타곤이 사건의 책임을 일부 나쁜 사람들 탓으로 돌린다는 겁니다. 내 실험에서도 알 수 있듯이 좋은 사람을 나쁜 상황에 밀어 넣으면 나쁜 사람이 됩니다." 어떤 사람들은 이런 시각이 가해자의 책임을 면하게 한다고 주장한다. 우리 모두의 내면에 괴물이 들어앉아서 적절한 맥락이 되면 나오기만을 기다리고 있다면, 불가피하게 그런 일이 벌어졌을 때 어떻게 그 사람을 벌할 수 있겠는가?

이 연구로 인해 교도소 개혁이 더 멀어졌다고 말하는 사람도 있다. 부분적으로 짐바르도 덕분에 교도소가 "도저히 개혁할 수 없는" 곳으로 여겨졌다는 것이다. 연구의 비판자들은 최근 들어 보다 구체적인 지점을 공략하고 있다. 2018년 저널리스트 벤 블룸이 〈미디엄〉에 기고한 글이 인터넷에서(특정한 집단에서) 화제를 모았다. 블룸은 연구에 '수감자'로 참여했던 사람("몸 안이 불타고 있어"라고 소리쳤던 사람)을 추적하여 그의 고통이 연기였음을 밝혀냈다. "그저 일거리였을 뿐입니다. 테이프를 들어보면 내 목소리로 알 수 있어요. 만만치 않은 일이었습니다. 고함을 치고 몸부림을 치고 히스테리하게 연기해야 하는 역이었으니까요. 죄수처럼 연기해야 했습니다. 일을 맡았으니 제대로 해야죠. 즐거운 시간이었습니다." 블룸은 나아가 짐바르도가 교도관들을 사전에 훈련시켰고 더 공격적으로 나선 교도관에게 고맙다고 했음을 알아냈다. 성격심리학자 사이민 바지르는 트위터에 이런 트윗을 올렸다. "우리는 이 연구를 찬양하는 것을 멈추어야 한다. 반과학적이다. 교재에서 삭제해야 한다."

심리학자 피터 그레이는 이 기사가 나오기 한참 전인 1991년에 자신이 쓴 교재에서 짐바르도를 삭제했다. 나와 가진 인터뷰에서 그는 이 연구가 "우리의 편견에 부합하는 연구의 전형"이라고 했다. "사회의 문제들을 폭로하려는 욕구가 있습니다. 하지만 그 과정에서 절차를 무시하고 심지어 자료를 왜곡하기도 합니다." 그는 이런 일이 요즘 들어 더 많이 벌어지고 있다고 했다. 박사 학위를 받은 사람들은 더 많아지고 있고 그들이 얻으려고 경쟁하는 일자리와 연구 보조금은 줄어들기 때문이다. "사기가 유행병처럼 번지고 있습니다."

이런 유행병은 사회심리학의 문제만이 아니다. 자료가 절대적으로 중요한 암 연구와 유전학, 나아가 치과학, 영장류 연구에 이르기까지 전 분야에 걸쳐 나타난다. 2016년 오스트레일리아의 연구자 캐롤라인 바우드와 동료 브루스 머독은 파킨슨병에 관한 "획기적" 연구를 다룬 책을 날조했다는 판결을 받았고 하마터면 교도소에 갈 뻔했다. 한국의 줄기세포 연구자 황우석, 하버드의 진화생물학자 마크 하우저는 연구를 날조하고 학문적 사기를 저질렀다는 혐의를 받은 학자들 가운데 더 유명한 사례일 뿐이다. 물론 학계뿐만 아니라 큰 이권이 걸린 곳이면 어디서든 이런 일이 벌어진다. 엘리자베스 홈즈가 설립한 혈액검사 회사 테라노스는 월스트리트 저널의 존 캐리루가 "거대한 사기"임을 폭로하기 전까지 7억 달러의 투자금을 모았다. 〈랜싯〉의 편집장 리처드 호튼은 2015년 칼럼에서 이렇게 썼다. "과학 문헌의 상당수, 어쩌면 절반이 사실이 아닐 수 있다. (…) 과학은 암흑을 향해 방향을 틀었다." 학문적 사기를 밝히는 일에 앞장서고 있는 사람 중에 2005년 「어째서 출간된 대부분의 연구 결과들은 거짓인가」라는 통렬한 논문을 발표한 스탠퍼드의 존 이오아니디스가 있다. 그는 유전체학에 관한 초창기 논문 수천 편 가운데 시간의 검증을 견뎌낸 것은 극소수에 불과하다는 것을 알아냈다. 그러고 나서 그는 최소한 1000회 이상 인용된 49편의 논문을 추적하여 7편이 후속 연구에 의해 "완벽하게 반박"되었음을 밝혀냈다.

사기는 이제 도처에서 목격된다. 2018년 가을에 코넬 대학의 브라이언 완싱크 교수는 열세 편의 논문(접시의 크기가 음식 소비량에 영향을 미친다는 것을 보여준 연구를 포함하여)이 철회되고 나서 사임했다. 코넬 대학이 그가 "연구 자료를 잘못 보고하는 등 학문적 행위에서 부정한 일"을 저질렀다고 본 것이다. 같은 시기, 한때 하버드 의대 교수였던 심장 줄기세포 연구자 피에로 앤버사의 논문 서른세 편이 "위조되거나 날조된 자료"를 포함하고 있다고 해서 철회되었다. 이런 재앙을 실시간으로 확인하고 싶은 사람을 위해 "철회 감시 Retraction Watch"라는 블로그가 있다. 모든 논문 철회 현황을 보고하며 가장 자주 인용된 철회 논문 열 편 목록을 올려놓았다.

저널과 신문에서(소셜 미디어에서는 더더욱) 매일같이 폭로되는 이 같은 사기는 불신에서 비롯된 반과학 운동에 좋은 먹잇감이 된다. 이것의 위험성을 여실히 보여주는 것이 백신 반대 운동(세계에서 가장 오래되고 명망 있는 저널 중 하나인 〈랜싯〉에 발표되었다가 나중에 철회된 앤드루 웨이크필드의 연구가 이론적 바탕이 되었다)이 불을 지핀 최근의 홍역 유행이다. 연구를 통해 사실로 "입증"되었다는 말을 들었는데 다음 날 완전히 반대이더라는 말이 나오고 그래서 우리가 의심을 갖기 시작하는 경우가 얼마나 많은가?

앞서 보았듯이 이런 의심은 특히 정신의학의 신뢰를 갉아먹고 있다.

우리는 그토록 많은 정신질환 약물이 어떻게 작용하는지, 어째서 유의미한 비율의 사람에게는 듣지 않는지 아직 정확하게 모른다. 현재 정신질환을 치료하는 방법은 모두 "임시방편이며 치료제라고 나온 것은 하나도 없다". 우리는 명확한 예방 조치를 아직 갖고 있지 않으며, 어떻게 하면 모든 사람의 임상적 결과를 좋게 하거나 기대수명을 늘릴지 아직 알지 못한다. 조현병 같은 심각한 정신질환에는 유전적 요인이 분명 존재하지만, 유전학 연구가 내놓은 결과들을 보면 흥미롭긴 해도 대체로 확실하지 않은 것이다.

오늘날 일반 대중들은 제약업계와 정신의학계의 끈끈한 관계를 잘 알고 있다. 둘의 관계는 『정신질환의 진단 및 통계편람』 제3판이 만들어질 때 결속되어 그 이후로 확대되었다. 개선된 약효와 완치를 약속하는 소비자 광고에 폐해가 있음은 물론이다. 부작용이 적다는 것을 내세워 '비정형' 혹은 '제2세대' 항정신제라고 불리는 새로운 약물은 약속했던 많은 것을 안겨주지 못했다. 제2세대 약물에는 과도한 체중 증가와 대사장애를 포함하여 자체적인 문제들도 있다. 사기 혐의를 해결하는 데 수십억 달러가 소요되어 2010년 〈뉴욕 타임스〉는 이를 부정청구법의 "단일한 최대 표적"이라고 보도했다.(일례로 존슨앤드존슨은 자사가 제조한 리스페달이 뇌졸중과 당뇨병을 포함하여 수많은 부작용이 있음을 은폐했다는 혐의를 받아 2013년에 22억 달러의 배상금을 지불하기로 합의했다.)

저술가이자 저널리스트인 로버트 휘태커는 2001년에 나온 자신의 책에서 이름을 딴 "매드 인 아메리카Mad in America"라는 블로그를 운영하여 전통적인 정신의학에 도전하는 강력한 싸움터를 만들었다. 그는 우리가 느끼는 격분을 이렇게 정리했다. "지난 25년간 정신의학계는 우리에게 거짓말을 해왔다. 조현병, 우울증, 양극성장애가 뇌의 질환으로 알려졌다고 우리에게 말했다. (…) 수십 년의 연구로도 밝혀내지 못했는데도 정신의학 처방약이 뇌의 화학적 불균형을 맞추는 것이라고 말했다. 임상 연구 결과가 없는데도 프로작을 비롯한 제2세대 약물이 제1세대 약물에 비해 훨씬 낫고 안전하다고 말했다. 가장 중요한 것은 약물이 장기적인 결과를 악화시킨다는 것을 우리에게 말하지 않았다는 것이다."

이토록 불신이 만연한 상황에서 "업계 최고의 인력" 중에는 자신들의 무기가 확실하다고 망상 수준의 집착을 보이는 사람도 있다. 유명한 한 정신과 의사(성공할수록 환자를 만나는 시간은 줄어든다. 그는 더 이상 환자를 보지 않을 정도로 유명한 사람이라 이름을 밝히지 않겠다)는 망가진 시스템을 복구하는 방안을 이렇게 제안했다. "그들이 직접 약을 복용해봐야 해요. 약의 효과를 체감하면 우리가 가진 것의 위력을 알게 됩니다." 그는 와인을 홀짝이며 말했다. 노골적인 이런 오만함에 나는 웃음을 터뜨리고 말았다. 이렇게 약물을 옹호하는 사람이 있지만, 분별력 있는 대부분의 의사는 정신질환 약물의 한계를 인정한다. 심각한 정신질환을 안고 살아가는 사람들의 가장 큰 고충은 내가 인터뷰한 바에 따르면 보다 민감한 부정적 증상들이었다. 인지력 저하, 그리고 처방약으로도 나아지지 않아 살아가는 것을 힘들게 하는 병의 측면들이었다.얼마 전에 조현병 진단을 받은 스무 살 청년은 말했다. "자신의 삶을 빼앗긴 기분입니다. 한때 즐기던 모든 것이 다 사라지고 말았어요."

하지만 나는 여기서 약물을 비판하려는 것이 아니다. 그런 시각을 원한다면 다른 곳에서 얼마든지 찾을 수 있다. 나는 이런 약물들이 도움을 줘서 충만하고 의미 있는 삶을 사는 사람들이 많다고 생각한다. 그런 가치마저 깎아내리려는 것은 어리석은 일이다. 하지만 상황이 복잡하게 얽혀 있다는 것은 부정할 수 없다. 나도 알고 여러

분도 안다면, 그 오만한 의사, 와인을 홀짝이며 터무니없는 소리를 내뱉는 업계 지도자라는 사람도 분명 알고 있다.

평판, 불신, 교착 상태. 이런 것들이 복합적으로 작용하여 정신보건 돌봄 종사자들의 전 세계적 부족 현상을 불러왔다. 급여 문제라고 하는 사람도 있다. 바뀌는 추세지만 오랫동안 정신과 의사는 전문의 가운데 세 번째로 급여가 낮았다. 정신의학은 한때 인본주의 의학으로 여겨지기도 했지만, 2006년에 이르면 정신요법("문제 해결에 치중하는" 인지행동 치료에서 결론을 열어두는 정신역학 치료[인간 행동의 바탕이 되는 무의식적 동기를 분석하는 치료—옮긴이]까지)을 받는 미국인은 3퍼센트에 불과하다. 프로이트의 이론은 공식적으로 "죽었다". 그의 연구는 "성차별적, 속임수, 비과학적, 혹은 그저 엉터리"로 재평가되었다. "이제 정신분석은 거머리 치료와 마찬가지로 폐기된 관습에 속한다." 그러는 동안 정신의학은 말랑한soft 과학에서 엄밀한hard 과학으로 바뀌었고, 그 과정에서 대체로 기계적이고 세속적인 것이 되었다.

이런 문제들은 내가 조사한 결과를 로젠한의 주변 사람 말고 다른 정신보건 관련자들에게 알렸을 때, 내가 기대했던 으스대는 반응이 나오지 않은 이유를 어느 정도 설명해준다. 충격을 받은 사람도 있었지만 많은 이들이 놀라지 않았다. 정신의학자 앨런 프랜시스는 내 이야기를 듣더니 내 말을 끊었다. "그 문제로 들어가기 전에 코크 형제[건강보험 개혁안에 반대하는 미국의 석유 재벌—옮긴이] 이야기부터 할까요?" 그러고는 무슨 뜻인지 이해되도록 잠시 뜸을 들였다.

로젠한의 연구는 로버트 스피처의 작업에 결정적이었다. 그는 로젠한이 없었다면 "스피처가 『정신질환의 진단 및 통계편람』 제3판으로 이루어낸 성과도 결코 없었을 겁니다"라고 말했다. 하지만 연구의 일부가 날림이었다는 것을 밝혀냈다면 그것은 정당성을 결코 인정받을 수 없다. 실망스러웠다.

한 정신과 의사 친구는 "터무니없는" 연구라며 목소리를 높였고 로젠한이 꼬리표에 집중한 것을 두고 "총체적인 헛소리"라고 했다. 환자가 그런 꼬리표 때문에 어떤 취급을 받게 되는지를 그가 논의한 것이 설득력이 있음을 인정하지 않으려 했다. 얼굴이 시뻘개지도록 열을 내는 바람에 나는 다시는 그 이야기를 꺼내지 않겠다고 약속했다.

내가 겪은 질병에 대해 이야기해달라는 초대를 받아 유럽의 학술대회에 갔을 때 나는 발표를 마치고 연구를 위주로 하는 몇몇 심리학자들과 정신의학자들을 만나 저녁을 같이 하기로 했다. 우리는 미드타운 맨해튼을 옮겨 놓은 듯한 호텔 바에서 만났다. 네 사람이 합석했는데 다들 마티니를 마셨다. 나는 낯선 사람들과 일과 관련해서 만날 때는 버번 위스키 칵테일을 마시는 것이 좋지 않다는 것을 알면서도 맨해튼을 주문했다. 정신의학자들은 "뉴욕의 시간대까지 마실 거라며" 농담을 했다. 다들 학술대회 내내 파티를 즐기는 분위기였다. 그들은 내 발표에 대해 조금 이야기했고 몇 가지 질문도 했지만 휴가를 온 분위기여서 질문은 엉뚱한 방향으로 흘렀다.

한 명이 물었다. "조현병 환자는 당신의 책에 대해 어떻게 생각할까요?"

나는 조현병으로 고생하는 사람이 내가 쓴 책뿐만 아니라 어떤 것에 대해서도 하나의 방식으로만 반응하리라고는 생각하지 않았다. 그래서 그를 빤히 쳐다보고 있는데 옆에 있던 심리학자가 나 대신에 말했다. "조현병 환자는 책을 읽지 않죠." 아무도 대꾸하지 않았다. 농담으로 한 말이었을까, 아니면 임상의는 자신의 환자에 대해 정말로 이렇게 생각했을까?

얼마 뒤에 사람들로 북적이는 식당에서 취기가 오르면서 분위기가 격해졌다. 어느 순간 로젠한이 화제로 떠올라 나는 내가 하고 있는 연구에 대해 말했다.

조현병 환자는 책을 읽지 않는다고 했던 심리학자가 내 말을 끊었다. "당신이 이 연구에 왜 집착하는지 모르겠군요." 그가 탁한 목소리로 말했다. "어째서 그토록 반정신의학적인 일을 하는 거죠?"

연구에 대해 갈수록 의심이 든다고 내가 말하자 그는 한층 공격적으로 나왔다.

"이런 일은 우리 모두에게 좋지 않아요." 그러면서 그는 손으로 테이블을 쓸었고 이제 사람들이 거의 떠나고 없는 식당에서 목소리를 높였다. 스스럼없이 연구가 "반정신의학"이라며 무시했던 바로 그 사람은 연구가 정직하지 않았다는 증거에 곧바로 화를 냈다. 이 연구를 그대로 두는 것이 정신의학 분야 안팎의 많은 사람들에게 먹혔던 서사에 좋을까? 우리는 나쁜 과거를 뒤에 묻고 꾸준히 진전할 수 있을까?

"당신은 이런 문제에 집중하는 대신에 얼마든지 좋은 일을 할 수 있어요." 이제 그는 테이블을 내리쳤다. "좋든 싫든 당신은 상징적 존재예요. 그러니 그 힘으로 좋은 일을 해야 한단 말입니다."

어쩌면 시차 때문일 수도 있고, 가짜 환자들을 파헤친 것이 아무 소득이 없자 좌절했는지도 모른다. 아니면 연구가 날조되었다는 확신이 커지자 그것을 주도한 사람에 대한 실망이 일었을 수도 있고, 와인과 맨해튼을 섞어 마셨기 때문일 수도 있다. 아니면 그가 나를 상징적 존재(대체 무슨 상징적 존재?)라고 불렀기 때문일 수도 있다. 이유가 무엇이든 나는 혼란스러웠다. 식당의 작은 화장실로 숨어 들어가 거울 속에서 흐릿한 내 눈을 쳐다보며 "정신 차려!"라고 말했다. 나처럼 운 좋게 살아가지 못했을 거울상이 생각났다. 침착함을 찾고서야 벌건 눈과 번진 마스카라를 하고 테이블로 돌아갔다. 하지만 반격을 하지 않을 수는 없었다. "정신의학을 공격할 생각은 없어요. 긍정적인 이야기를 줘요. 그럼 내가 쓸 테니까." 나는 테이블 앞에 서서 지나치게 크게 말했다.

그는 나를 쳐다보더니 체념한 듯 술잔을 내려놓고 말했다. "10년만 기다려요."

10년을 기다릴 수는 없었다.

27장

갈림길에 선 정신의학

한계를 인정할 때

> 죽음에 조롱당하고 무지에 위축되고 모호함에 수치심을 느끼는 우리 의사들은 그래도 진실은 우리의 손에 들려 있다고 믿으며 어둠에 저항한다. 유머, 자오선, 연금술, 분자생물학, 우리의 과학적 믿음 자체는 그것들이 일시적으로 제공하는 얄팍하고 결국에는 우리를 배신하는 위안만큼 중요하지 않다.
>
> —리타 샤론과 피터 와이어, 「의학의 기술」, 〈랜싯〉

나는 젊은 여성에게 무슨 일이 벌어졌는지 모른다. 조현병으로 오진되었다가 몇 년 뒤에야 제대로 된 진단을 받은 나의 거울상 말이다. 그녀가 정신병원을 나가고 나서 의사들은 그녀의 행방을 놓쳤다. 그녀는 예후가 좋지 않은 많고 많은 환자 가운데 한 명, 한때 흥미로운 사례였지만 지금은 서류에나 남아 있는 이름이 되었다. 그녀는 의사들의 우려와 달리 나처럼 기적적으로 회복하여 모든 이들을 놀라게 했을까? 아니면 시기를 놓친 운 나쁜 피해자일까?

나 같은 기적이 한 명 있다면 나의 거울상은 백 명이다. 정신이 병들었다는 죄로 교도소에서 썩거나 거리에 버려진 사람은 1000명이다. 모든 게 다 머릿속의 문제라고 말하는 사람은 100만 명이다. 마치 우리의 뇌는 그 머릿속에 없다는 듯이, 그래서 더 조사하지 않고 무시하면 그뿐이라는 듯이. 뇌라는 어마어마한 수수께끼 앞에서 겸손하지 않아도 된다는 듯이 말이다.

"솔직하게 우리의 이해가 얼마나 제한적인지 인정해야 합니다." 옥스퍼드 대학의 정신의학자 벨린다 레녹스가 내게 말했다. "우리가 더 나아지려면 그 방법밖에 없습니다."

우리의 한계를 솔직하게 인정한다는 것은 우리의 역사를, 우리가 액면가 그대로 받아들였던 "진실"을 매서운 눈초리로 바라보는 것이라고 레녹스는 말한다. 해결책이 진짜로 믿기에 지나치게 좋거나 지나치게 단정적이거나 지나치게 구체적으로 보인다면, 대개는 그 짐작이 옳다. 미묘한 차이를 놓치면 의학은 나빠진다.

데이비드 로젠한과 그의 논문을 이와 관련하여 논할 수 있다. 로젠한의 연구는 비록 파이 한 조각일 뿐이지만 우리의 최악의 본능을 자극했다. 정신의학으로서는 난감한 상황이 되어 수세에 몰린 정신의학은 확실성에 매달리게 되었다. 결국 아무것도 남지 않게 되었다. 연구와 치료, 돌봄의 방향을 잘못 잡은 것이다. 나머지 사람들에게는 듣기 좋은 서사를 선사했지만, 심각한 정신질환을 안고 살아가는 사람들의 하루하루에 끔찍한 영향을 미쳤다.

로젠한이 이런 결과를 만든 것은 아니지만 그의 연구가 이것을 가능하게 했다. 그리고 지금 정신의학은 우리가 사용하는 용어, 곧 개발될 새로운 기술, 우리가 가장 아픈 사람들을 대하는 방식을 재평가하기에는 이미 늦은 감이 있다.

정신의학계, 그리고 사회 일반은 사회정책과 보건정책을 주도하는 우리의 용어에 대해 마침내 재고하기 시작했다. 디제이 재피 같은 사회운동가들은 정신질환의 그물망이 지나치게 넓으며 가장 심각하게 아픈 4퍼센트의 인구에 힘을 모아야 한다고 주장한다. 가진 자원을 로젠한 시대에 정신분석가들이 상담했던 "건강염려증" 환자 대신에 이런 중증 환자들을 치료하는 데 쏟아야 한다고 했다.

반대편에는 2017년에 「조현병 개념의 느린 죽음과 정신증 스펙트럼의 고통스러운 탄생」이라는 논문을 쓴 네덜란드의 정신과 의사 짐 반 오스가 있다. 그는 정신질환을 연속체에 놓고 보아야 한다고 믿는다. 두툼한 『정신질환의 진단 및 통계편람』은 "열 개를 넘지 않는 진단"으로, '정신증 증후군', '불안 증후군' 같은 다양한 증상들을 포괄하는 용어로 축약되어야 한다고 주장한다. 그는 이것이 정직한 방법이라고 믿는다. 우리가 실은 잘 모른다는 것을 인정하자는 것이다.

학계도 비슷한 갈림길에 서 있다. "조현병은 사라지고 있는가?" 한 논문이 제기한 질문이다. 이렇게 질문한 논문도 있다. "조현병의 꼬리표는 폐기되어야 할까?"

이미 실생활에서 이런 모색의 영향이 나타나고 있다. 토머스 인셀은 국립정신보건원 원장(보건원 역사상 두 번째로 오래 역임했다)으로 있던 무렵에 편람과 구별되는 『연구영역 기준*Reseach Domain Criteria*』이라는 새로운 체계를 마련했다. 『연구영역 기준』은 조현병 같은 투박한 꼬리표를 정신증, 망상, 기억력 저하 등의 구성요소들로 나눠 조현병이라는 넓은 개념을 학문적으로 무의미하게 만든다.(인셀은 이후에 원장을 그만두고 실리콘밸리의 푸르른 초지에서 지냈고, 그가 만든 『연구영역 기준』은 보편적으로 받아들여지지 않았다. 보건원의 지원을 받는 연구의 절반이 여전히 편람 진단에 의지하고 있다. 현시점에서 편람은 정신의학 분야에 너무도 확고하게 자리를 잡아 완전히 대체되기는 어려워 보인다.)

이제 사람들은 조현병을 단일한 통일체(지나치게 방대해서 연구하기 어려운)로 보기보다는 암과 마찬가지로 접근하여 각 사례의 독특한 특징들을 인정하려 한다. 조현병 환자를 개인적으로 알지 못하는 사람이라면 우리가 조현병이라고 부르는 것이 얼마나 다양한지 알고 놀랄 수도 있다. 망상과 편집증이라는 확고한 정신증을 보이는 사람, 목소리를 듣는 사람, 인지력 저하와 사회적 고립이 심한 사람, 교수, 위생 관념이 없는 사람, 종교에 몰입하는 사람, 기억력이 크게 저하된 사람, 외견상 아무런 증상 없이 살아가는 사람, 말을 전혀 하지 않고 긴장성 혼미 상태로 앉아 있는 사람. 어떤 사람들은 약물에 반응을 보여 충만하고 의미 있는 삶을 산다. 10퍼센트에서 30퍼센트는 회복하고 나머지는 그렇지 못하다. 그러나 우리는 이런 다양함을 알지 못한다. 그 대신에 조현병 환자가 내 책에 대해 어떻게 생각하는지 질문한 런던의 정신의학자 같은 사람을 안다. 가장 극단적인 예들, 치료되지 않는 만성적 형태의 정신증으로 거리에 내몰린 사람들을 본다. 서사라는 것이 그렇다. 지목된 사람은 탈락하고 만다.

현재 거의 복음처럼 떠받드는 진실이 있다면 우리가 사용하는 포괄적 용어에 여러 요인이 있다는 것이다. 그러니 '조현병'이나 '정신증 스펙트럼 장애'는 병인에 대한 합의가 부족하다는 상황을 반영하여 복수형(조현병들, 정신증 스펙트럼 장애들)으로 사용하자고 한다. 이런 시각은 심각한 정신질환에 대한 유전학 연구가 지금까지도 불확실한 결과에 머물고 있다는 사정에 부분적으로 기인한다. 유전학이 연구하기 까다로운 것은(하나의 특정 유전자 돌연변이로 일어나는 낭포성섬유증에서 보듯) 각각의 장애에 하나의 유전자가 관여하는 것이 아니라 수백 개의 유전자가 관여하기 때문이다. 하지만 이제 양극성장애, 조현병, 주요 우울증, 주의력 결핍/과잉행동장애 같은 정신질환 장애에 나타나는 "유전적 중복"을 밝혀낸 연구들이 나오고 있다. 매사추세츠 종합병원의 유전자 분석전사연구팀 부교수 벤닐은 이렇게 말했다. "환자들을 진단할 때 날카롭게 선을 긋는 전통은 뇌의 기제가 중복되는 증상들을 일으킬 수도 있다는 현실을 따라가지 못한다." 이로써 정신의학 분야 안팎의 많은 사람이 오래전부터 말해왔던 것, 그러니까 우리가 사용하는 용어들의 엄격한 차이는 과학적 타당성이 없다는 것에 과학적 증거가 마련된 셈이다.

장막을 걷으려는 노력

우리가 모르는 것에 마음을 열수록 학계의 기대가 뜨겁다는 것은 고무적이다. 면역계와 뇌의 연관성(자가면역 뇌염이 대표적 예다)을 살펴보는 연구가 등장하면서 신체 자체가 얼마나 행동에 지대한 영향을 미치고 달라지게 하는지 알아보는 탐색이 활기를 띠었고, 그 결과 심각한 정신질환을 겪는 사람들에게 면역억제제가 미치는 효과를 연구하는 사람들이 있다. 그들은 조현병 환자의 3분의 1이 면역기능 장애를 나타낸다고 추산한다. 다만 이것이 조현병의 근본 원인과 관련하여 어떤 의미가 있는지는 아직 확실하지 않다.

장腸과 뇌의 연관성에 대한 관심은 활생균의 흥미진진한 연구로 이어져서 활생균이 조증을 줄이고 조현병의 보다 확실한 몇몇 증상들을 감소시키는 것으로 밝혀졌다. 정신의학 관련 전염병 학자들은 아울러 겨울(독감과 바이러스 전염병 발생이 높은 계절)에 태어난 사람이 심각한 정신질환을 앓을 가능성이 더 높다는 것도 알아내고 있는 중이다.(다만 보다 위중한 형태의 질환들은 여름에 태어난 사람에게서 더 많이 발견되니 알다가도 모르겠다.) 글루텐 불내증이 정신증을 야기한 예, 골수 이식을 받고 정신증이 치료된 예, 라임병이나 루푸스병 환자가 심각한 정신질환으로 오진된 예가 있다. 우리가 신체와 뇌의 상호작용에 대해 더 많이 알아갈수록 장막이 걷히고 있다.

한편, 뇌에 이전보다 깊숙이 접근하게 해주는 새로운 기술들도 있다. 브로드연구소의 스티브 하이먼은 내게 이렇게 말했다. "내가 학생들에게 가르치는 것은 이런 겁니다. 갈릴레오는 태양 중심의 우주라는 코페르니쿠스의 관점이 사실임을 어떻게 입증해냈을까? 사실 유리를 세공하여 렌즈로 만드는 기술이 계속해서 발전하고 있었어요. 그러니 그렇게 참신한 건 아니었죠. 다만 갈릴레오는 망원경을 직접 만들었고 그것으로 목성의 위성들을 관찰할 수 있었습니다." 그는 자신이 몸담고 있는 연구소에서 조현병과 보체 구성인자 4(C4)의 연관성을 밝힌 논문을 2016년 〈네이처〉에 발표하여 큰 주목을 받은 터였기에 한껏 '들떠' 있었다. C4는 초기 성년기에 뇌의 '가지치기'에 관여하는 단백질로, 뇌가 성숙하는 과정에서 제거되어야 하는 불필요한 시냅스에 표시를 하는 역할을 맡는다. 아직 초기 단계의 연구이지만 조현병이 '과도한 가지치기'와 연관될 수 있다는 이론을 제공한다.

여전히 수수께끼인 뇌의 작동방식을 들여다보게 해주는 더 강력한 도구들도 준비 중이다(이미 개발된 것도 있다). 언젠가 뇌세포 하나하나의 현황을 보게 해줄 드롭-시퀀스, 빛을 이용하여 살아 있는 동물의 뇌 회로를 조작하는 광유전학 기술, 뇌 조직을 투명하게 만들어 세포의 섬세한 구조를 3차원으로 들여다보게 해주는 클래러티CLARITY, 그리고 3차원 기술과 고해상도 기술을 사용하여 각각의 뉴런을 신속하고 정확하게 찾아내는 신기술도 〈사이언스〉 2019년 1월호에 소개된 바 있다. 정신질환 진단을 받은 사람들의 피부세포에서 줄기세포를 만들고 그것으로 뇌가 어떻게 기능하는지 (혹은 기능하지 않는지) 알아보는 실험실들도 많다. 사실상 "소형의 뇌"를 만드는 것이어서 (바로 지금!) 머지않아 처방약이 각각의 뇌에 어떻게 작용하는지 실시간으로 연구하게 될 것이다.

IBM의 왓슨(인공지능)을 담당하는 팀은 "상자 속의 프로이트"를 만들 계획이 있다고 내게 밝혔다. 그들은 왓슨에게 정신과 의사의 자격을 갖게 하려고 한다. 그렇다고 왓슨으로 정신과 의사를 대체하려는 것은 아니라고 했다. 오히려 컴퓨터 알고리즘의 도움을 받아 정신과 의사는 환자 상담과 대면 교류에 더 많은 시간을 할애하게 된다고 했다. 실제로 어떤 정신과 의사는 환자가 몸에 착용할 수 있는 기술이 환자가 미리 작성해놓은 산더미 같은 자료를 찾아보는데 도움이 된다며 이에 열광하는 의사들이 있다고 말했다. 이른바 "디지털 표현형"은 모든 것을 담을 수 있다. 환자가 얼마나 적극적인지, 냉장고 문을 얼마나 자주 여는지, 소셜 미디어 계정에 하루 몇 번 접속하는지 등. 수동적 청취 장비로는 말의 내용과 어투를 살필 수 있다. 피부에 흐르는 전기저항의 변화를 측정하여 불안 수준을 감지하고 다스릴 수 있는 센서가 있다. 처방약을 복용했는지 의사에게 알려주는 삼킬 수 있는 센서도 있다. 아울러 가상현실 프로그램으로 공포증 치료가 가능한지 알아보는 연구도 진행 중이다. 흥미진진하게 들리겠지만(그리고 불길하게도 빅브라더를 떠올리게 하지만) 진단의 핵심에 있는 타당성의 문제를 해결하는 데는 이르지 못한다. 자료만으로는 '온전한 정신과 정신이상을 우리가 어떻게 구별할 수 있는가?'라는 질문에 답을 주지 못한다. 하지만 도움이 될 수는 있다.

이런 새로운 기술에 대한 열광은 새로운 신념을 낳기 시작했다. 적어도 보이기로는 그렇다.(나는 쉽게 단정하는 것을 경계하도록 배웠다.) 정신의학 분야에 오래 몸담았던 사람은 오랫동안 보지 못했던 낙관론이 돌아오기 시작했다고 말한다. 정신의학을 전공하려는 의대생들이 늘고 있다. 그도 그럴 것이 보통 수준이었던 정신과 의사의 평균 급여가 2018년에 전문의 가운데 가장 크게 늘었다. 면역학자와 신경학자가 가져가는 돈보다 많다. 2018년에 한 의사 채용 회사는 "정신과 의사에 대한 수요가 지난 30년 동안 이렇게 높았던 적이 없다. 정신보건 서비스 수요가 폭발하고 있다"라고 말했다.

정신의학계와 제약업계의 오랜 유착 관계로 생겨난 빌어먹을 불신이 바로잡히기 시작했음을 보여주는 지표들도 고무적이다. 정신의학계는 유착 관계를 보다 공공연히 드러내지만, 제약회사들은 정신의학 연구에 지출하는 돈을 줄이기 시작했다. 많은 약물이 위약보다 못하다는 것이 드러나면서, 혹은 많은 이득을 안겨주었던 약물(대표적으로 자이프렉사, 심발타, 프로작)의 특허 기간이 만료되면서 지난 십 년간 이 분야로 흘러들어간 연구 자금이 70퍼센트까지 줄었다. 연구 자금이 줄었다는 것은 결코 좋은 일로 들리지 않겠지만(그리고 투자가 줄었다는 것은 새로운 발전을 이루는 데 확실히 좋은 일이 아니지만) 틈새를 공략하는 작은 회사들이 정신의학 연구에 뛰어들어 새로운 약물 경로를 찾고 유전학을 치료에 통합하여 약물유전학이라는 분야가 생겨났다. 2018년에 나온 『뇌와 신경과학의 발전*Brain and Neuroscience Advances*』에서 베테랑 연구자이자 정신과 의사인 이브 존스톤과 데이비드 커닝엄 오언스는 이렇게 말했다. "시작됐지만 어떤 과정을 거쳐 결론에 이르렀는지를 모호하게 남겨둔 전통적인 이론의 한계를 젊은 세대 연구자들이 벗어나기를 기대한다." 참신한 눈으로 보면 새로운 길이 열릴 수도 있다는 말이다.

사실 약리학의 진전이 반드시 새로워야 하는 것도 아니다. 오래전에 개척된 흥미진진한 길도 있다. 일급으로 지정된 마약의 연구가 마약과의 전쟁으로 인해 오랫동안 막혀 있다가 최근에 환각제의 부흥이 일었다. 임상의들은 이제 LSD와 실로시빈을 우울증에서 외상후 스트레스 장애에 이르는 모든 것을 치료하는 데 사용하고 있다. 1950년대에 동성애와 조현병을 '치료'하는 방법으로 개발되었던 뇌 자극도 멋지게 귀환했다. 전극을 심어 특정한 뇌 조직에 전류를 흘리기도 하고, 전극을 비침습적으로 두피에 부착하는 방법도 있다. 이제 일급 병원에서도 강박장애, 우울증, 파킨슨병 등의 치료를 위해 이런 시술들에 눈을 돌리고 있다. 한편, 마취제로 쓰이는 케타민(1962년에 개발되었고 80년대와 90년대에 클럽에서 '스페셜 K'라는 별명으로 통했던) 계열의 한 약물이 얼마 전 미국식품의약국(FDA)으로부터 치료저항성 우울증 환자(우울증 환자의 20퍼센트 이상을 차지한다)에게 사용하도록 승인을 받았다. 로젠한의 시대부터 있었던 약물이 지난 50년간 나온 정신의학 약물 가운데 최고의 성과라고 모든 아침 방송에서 홍보하는 진풍경이 벌어지고 있다.

그간 말랑한 과학이라고 무시당했던 대화요법도 재평가를 받고 있다. 어떤 사람에게는 대화요법이 뇌에 심오한 변화(몇몇 경우, 처방약만큼이나 확연한 변화)를 일으킨다는 연구가 있다. 노벨상을 수상한 정신의학자이자 신경과학자 에릭켄델은 2013년에 이렇게 말했다. "정신요법은 생물학적 치료, 뇌의 치료다. 우리 뇌에 영속적이고 감지 가능한 물리적 변화를 야기한다."

〈랜싯 정신의학〉의 편집장 나이얼 보이스는 이렇게 말했다. "당대 기술의 제약을 받는다는 것을 고려하여 비유하자면, 현재 우리는 현미경이 막 발명되었을 때 전염병을 연구하는 상황이라고 말할 수 있습니다. 흥미로운 결과들이 본격적으로 나올 겁니다." 샌프란시스코 캘리포니아 대학의 아동정신의학자이자 유전학자 매튜 스테이트도 비슷한 비유를 들었다. "맞습니다, 처음으로 현미경을 갖게 되었다고 할 수 있습니다. 그것도 하나의 현미경이 아니라 전례없이 세 개의 다른 현미경을 말이죠."

기대를 품어도 좋다고 말하는 이들이 있다.

1973년 이후로 이 분야에 진정한 발전이 없었다고 내게 말했던 토리 의사조차 낙관적이다. "모든 것이 바뀌게 될 겁니다." 그가 말했다.

"정말 그렇게 생각하세요?" 내가 물었다.

"그럼요. 계속 기록해요. 40년쯤 뒤에는 완전히 다른 이야기를 쓰고 있을 겁니다."

나아질 수 있다는 믿음

그러나 우리는 팔짱을 끼고 가만히 앉아 미래가 우리의 모든 문제를 해결해주기를 기다릴 수 없다. 우리가 찾는 통찰은 그렇게 해서 얻겠지만, 의료 현장에서 기본적으로 돌보고 치료하는 문제가 아직 남아 있기 때문이다. 이런저런 뇌 영상 기술이 학계의 상아탑에서 발전하는 와중에도 사회에서 방치되어 거리에서 보이지 않는 곳에서 혹은 교도소에서 힘들게 살아가는 사람들이 있다.

이런 비극적인 상황을 UCLA의 정신의학자이자 역사학자인 조엘 브라슬로는 이렇게 정리했다. "주립병원이 말도 못 하게 붐볐고 사람들을 감호하는 곳으로 보이기도 했지만 그래도 최소한 그때는 우리가 사람들을 돌보았습니다. 지금은 그렇지 않습니다."

고인이 된 신경과 의사 올리버 색스도 「치유 공동체 *The Lost Virtues of the Asylum*」라는 에세이에서 비슷한 말을 했다. "우리는 보호수용소의 좋은 면을 잊었거나 아니면 더 이상 그런 곳에 돈을 들일 여유가 없다고 느꼈는지도 모른다. 넓은 공간, 공동체 정신, 일과 놀이를 하고 사회적 기술과 직업적 기술을 습득하는 장소. 주립병원은 안전한 피난처가 되어주는 곳이었다."

이런 재평가에 대해 처음 들었을 때 넬리 블라이가 생각났다. 우리는 이미 그것을 해보았고 어떻게 되는지 보지 않았던가? 과거의 '뱀 구덩이'[정신병원의 멸칭—옮긴이]는 의학의 역사에서 실로 어처구니없는 순간이었으며 그것으로 다시 돌아가는 것은 우리가 전혀 원치 않는 일이다. 하지만 지금 벌어지고 있는 상황을 진전이라고 부를 수도 없다.

펜실베이니아 대학의 세 윤리학자 도미닉 시스티, 안드레아 시걸, 에제키엘 이매뉴얼은 2015년에 '보호수용소를 되살리자'라는 부제가 달린 글을 발표하여 과도한 조롱을 받았다. 여기서 그들이 설득력 있게 주장하는 것은 과거에서 최고 장점들을 취해 현대의 의료 환경에 맞게 조정한 새로운 돌봄 모델이다. 기본적인 의식주(주거지, 옷, 음식)는 반드시 있어야겠지만 돌봄도 필요하다. 영리한 의료 개입, 개인 간의 접촉, 공동체, 의미 있는 삶 없이는 상황이 나아지지 않는다. 저자들은 돈이 자유롭게 의료 부문으로 흘러드는 완벽한 세상에서 위의 모든 것을 제공하는 종합적인 서비스가 가능하리라 상상한다. 급성 환자에게는 풀타임 입원 치료를, 만성 환자에게는 장기적으로 이용할 수 있는 병상을, 회복하는 환자에게는 지역사회와 가족이 바탕이 되는 통원 치료를 제공하는 것이다. 그리고 일반 질환을 앓는 사람들과 마찬가지로 차등적인 시스템(중환자실, 준중환자실, 회복실)을 마련하여 단계적으로 치료하도록 한다.

하지만 논문이 발표되고 나서 저자들은 신랄한 비판에 시달렸다. 도미닉 시스티는 필라델피아의 지역사회행동건강 부서와 계약한 것이 취소되기도 했다. 자금 지원을 철회하기로 결정한 사람 중 한 명은 그의 연구를 가리켜 "치욕"이라고 했다.

도미닉은 말했다. "논란은 하나의 질문으로 귀결됩니다. 무엇을 정신장애로 볼 것인가? 비자발적 치료, 장기적 돌봄과 관련하여 서로 다른 주장들이 있습니다. 이 문제를 파고들면 결국에는 '정신장애'의 근본적인 개념에 대한 의견 불일치로 이어집니다. 이게 관건입니다."

신체냐 정신이냐, 뇌냐 마음이냐? 난감한 이 문제가 우리를 영원히 괴롭히고 있다. 이것은 누군가의 생사가 걸린 중요한 문제이기도 하다. 시간이 흐르면서 골대가 옮겨지고 정의가 바뀔 수는 있겠지만 결국에는 같은 이야기다. 우리는 어떤 질병이 다른 질병보다 더 우리의 공감을 살 가치가 있다고 여긴다. 이것이 바뀌어야 한다.

변화는 그저 어딘가에 침대를 더 늘리고 사람들을 나 몰라라 하는 것으로 되지 않는다. 한 사람의 삶(과거와 현재)의 토대를 이루는 것을, 그리고 환경이 병과 건강에 관여하는 수많은 방식들을 더 넓은 시야로 보아야 한다.

스탠리 의학연구소의 뇌연구실험실 대표 마리 웹스터가 내게 말했다. "뇌는 극도로 가소적인 특징을 보입니다. 당신의 모든 경험이 당신의 뇌를 어떤 식으로든 바꿉니다. 이뿐만 아니라, 이런 말은 정신분석 덕분에 대단히 낡은 유행이 되고 말았지만, 어린 시절 경험, 부모의 양육, 아동학대, 이런 것들도 정신장애 발병의 위험을 높입니다." 환경 요인으로도 심각한 정신질환 발병의 위험이 높아질 수 있다. 산과産科 합병증, 도시 생활, 어린 시절의 트라우마, 이민, 마리화나 복용, 심지어 고양이 기르기•도 여기에 해당한다. 영국을 예로 보면, 카리브해 지역에서 온 이주민들 사이에서 조현병 발병이 더 높게 나타나는 것은 이민, 사회적 고립, 차별 같은 사회적 요인과 연관되는 것이다.

도시 생활이 조현병의 높은 발병과 연관된다. 어째서 그럴까? 확실하지는 않지만 많은 사람이 지적하는 것이 있다. 도시 환경에는 더 작고 긴밀한 지역에서 발견되는 하나의 요소가 빠져 있다는 것이다. 11호 병동과 해리 랜도의 입원에서 치유에 핵심이었던 바로 그것, 지원과 공동체 정신이다.

이런 결론을 뒷받침하는 연구들도 있다. 정부 보조금을 받아 2년간 진행된 한 연구 결과가 〈미국 정신의학 저널〉에 실렸는데, 이에 따르면 심각한 정신질환의 주요 증상들이 처음으로 나타나는 '첫 발병' 이후 초기 개입이 중요하다. 항정신제 처방에 "종합적이고 다양한 요소들을 포괄하는 접근"이 결합될 때 최고의 결과가 나왔다. 다양한 요소들에는 당연히 가족의 지원과 정신요법도 포함된다.

지금까지는 환청 때문에 고통받는 사람들에게 목소리를 아예 무시하도록 했다면, 이제는 목소리에 적극적으로 응답하도록 훈련시

• 조현병 환자는 고양잇과 동물에게서 흔히 발견되며 인간도 감염시킬 수 있는 기생충(톡소플라스마 곤디)에 대항하는 항체를 보유하고 있을 가능성이 높다는 이야기가 있다. 연구들에 따르면 조현병은 고양이를 기르는 나라들에서 더 흔하다.

켜 환청과 더불어 잘 살아가도록 하는 새로운 치료 모델이 등장했다. 예일 대학의 연구자들은 심령술사와 조현병 환자의 결정적인 차이를 이렇게 보았다. 심령술사는 자신이 듣는 목소리를 영적 혹은 종교적 경험의 맥락에 두어 혼란을 덜 느끼는 것이라고 말이다. 스탠퍼드의 연구자들도 이런 새로운 관점을 지지한다. 그들은 미국에서 조현병 진단을 받은 사람들과 개발도상국의 사람들이 환청을 어떻게 경험하는지 비교했다. 생물학의 관점에서 정신질환을 대하는 경향이 있는 미국에서는 조현병 환자들이 자신의 환청을 적대적인 관계로 보고했다. 그러니까 목소리에 폭력적이고 공격적이고 부정적인 내용이 더 많이 포함되어 있었다. 이와 대조적으로 인도의 첸나이, 가나의 아크라에 사는 사람들은 목소리와 더 긍정적으로 교감한다고 보고했고 장기적인 결과도 더 좋게 나타났다고 했다. 스탠퍼드의 인류학자 타냐 마리 루어만은 이렇게 물었다. "이런 문화적 판단이 병의 원인일까? 결단코 아닐 것이다. 그렇다면 이런 문화적 판단이 병세의 악화에 기여할까? 아마도 그럴 것이다."

이런 문화적 판단을 고려하여 인기를 얻고 있는 것이 열린 대화 치료다. 지역사회가 함께 돌보는 시스템을 마련하는 것이다. 현장 사람들 말을 들어보면 환자가 경험하는 정신증의 내용을 파고들면서 결과적으로 항정신제 처방을 줄이게 된다고 한다.(소테리아 하우스나 R.D. 랭의 킹슬리 홀에서 행해지는 치료와 행복하게 공존할 수 있을 듯하다.) 핀란드에서 처음 시작된 열린 대화는 미국 최고의 사립 정신병원으로 꼽히는 매사추세츠의 맥린 병원으로 넘어왔다. 언젠가 맥린 병원에서 행하는 열린 대화 치료를 본 적이 있는데 더 이상 단순할 수 없었다. 요컨대 그들은 환자를 인간으로 대했다.

이 분야의 최고 의사들이 가장 잘하는 것이 바로 이것이다. 사람들에게 공감하고 다른 더 객관적인 의학적 조치로 포착하기 어려운 미묘한 증상들을 확인하는 것이다. 그러려면 환자와 오랜 시간 만나 어떤 사람인지 심도 있게 파악하고 서로 믿음을 쌓아야 한다. 정신의학은 이상적이라면 모든 의학이 더 많이 갖추어야 하는 것(인간에 대한 사랑, 예술적인 세심함, 귀담아듣기, 공감하기)의 표본이 된다. 하지만 정반대로 공포, 판단, 자만심에 휘둘리는 최악의 면모를 보일 수도 있다. 내가 한 인터뷰에서 반복적으로 강조되는 핵심 메시지는 이렇게 정리된다. 모든 의학은, 특히 정신의학은 과학적인 만큼 수수께끼에 둘러싸여 있고 영혼과 관련되는 것이라고 말이다.

위약효과라는 말을 들어보았을 것이다. 언론에 보도된 평판으로는 정신의학만큼이나 좋지 않다. '위약placebo'이라는 말은 성서의 시편에 나오는 "하나님을 기쁘게 한다Placebo Domine"라는 구절에서 유래한 것으로, 14세기가 되면 돈을 받고 장례식에 참석하여 "망자를 위한 기도문을 노래하는" 가짜 문상객을 가리키는 다소 부정적인 함의를 갖게 되었다. 수백 년이 지나 이 용어는 의학에 진출했다. 1772년 스코틀랜드 내과 의사이자 화학자 윌리엄 컬런은 자신의 환자에게 모든 질병에 잘 듣는다며(본인은 엉터리임을 알았다) 겨자 가루를 처방하면서 이것을 '위약'이라고 했다. 제2차 세계대전 후에 연구자들은 '진짜' 약의 효과를 측정하기 위해 설탕으로 만든 알약을 대조약으로 사용하기 시작했다. 그리고 1960년대가 되면 FDA는 이중맹검 위약 대조 연구를 표준으로 확립했다. 그런데 시간이 흐르면서 아무 작용도 하지 않아 보였던 이 설탕 알약이 몸에 측정 가능할 정도의 효과(약물의 승인을 방해하는 변칙적인 소음으로 보는 경우도 많았다)를 미치는 것으로 밝혀졌다. 이제 우리는 위약이 엔도르핀, 도파민, 엔도카나비노이드 등의 복잡한 신경전달물질을 촉발한다는 것을 안다. 여러분이 식염수를 모르핀이라 믿고 맞는다면, 여러분 몸은 마치 진통제를 투여한 것과 같은 반응을 보인다. 파킨슨병 환자는 진짜 엘도파 처방을 받고 있다고 믿으면 몸에서 도파민을, 때로는 비자발적 움직임을 통제하기에 충분한 만큼이나 방출한다.

위약효과는 환자가 약효뿐만 아니라 의사도 믿는 보살핌의 환경으로 높아질 수도 있다. 하버드에서 '위약연구와 치료적 만남' 프로그램을 맡고 있는 테드 캡척은 의사들에게 위약의 힘을 보다 적극적으로 활용하도록 권장한다. "궁극적으로는 치료자가 보살핌을 받고 있음을 아는 환경을 우리가 구축하는 겁니다. 그게 핵심입니다." 그가 내게 말했다. "모든 말 하나하나가 중요합니다. 모든 시선, 모든 손길 하나하나가 다 중요해요. 좋은 약을 5밀리그램 투여하는 것은 대단히 중요하죠. 하지만 의사, 간호사, 물리치료사도 약이 환자에게 효과가 있다고 믿는 환경에서라면 더 효과적입니다."

환자와 더 많은 시간을 갖는 것만으로도 결과가 좋아질 수 있다. 위산역류 환자들을 대상으로 한 연구를 보면 의사와 42분간 면담한 집단이 18분만 면담한 집단보다 두 배 좋은 결과를 얻은 것으로 나타났다. 치료에서 자신들이 대단히 실질적인 역할을 한다는 것을 반영하여 위약효과를 '맥락적 치료', '기대효과', 혹은 '공감 반응'이라는 용어로 재포장하려는 의사들도 있다.

나를 치료했던 수헬 나자르 의사가 생각난다. 그는 가장 비싸고 최첨단인 검사들을 했지만 나의 치료에 돌파구가 열린 것은 그가 내 침대에 앉아 내 눈을 들여다보며 이렇게 말했을 때였다. "당신을 위해 내가 할 수 있는 모든 것을 할 겁니다." 내 가족과 나는 그를 믿었다. 그의 따뜻한 마음과 낙관적인 믿음이 내가 낫는 데 도움이 되었음을 나는 뼈저리게 이해한다.

의학에 대한 이런 믿음, 우리의 치료자, 진단, 시설에 대한 이런 믿음은 로젠한이 망가뜨리는 데 힘을 보탠 것이자 스피처가 바로잡으려고 애쓴 것이며, 제5판을 둘러싼 논란과 교도소 시스템과 관련한 끔찍한 이야기들이 더더욱 뒤흔든 바로 그것이다. 믿음은 정신의학이 잃어버린 것이며 살아남기 위해 꼭 필요한 것이다.

더 나아질 수 있다는 믿음은 이 책 서두에서 아버지가 조현병 아들에 대한 편지를 내게 쓰도록 했던 힘이기도 하다. "조현병은 평생 안고 가는 병이라는 말을 들을 때마다 나는 이렇게 묻습니다. '수재나 캐헐런은 똑같은 진단을 받고도 어떻게 멀쩡하죠?'" 그는 이메일에서 내게 이렇게 썼다. 아들의 상태가 악화되고 있음에도 그는 변화가 있으리라는 확신을 붙들고 있다. 나는 그런 믿음을 높이 산다.

희망은 꼭 필요하다. 한 어머니가 조현병 진단을 받은 아들과 함께 정신보건 시스템을 경험했던 이야기를 내게 들려주었다. 십 대때부터 목소리가 들리기 시작했다는 아들은 도움보다는 해가 되는 듯한 처방약 목록밖에는 받지 못했다. 조현병에는 치료제가 없다는 것이 주류 의학의 입장이었기 때문이다. "내가 세간의 통념에 따라 아들이 결코 좋아지지 않는다고 받아들였다면, 모든 희망을 버렸을 겁니다." 그러는 대신 그녀는 다른 방법을 다 시도해봤다. 분자교정요법[비타민이나 미네랄 같은 천연물질을 통해 질병을 예방하고 치료하는 대체의학—옮긴이]에 따라 아들에게 고용량의 비타민 B를 복용하도록 했고, 에너지의학, 자석, '원석이 박힌 모자'로 에너지를 그의 몸 안에 흘렸다. 주술사를 만나고 전인적全人的 의술을 펴는 정신과 의사를 만났다. 죽은 조상과 교통하게 했고, 식물 추출물을 아들에게 먹였으며, 구리를 몸 밖으로 배출시키려고 했고, '전자스모그e-smog'(전자기파)를 막아주는 장비를 사주었다. 이런 이야기에 그녀가 현실감을 잃었다고 생각하는 사람도 있겠지만 내 생각은 다르다. 나는 그녀가 그저 숨만 쉬는 것 말고 다른 길을 찾고 있다고, 아들이 더 행복하고 더 건강하게 살 수 있는 길을 찾고 있다고 생각한다. 그녀는 오늘도 계속 그렇게 하고 있다. 누가 그것을 비난하겠는가?

나는 귀를 틀어막지 않을 것이며 우리가 자신의 나자르 의사를 만나는 세상에 산다고 여전히 믿는다. 나는 참호에서 정신질환을 안고 살아가는 그녀 같은 사람들을 많이 만났다. 미래의 꿈과 현재의 현실 사이가 끊어진 것을 무시하며 사랑하는 아픈 사람을 굳건히 지지하는 가족들과 이야기를 많이 나눴다.

나는 내가 행운아라는 것을 너무도 잘 안다. 나의 사연은 첨단 신경과학과 사려 깊은 의사가 최고로 적절한 환경에서 만났을 때 일어날 수 있는 일을 보여주는 반짝거리는 사례다. 산더미 같은 자료와 오랜 세월 축적된 연구 결과 이상으로 우리의 믿음에는 사연이 중요하다. 그리고 믿음은 위대한 의학이 딛고 서 있는 받침대이다.

이것이 많은 사람들이 누릴 수 없는 사치라는 것은 알지만 그럼에도 나는 믿는다. 우리가 따랐던 것이 얼마나 혹독한 결과로 이어졌는지, 나쁜 과학과 맹목적 자만심이 과거의 거짓 약속들을 얼마나 부추겼는지 알지만 그럼에도 나는 낙관적이다.

새로운 치료나 연구가 이런저런 돌파구를 '증명'했다는 소식을 들으면 물론 의심한다. 하지만 내게 일어난 일, 그러니까 "마음속에" 있는 것처럼 보였던 것을 치료한 일이 다른 사람에게도 얼마든지 일어날 수 있다는 믿음은 꼭 붙들고 있다. 이런 주제로 강의하러 전국을 돌아다니면서 나는 이런 일들이 일어나는 것을 보았다. 의학이 실패했다는 비통한 소식들도 접하면서 말이다.

나는 신경과학에서 일어나는 흥미진진한 일들을 믿는다. 언젠가 마음의 수수께끼를 밝혀낼 것이라고 믿는다. 영영 해결될 것 같지 않아 보이는 것을 풀어내리라 믿는다. 그리고 그런 과제가 인간의 마음으로 파악하기에는 지나치게 복잡하다는 것도 믿는다.

오만함, 무능함, 실패에 대해 잘 알고 있지만, 그럼에도 나는 신경과학, 나아가 의학 전체가 언젠가 내 믿음에 부응하리라 믿는다.

나는 믿는다. 믿고 또 믿는다.

로젠한은 말했다. "알아야 하는 것에 비해 아는 것이 너무 없으면 우리는 '아는 것'을 지어내고 실제보다 더 많이 아는 척하는 경향이 있다. 우리는 그냥 모른다고 인정하지 않으려고 하는 것 같다."

나는 로젠한과 달리 모르면서 "아는 척 지어내고" 싶지 않다. 실제로 모르는 것이 너무도 많다. 내가 아는 것은 데이비드 로젠한이 자신의 사연의 일부를 과장하고 날조했으며 그 결과물이 학계에서 가장 높은 자리를 차지하는 저널 가운데 하나에 실렸다는 것이다. 나는 로젠한의 결함 있는 연구가 로버트 스피처에게 깊은 인상을 주었고 그래서 『정신질환의 진단 및 통계편람』 3판이 만들어지게 되었다는 것을 안다. 로젠한의 연구가 크나큰 파급력을 행사하여 정신병원들이 문을 닫는 데 기여했다는 것을 안다. 로젠한의 주장을 입증하는 가짜 환자가 최소한 한 명 있다는 것을 안다. 입증하지 않는 가짜 환자도 한 명 안다. 나는 어째서 그가 책을 계약해놓고 완성하지 못했는지 모른다. 그가 같은 주제로 논문을 더 발표하지 않은 이유도 모른다. 그가 이 책에 대해 어떻게 생각할지도 모른다. 다만 추측할 따름이다.

나는 다른 여섯 명의 가짜 환자들에게 무슨 일이 벌어졌는지 모른다. 과연 존재했던 사람일까? 가짜 환자의 정체를 알게 되는 여러 상황(어느 날 거리를 가다가 누군가 내 어깨를 툭 쳐서 돌아보니 그 사람이 있더라는 식의)을 지금도 계속 상상하고 있다는 것을 인정한다. 궁극적으로는 그가 실제적인 뭔가를 드러냈다고 믿기 때문이다. 로젠한의 논문은 과장되기도 했고 부정직한 면도 있지만 그럼에도 진실을 건드렸다. 의학에서 맥락이 행하는 역할, 다른 의학에 비해 정당성이 떨어진다고 무시되는 정신의학의 실태, 정신적으로 아픈 '타자'가 느끼는 이인증, 우리가 가진 진단 언어의 한계. 이런 메시지들은 가치가 있다. 메시지를 전하는 메신저는 안타깝게도 아니지만 말이다.

나는 찾을 수 있는 모든 자료를 찾고 나서 리 로스(로젠한이 어떤 사람인지 말해준 스탠퍼드의 심리학자)와 플로렌스 켈러(로젠한에 대해 속속들이 일러준)에게 내가 알아낸 것을 알렸다. 로젠한과 지적으로 가장 가까운 사람이자 내가 로젠한에게 집착하게 된 데 가장 책임이 큰 두 사람이다. 리는 로젠한이 연구를 날조했을 수도 있다는 말에 어떻게 반응해야 할지 조심스러워했다. 우리는 그의 거실에 앉아서 논의를 하나하나 따져보았다. 플로렌스는 입장을 이렇게 정리했다. "처음에는 그 말을 듣고 놀랐지만 그게 비난받을 일이라고는 생각하지 않습니다. 나도 알아요, 과학은 그래서는 안 된다는 것을.

하지만 데이비드를 알아서 하는 말인데, 그에게는 장난꾸러기 같은 면이 있었어요."

플로렌스는 로젠한의 서류를 나만큼이나 많이 보았으므로 그가 논문을 상당 부분 지어냈다는 것을 의심하지 않았지만, 그가 멋대로 한 것을 보다 너그럽게 봐주었다. 그녀는 소설가가 장면을 구성하는 것에 비유했다. 그를 범죄자가 아니라(그녀는 그를 사랑했다) 악동에 가깝다고 보았다. "사람들에게 장난을 치고 부도덕함을 낱낱이 폭로하고 탐욕과 어리석음, 위선과 미련함을 드러내는" 독일의 많은 동화에 나오는 틸 오일렌슈피겔 같은 장난꾸러기라고 했다.

"데이비드와 이 모든 것에 대해 생각하면서 떠오른 것은 그의 반짝이는 눈망울입니다. 마치 이렇게 말하는 것 같아요. 내가 만약 이 연구를 완성했다면 내가 적었던 그대로 되었을 거야, 하고 말입니다."

로젠한의 연구가 완전히 합당하지 않을 수도 있다는 것을 플로렌스가 수긍했다는 말에 리는 자신의 속내를 털어놓았다. "데이비드의 연구와 삶을 들여다보면 수상쩍은 면이 있습니다. 딱 꼬집어서 말하기는 어렵지만 가끔 앞뒤가 들어맞지 않는다는 느낌이 듭니다. 내 생각에 그는…… 여러 개의 삶을 살았던 것 같아요. 다른 뜻으로 하는 말은 아닙니다. 살짝 다른 맥락에 놓이면 살짝 다른 사람이 되었다는 뜻입니다." 이 말에 나는 웃고 말았다. 로젠한의 논문의 핵심 메시지가 바로 그것이기 때문이다. 우리는 결코 하나의 방식으로 재단할 수 없다. 정신이상자라고 해서 항상 미친 것은 아니며, 제정신이라고 항상 합리적으로 구는 것은 아니다. 계속해서 리가 말했다. "믿기지 않진 않았어요. 하지만 (그가 거짓말했다는 것을) 막상 알고 나니 몹시 충격적이었고 몹시 기분이 안 좋네요. 데이비드가 명예를 얻으려고 했다는 생각이 한층 더 강하게 듭니다."

나는 잠깐 생각했다. 그는 명예를 얻으려고 했을까, 아니면 지키려고 했을까?

반짝이는 눈망울에 수상쩍은 면이 있었던 로젠한은 비록 문제가 되는 허구가 섞여 있다고는 하지만 어쨌든 진실을 드러냈고, 우리는 거의 반세기가 지난 지금도 그것에 대해 논쟁하고 비판하고 찬양하고 조사한다. 그의 연구는 사람들이 진짜라고 믿었던 뭔가가 사실임을 '입증'했다고 할 수 있다. 좋든 싫든 모든 것을 바꾸기에는 그것으로 충분했다. 『뻐꾸기 둥지 위로 날아간 새』에서 브롬든 추장이 말한 것처럼 "실제로 일어나지는 않았다 해도 진실이다."

로젠한의 장례식에 참석하려고 길게 줄을 선 행렬은 없었다. 그 어떤 전국 신문에서도 그의 죽음을 전하지 않았다. 이렇게 장례식이 한산했던 데는 로젠한을 아는 사람들이 이미 슬픔에 단련되어 있었다는 이유도 있다. 잇단 비극이 연로한 교수에게 정신을 차릴 수 없을 정도로 밀어닥쳤다. 성서에 나오는 욥에 맞먹는 시련이었다. 먼저 1996년에 그의 딸 니나가 교통사고로 죽었고, 이어 그의 부인 몰리가 치명적인 폐암 진단을 받았다. 그리고 로젠한의 첫 번째 발작이 있었다. 작은 일과성 허혈성 발작으로, 로젠한이 검사를 받겠다고 하지 않았다면 모르고 지나갔을 수도 있다. 플로렌스는 첫 발작 이후 친구에게서 사소한 변화가 생겼음을 알아차렸다. 워낙 영리해서 잘 숨기긴 했지만 전에 없었던 몇 초 머뭇거리는 증상이 나타났다. 몰리는 2000년 자신의 침대에서 숨을 거두었고, 그 무렵이면 로젠한은 심한 발작을 겪어 다시는 회복되지 못했다. 뇌졸중과 다른 질병들로 인해 그의 성대가 망가져서 친숙한 저음의 목소리는 영영 들을 수 없게 되었다. 스탠퍼드 디시 주위를 매일 산책했던 사람, 누구에게나 마음씨 좋고 싹싹한 재담꾼으로 보였던 교수는 자신의 껍질 속에 들어앉고 말았다. 그는 걷지도 못해서 요양원으로 들어갔다. 그의 친구이자 그를 돌봐주는 린다 커츠, 아들 잭, 그리고 플로렌스가 그를 보러 자주 왔다. 그 외에는 모두가 그를 잊었다. 내가 그의 친구나 동료였던 사람들(그의 집에서 열린 파티에 자주 참석했던 사람들도 많았다)에게 연락했을 때, 그들은 그가 죽었는지 모르고 그가 어떻게 지내는지 오히려 내게 물었다.

장례식에서 로젠한의 친한 친구 리 슐만은 사람들 앞에서 로젠한의 이력을 완벽하게 담아낸 연설을 했다. 그는 로젠한과 오랜 시간 탈무드 공부를 같이 하기도 했던 사이다.

> 데이비드의 명성은 많은 업적에 바탕을 두고 있지만, 그중에서도 유독 빛나는 하나가 있습니다. 〈사이언스〉에 발표한 그의 글 「정신병원에서 제정신으로 지내기」의 첫 문장은 그의 영원한 정체성인 예시바 학생이 경전을 낭독하듯이 그렇게 읽어야 합니다. "온전한 정신과

정신이상이 존재한다면…… 대체 우리는 그것을 어떻게 알까?"

여러분이 그 논문을 아직 읽어보지 않았거나 읽은 지 오래되었다면 수사적 힘이 얼마나 대단했는지 잊었을지도 모릅니다. 그것은 선언, 도덕적 외침, 고통에 찬 비명, 세상에 증언하라는 요구입니다.

데이비드 로젠한의 개인사와 직업적 이력을 오랫동안 파고들었지만 나는 그가 어떤 인물인지 잘 모르겠다. 데버러 레비 의사가 그의 연구에 대해 이야기하는 것을 처음 들었을 때보다 오히려 지금이 더 혼란스럽다. 리 로스의 말처럼 그는 "살짝 다른 맥락에 놓이면 살짝 다른 사람"이 되었다. 어떤 면에 초점을 두느냐에 따라 그는 영웅으로도 악동으로도, 사기꾼으로도 카산드라(예언자)로도, 이타적 지도자로도 이기적 기회주의자로도 볼 수 있다.

그러나 사상가로서 아버지로서 인간으로서 그의 면모를 잘 보여주는 이야기는 있다.

열세 살 때 잭은 아버지가 뉴욕에 가서 편집자를 만나 가짜 환자에 관한 책(세상에 나오지 못한)을 의논하는 자리에 따라갔다고 한다. 두 사람은 사람들로 북적이는 맨해튼 시내를 걷다가 보도에 쇠창살이 있는 것을 보았다. 그 아래로 숨겨진 다른 세계가 내려다보였다. 거대한 덤프트럭이 발아래로 지나갈 때는 숨도 제대로 쉬지 못했다.

"아무 말도 말고 그냥 따라오너라." 로젠한은 그렇게 말하며 안전모를 쓰고 지하로 내려가는 엘리베이터를 운전하는 사람에게 다가갔다.

그는 스탠퍼드 대학의 공학과 교수 데이비드 로젠한이라고 자신을 소개했다. 순식간에 로젠한과 잭의 손에 안전모와 부츠가 건네졌다. 두 사람은 엘리베이터를 타고 지하로 내려가 뉴욕시 지하철의 기반시설을 직접 보게 되었다. 로젠한과 그의 직위에 깊은 인상을 받은 안내자가 현장을 구경시켜준 것이다. 잭은 정체가 탄로될까 봐 조마조마했다. 복잡한 공학 질문 하나면 우린 끝장이야. 하지만 로젠한은 평소와 다름없이 차분했고 자신감이 넘쳤다. 마치 자신이 이곳 사람인 것처럼, 저 위로 돌아다니는 사람들 눈에 보이지 않는 지하세계의 왕인 것처럼 행동했다. 어린 잭은 완전히 신이 났다. 아버지는 너무도 쉽게 다른 사람이 될 수 있었다.

그는 위대한 행세자Great Pretender였다.

감사의 말

5년 전에 이 책을 위해 자료를 모으기 시작했을 때 E. 풀러 토리 의사가 나와 처음으로 만나고 나서 이런 이메일을 보냈다. "일반인에게 좋은 기획입니다. 당신은 사람들이 떠받드는 전문가들의 가르침에 오염되지 않은 참신한 시각으로 이 문제에 다다랐으니까요. 전문가들은 자신이 무엇에 대해 말하는지 알 수도 있지만 모르는 경우도 많습니다." 나는 그 말이 마음에 들어 책상 위에 이메일을 붙여놓았다. 그의 말대로 자신이 무슨 말을 하는지 모르는 전문가들을 많이 만났지만, 아는 전문가들은 더 많이 만났다. 아래에 적은 것은 바쁜 중에 시간을 내어 내가 이 책을 쓰도록 도와준 너그러운 사람들이다.(완전한 목록은 결코 아니다.)

가장 먼저 진심에서 우러나오는 감사를 전하고 싶은 사람은 월키웨이의 멋진 여성 플로렌스 켈러와 라도리스 코델이다. 내가 자료를 조사하고 책을 쓰는 동안 내 손을 꼭 잡으며 격려와 지혜와 조언의 말을 아끼지 않았다. 당신들은 내 인생에 너무도 많은 것을 가져다주었어요. 데이비드 덕분에 우리가 이렇게 만날 수 있었으니 그에게도 평생 감사해야겠지요. 당신들이 없었다면 이 책을 쓰지 못했을 겁니다.

처음에 내가 쓰려고 했던 책은 지금과는 달랐다. 하지만 자료를 조사하는 과정에서 데이비드 로젠한의 아들 잭과 그의 부인 셰리를 만나 많은 시간을 보내게 되었다. 너무도 친절하고 너그러운 두 사람을 만난 것은 행운이다.

빌과 매리언 언더우드와 보낸 시간도 잊을 수 없다. 그들과 함께 기억을 더듬어가는 과정은 너무도 즐거웠다. 해리 랜도(각주의 인물)도 마찬가지다. 그는 숨기지 않고 모든 것을 말해주었다. 내가 당신의 경험을 제대로 반영했기를 바랍니다.

내 컴퓨터에 있던 원고를 가져다가 사람들이 읽을 만하게 만들기까지 참으로 많은 사람들이 애썼다. 먼저 이 프로젝트를 잘 다독여 무사히 책으로 나오도록 힘써준 에이전트 래리 와이즈먼과 사샤 알퍼에게 고맙다는 말을 전한다. 밀리센트 베넷은 하늘에서 내려준 선물이다. 우리가 처음 만난 날을 소중히 간직해요. 지칠 줄 모르는 당신의 지원과 명민한 지성, 프로젝트에 대한 확고한 믿음이 나를 버티게 해주었네요. 카멜 샤카는 촉박한 일정에서도 우리가 길을 잃지 않도록 했다. 이 책에 응원을 보내준 그랜드센트럴 출판사의 드림팀, 특히 마이클 피치, 벤 세비어, 브라이언 맥렌던, 카렌 코스톨니크, 베스 데구즈만에게 감사의 말을 전한다. 매튜 밸러스트가 이끄는 막강한 홍보팀, 캄룬 네사와 지미 프랑코, 그리고 소셜 미디어 전문가 앨래나 스펜들리, 고마워요. 판매팀의 알리 쿠트로네, 앨리슨 라자러스, 크리스 머피, 카렌 토레스, 멜리사 니콜라스, 레이첼 헤어스턴은(내가 쌍둥이를 낳았던 때여서 아기들에게 하듯 그들에게 재잘거렸음에도) 초기에 열의를 보여주었다. 재능이 탁월한 미술제작팀의 앨버트 탕, 크리스틴 레미어, 에린 케인, 캐럴린 쿠렉, 로라 요르스타드, 특히 어느 금요일 늦은 시각에 위기를 모면하게 해준 타레스 미치, 고마워요.

다음은 내가 글을 쓰는 과정에 도움을 준 사람들이다. 진단과 정신병원 시설의 역할을 세심하게 들여다본(아울러 집필하는 내내 격려를 해준) 도미닉 시스티, 로젠한이 역사에서 어떤 자리를 차지하는지 내가 이해하도록 도와주고 연구에 열의를 보여 나에게도 자극이 된 앤드루 스컬, 정신의학의 생물학적 측면에 대해 알려준 윌리엄 카펜터, 심리학의 역사와 재연의 위기에 대해 알려준 렌 그린, 전반적인 지혜를 보여준 마이클 미드, 교도소와 구치소에서 벌어지는 끔찍한 실태에 대해 내가 이해하도록 해준 크레이그 해니. 벨린다 레녹스는 초고를 읽더니 정신의학 분야를 좀 더 살살 대하라고 했다. 모린 캘러헌은 좀 더 혹독하게 대하도록 나를 밀어붙였다. '감상적인 기사를 쓰는 여기자'로 내가 좋아하는 에이다 칼훈과 캐런 애벗은 내가 가장 필요로 할 때 힘이 되어주었다. 출중한 능력과 인성을 두루 갖춘 파니오 지아노풀로스는 혼란스러운 초고를 정리하는데 도움을 주었고, 캐런 리날디는 내가 방향을 잃지 않도록 했다. 나이얼 보이스는 미시사微視史의 개념을 알려주었으며, 앨런 골드먼은 책이 최종 단계에 이르렀을 때 확실하고 명료한 조언을 해주었다. 해너 그린은 형사재판 시스템의 복잡함을 책임져주었다. 히서 크로이는 쌍둥이를 맡아줘서 내가 이 책을 마무리하는 것이 가능했다. 자료 조사에 도움을 준 섀넌 롱과 에밋 버그, 날카로운 눈으로 사실 확인을 완벽하게 해준 글린 페터슨, 모두 고마워요.

특별히 언급할 사람은 내가 이 일을 시작하게 만든 데버러 레비와 조지프 코일이다. 북적이는 레스토랑에서 즉석에서 던진 한 마디가 이후 나의 5년을 결정하게 되리라 누가 생각이나 했을까? 리 로스는 내가 처음에 로젠한과 그의 유명한 연구에 관심을 갖도록 부추겼다.

스탠퍼드 대학의 특별소장품 부서와 스워스모어 칼리지 직원들은 내가 그곳에 진을 치고 자료를 파헤치도록 허락했다. 하버포드 병원의 수석 연구자 마거릿 샤우스는 귀중한 1차 자료를 제공했다. 펜실베이니아 역사협회, 치료옹호센터의 E. 풀러 토리, 스탠리 의학연구소 뇌 은행을 구경시켜준 마리 웹스터, 기묘하고 재밌는 연구여행을 체험하게 해준 와바시 칼리지의 탐구센터. 〈사이언스〉의 에밀리 데이비드는 자료를 찾는 것을 도와주었고, 디제이 재피는 기꺼이 시간을 내어 사실들을 하나하나 확인해주었다.

나를 초대해준 병원 직원과 환자들에게 감사의 말을 전한다. 맥린 병원(특히 브루스 코언, 도스트 왕귀르, 조지프 스톡로사), 산타클라라 밸리 의료센터, 주커 힐사이드 병원의 초기 치료 프로그램, 펜실베이니아 대학의 PEACE 프로그램(특히 아이린 허포드).

정신의학의 역사를 다루는 멋진 박물관이 곳곳에 많지만 대부분은 일반 대중에게 알려져 있지 않다. 사회복지사이자 역사학자 앤서니 오르테가는 패튼 주립병원 박물관을 함께 둘러보며 잊을 수 없는 경험을 안겨주었고, 베들렘 병원과 생활연구소는 그곳 소장품을 보도록 허락했다.

정중한 태도를 보여준 마이클 퍼스트, 열정적인 낸시 혼, 로버트 스피처의 면모를 알게 해준 재닛 윌리엄스, 가족에 관한 불편한 내 질문을 받아준 메리 바틀릿과 클로디아 부시, 고마워요. DSM에 관한 자신의 생각을 말해준 앨런 프랜시스, 이 이야기를 풀어가는 것을 도와준 게리 그린버그와 이언 커민스, 깨달음의 순간을 내게 선사한 케네스 거겐과 메리 거겐, 제목 이상을 해준 캐런 바솔로뮤, 네 차례 역사 강의를 해준 제프리 리버만, 미래에 대해 기대를 갖게 만든 매튜 스테이트와 스티븐 하이먼, 어리석은 많은 내 질문에 인내심을 갖고 답해준 크리스 프리스와 토머스 인셀, 그리고 시설을 둘러보게 해준 IBM의 왓슨 팀(특히 기예르모 세치)도 고맙다. 나는 론 파워스가 쓴 아름다운 책 『내 아들은 조현병입니다』와 저자 헌정사가 적힌 『잘 자요, 달님*Good Night Moon*』으로부터 많은 도움을 받았다. 세상에서 가장 아름다운 집필 장소를 마련해준 저스텐 아렌과 노프 공동체에 감사의 말을 전한다.

인간 로젠한에 대한 생각을 말해준 이디스 겔스, 헬레나 그르제골로프스카-클라르코프스카, 애비 쿠린스키, 린다 커츠, 미브 런던, 비비언 런던, 파멜라 로드, 하비 시플리 밀러, 케네스 P. 몬테이로,

행크 오카마, 리 슐만에게 감사의 말을 전한다.

심리학자로서 데이비드 로젠한에 대해 어떻게 생각하는지 말해준 로버트 바텔스, 대릴 벰, 고든 바워, 브루노 브라이트마이어, 앨런 캘빈, 제럴드 데이비슨, 토마스 에를리히, 피비 엘스워스, 라켈 거와 루벤 거, 엘리너 맥코비, 데이비드 맨텔, 비 패터슨, 헨리 O. 패터슨, 로버트 로젠탈, 피터 샐러비, 배리 슈워츠, 마틴 셀리그먼, 어빈 스토브, 필립 짐바르도에게 감사의 말을 전한다.

로젠한의 연구에 대한 견해를 말해준 매튜 감비노, 피터 그레이, 벤저민 해리스, 보이스 헨드릭스, 마크 케슬러, 알마 멘, 존 모나한, 지나 페리, 크리스토퍼 스크리브너, 고마워요.

정신의학의 과거와 현재, 미래에 대해 생각하는 바를 말해준 리처드 애덤스, 저스틴 베이커, 게리 벨킨, 리처드 벤탈, 캐럴 번스타인, 클레어 비엔, 조엘 브라슬로, 셰릴 코코란, 필립 콜렛, 앤서니 데이비드, 리사 딕슨, 마크 게일, 스티븐 해치, 로버트 헤인센, 존 케인, 켄 켄들러, 리처드 램, 로버트 맥컬럼스미스, 케리 모리슨, 수헬 나자르, 스티븐 옥슬리, 로저 필, 토머스 폴락, 스티븐 샤프스타인, 케이트 터미니, 짐 반 오스, 마크 보니것, 베타니 예이저, 모두 고마워요.

가장 고마운 사람은 스티븐 그리발스키다. 지난 4년간 결혼, 마리 라보와의 싸움, 장폐색, 이사로 정신이 없었지만 언제나 나를 응원하며 최고의 선물인 쌍둥이 제네비브와 새뮤얼을 안겨준 당신. 당신이 없었다면 이 모든 것이 없었을 겁니다.

참고 문헌

이 책을 내기까지 도움을 받은 귀중한 자료들이 많다. 가장 중요한 자료는 플로렌스 켈러가 보관하고 있던 「정신병원에서 제정신으로 지내기」 관련 서류들이다. 스탠퍼드 대학 특별소장품 부서에서도 데이비드 로젠한의 30년 경력이 담긴 서류상자 여덟 개 분량의 문서를 제공했다. 나는 그가 쓴 논문, 일기, 미출간 책, 인터뷰와 강의를 녹음한 시청각 자료, 신문 인터뷰, 텔레비전/라디오 방송을 참고했으며, 그를 알았던 수백 명의 사람들과 연락하여 인터뷰를 했다. 정신의학 역사에 관한 자료는 전문가 인터뷰, 정신병원 현장 방문, 문서보관소 검색을 포함하여 여러 출처에서 얻었다. 자료들을 아래에 소개했으니 관심 있는 사람들은 찾아서 읽으면 된다.

프롤로그

Edward Shorter, *A History of Psychiatry: From the Era of the Asylum to the Age of Prozac*(Hoboken, NJ: Wiley, 1996), ix. 에드워드 쇼터, 『정신의학의 역사: 광인의 수용소에서 프로작의 시대까지』(최보문 옮김, 바다출판사, 2020)

1장

Carolyn Y. Johnson, "One Big Myth About Medicine: We Know How Drugs Work," *Washington Post*, July 23, 2015, https://www.washingtonpost.com/news/wonk/wp/2015/07/23/one-big-myth-about-medicine-we-know-how-

drugs-work/.
"Mental Illness," National Institute of Mental Health, https://www.nimh.nih.gov/health/statistics/mental-illness.shtml.
Susan Scutti, "History of Medicine: The Unknown Netherworld of Anesthesia," *Medical Daily*, March 5, 2015, https://www.medicaldaily.com/history-medicine-unknown-netherworld-anesthesia-324652.

2장

Allan V. Horwitz and Gerald N. Grob, "The Checkered History of American Psychiatric Epidemiology," *Milbank Quarterly* 89, no. 4(2011), https://www.ncbi.nlm.nih.gov/pmc/articles/PMC3250636/.
Andrew Scull, "The Asylum, the Hospital, and the Clinic," *Psychiatry and Its Discontents*(Berkeley: University of California Press, 2019).
Charles Dickens, *American Notes for General Circulation*(Project Gutenberg eBook), July 18, 1998. 찰스 디킨스, 『아메리칸 노트』(이미경 옮김, B612북스, 2018).
"Dorothea Dix Begins Her Crusade," Mass Moments, https://www.massmoments.org/moment-details/dorothea-dix-begins-her-crusade.html.
Dorothea Dix, "Memorial to the Massachusetts Legislature, 1843.", https://usa.usembassy.de/etexts/democrac/15.htm.
Dr. Cartwright, "Diseases and Peculiarities of the Negro Race," *Africans in America*, PBS.org, https://www.pbs.org/wgbh/aia/part4/4h3106t.html.
Greg Eghigan, ed., *The Routledge History of Madness and Mental Health*(New York: Routledge, 2017).
John M. Reisman, *A History of Clinical Psychology*, 2nd ed.(Milton Park, UK: Taylor & Francis, 1991).
Marconi Transatlantic Wireless Telegraph to the New York Times, "Militant Women Break Higher Law," *New York Times*, March 31, 1912, https://timesmachine.nytimes.com/timesmachine/1912/03/31/100358259.pdf.
Matthew Goodman, *Eighty Days: Nellie Bly and Elizabeth Bisland's History-*

Making Race Around the World(New York: Ballantine, 2013).
Michael Svanevik and Shirley Burgett, "Matters Historical: Santa Clara's Hospital of Horror, Agnews," *Mercury News*, October 5, 2016, https://www.mercurynews.com/2016/10/05/spdn0916matters.
Nellie Bly, *Ten Days in a Mad-House*(New York: Ian L. Munro, 1887). 넬리 블라이, 『넬리 블라이의 세상을 바꾼 10일』(오수원 옮김, 모던아카이브, 2018).
"Nellie Brown's Story," *New York World*, October 10, 1887: 1, https://undercover.hosting.nyu.edu/s/undercover-reporting/item/13729.
Roy Porter, Madness: *A Brief History*(Oxford: Oxford University Press, 2002).
Stacy Horn, *Damnation Island: Poor, Sick, Mad & Criminal in 19th-Century New York*(Chapel Hill, NC:Algonquin Books, 2018).
Stephen Purdy, "The View from Hartford: The History of Insanity, Shameful to Treatable," *New York Times*, September 20, 1998. https://www.nytimes.com/1998/09/20/nyregion/the-view-from-hartford-the-history-of-insanity-shameful-to-treatable.html.

3장

Allen Frances, *Saving Normal*(New York: William Morrow, 2013), 47. 앨런 프랜시스, 『정신병을 만드는 사람들』(김명남 옮김, 사이언스북스, 2014).
Andrew Scull, *Madness: A Very Short Introduction*(Oxford: Oxford University Press, 2011).
Bonnie Evans and Edgar Jones, "Organ Extracts and the Development of Psychiatry: Hormonal Treatments at the Maudsley Hospital, 1923–1938," *Journal of Behavioral Science* 48, no. 3(2012), https://www.ncbi.nlm.nih.gov/pmc/articles/PMC3594693/.
"Bruno Bettelheim Dies at 86; Psychoanalyst of Vast Impact," *New York Times*, March 14, 1990, https://www.nytimes.com/1990/03/14/obituaries/bruno-bettelheim-dies-at-86-psychoanalyst-of-vast-impact.html.
Bruno Bettelheim, *The Empty Fortress: Infantile Autism and the Birth of the Self* (New York: Free Press, 1972).

David Healy, *The Antidepressant Era*(Cambridge, MA: Harvard University Press, 2014).

Deuteronomy 28:28, the Holy Bible, King James Version(American Bible Society, 1999). 신명기 28장 28절.

E. Fuller Torrey and Robert H. Yolken, "Psychiatric Genocide: Nazi Attempts to Eradicate Schizophrenia," *Schizophrenia Bulletin* 36, no. 1(January 2010), https://www.ncbi.nlm.nih.gov/pmc/articles/PMC2800142.

Elliot Valenstein, *Great and Desperate Cures: The Rise and Decline of Psychosurgery and Other Radical Treatments for Mental Illness*(NewYork: Basic Books, 1986).

Esther Inglis-Arkell, "The Crazy Psychiatric Treatment Developed by Charles Darwin's Grandfather," io9.gizmodo.com, July 15, 2013, https://io9.gizmodo.com/the-crazy-psychiatric-treatment-developed-by-charles-da-714873905.

Gary Greenberg, *Manufacturing Depression: The Secret History of a Modern Disease*(New York: Simon & Schuster, 2010).

Jennifer Wallis, "Looking Back: This Fascinating and Fatal Disease," *The Psychologist* 25, no. 10(October 2012), https://www.bps.org.uk/psychologist/looking-back-fascinating-and-fatal-disease.

Joan Beck, "Setting the Record Straight About a 'Fallen Guru'", *Chicago Tribune*, April 3, 1997, https://www.chicagotribune.com/news/ct-xpm-1997-04-03-9704030057-story.html.

Joel Gold and Ian Gold, *Suspicious Minds: How Culture Shapes Madness*(New York: Free Press, 2014).

John Frith, "Syphilis—Its Early History and Treatment Until Penicillin, and the Debate on Its Origins," *Journal of Military and Veterans' Health* 20, no. 4 (November 2012), https://jmvh.org/article/syphilis-its-early-history-and-treatment-until-penicillin-and-the-debate-on-its-origins/.

Joseph R. Berger and John E. Greenlee, "Neurosyphilis," *Neurology Medlink* (February 23, 1994), http://www.medlink.com/article/neurosyphilis.

Leo Srole, Thomas S. Langner, Stanley T. Michael, et al., *Mental Health in the Metropolis: The Midtown Manhattan Study*(New York: McGraw-Hill, 1962).

Lisa Ko, "Unwanted Sterilization and the Eugenics Movement in the United States," *Independent Lens*, January 26, 2016, https://www.pbs.org/independentlens/blog/unwanted-sterilization-and-eugenics-programs-in-the-united-states/.

Mary G. Baker, "The Wall Between Neurology and Psychiatry," *British Medical Journal* 324, no. 7352(2002): 1468~69, https://www.ncbi.nlm.nih.gov/pmc/articles/PMC1123428/.

Noll, *American Madness; and Hannah Decker, The Making of the DSM-III: A Diagnostic Manual's Conquest of American Psychiatry*(Oxford: Oxford University Press, 2013).

"Psychoanalysis and Psychotherapy," *British Psychoanalytic Council*, https://www.bpc.org.uk/psychoanalysis-and-psychotherapy.

"Shakespeare: The Bard at the Bedside"(editorial), *Lancet* 387(April 23, 2016), https://www.thelancet.com/journals/lancet/article/PIIS0140-6736(16)30301-4/fulltext.

Sigmund Freud, "First Lecture: Introduction," in *A General Guide to Psychoanalysis*(New York: Boni and Liveright, 1920), https://www.bartleby.com/283/.

"Syphilis", Sexually Transmitted Disease Surveillance 2017, CDC.gov, July 24, 2018, https://www.cdc.gov/std/statistics/2021/default.htm.

Thomas Dalzell, *Freud's Schreber: Between Psychiatry and Psychoanalysis*(London: Karnac Books, 2011).

"Wernicke's(Receptive) Aphasia," National Aphasia Association, https://www.aphasia.org/aphasia-resources/wernickes-aphasia.

William N. Goldstein, "Toward an Integrated Theory of Schizophrenia," *Schizophrenia Bulletin* 4, no. 3(January 1978), https://academic.oup.com/schizophreniabulletin/article-abstract/4/3/426/1874808.

4장

Aaron T. Beck, "Reliability of Psychiatric Diagnoses: A Critique of Systematic

Studies," *American Journal of Psychiatry* 119(1962), https://psycnet.apa.org/record/1963-03211-001.

Bruce J. Ennis and Thomas R. Litwack, "Psychiatry and the Presumption of Expertise: Flipping Coins in the Courtroom," *California Law Review* 62, no. 693(1973), https://www.sakkyndig.com/psykologi/artvit/ennis1974.pdf.

David Rosenhan, "On Being Sane in Insane Places," *Science* 179, no. 4070 (January 19, 1973).

"Diagnostic Criteria of American and British Psychiatrists," *Archives of General Psychiatry* 25, no. 2(August 1971), https://jamanetwork.com/journals/jamapsychiatry/article-abstract/490493.

Ed Minter, "Still Inexact Science," *Albuquerque Journal*, January 29, 1973.

E. Fuller Torrey, "Ronald Reagan's Shameful Legacy: Violence, the Homeless, Mental Illness," *Salon*, September 29, 2013, https://www.salon.com/2013/09/29/ronald_reagans_shameful_legacy_violence_the_homeless_mental_illness/.

Jared M. Bartels and Daniel Peters, "Coverage of Rosenhan's 'On Being Sane in Insane Places' in Abnormal Psychology Textbooks," *Society for the Teaching of Psychology* 44, no. 2(2017). https://psycnet.apa.org/record/2017-13179-012.

John Power, "Find Pseudo-Patient at State Hospital," *Jacksonville Daily Journal*, May 9, 1973.

Nellie Bly, "Among the Mad," *Godey's Lady's Book*, January 1889, https://undercover.hosting.nyu.edu/s/undercover-reporting/item/13446.

Robert Spitzer, "Rosenhan Revisited: The Scientific Credibility of Lauren Slater's Pseudopatient Diagnosis Study," *Journal of Nervous and Mental Disease* 193, no. 11(November 2005), https://pubmed.ncbi.nlm.nih.gov/16260927/.

Tom Burns, *Psychiatry: A Very Short Introduction*(Oxford: Oxford University Press, 2006), 114.

5장

이 장의 대부분은 2015년 11월 3일, 내가 스탠포드의 연구실로 찾아가 리 로스

교수와 인터뷰한 것을 바탕으로 했다.

Bernard Weiner, "'On Being Sane in Insane Places': A Process(Attributional) Analysis and Critique," *Journal of Abnormal Psychology* 84, no. 5(1975), https://psycnet.apa.org/record/1975-32013-001.

Craig Haney, Curtis Banks, and Philip Zimbardo, "Interpersonal Dynamics in a Simulated Prison," *International Journal of Criminology and Penology* 1(1973), http://pdf.prisonexp.org/ijcp1973.pdf.

George Weideman, "Psychiatric Disease: Fiction or Reality?" *Bulletin of the Menninger Clinic* 37, no. 5(1973), https://www.proquest.com/openview/5fb2c9c12d078ad2085d0a4ed50057e0/1?pq-origsite=gscholar&cbl=1818298.

Joe Pierre, "Is It Normal to 'Hear Voices'?", *Psychology Today*, August 31, 2015, https://www.psychologytoday.com/intl/blog/psych-unseen/201508/is-it-normal-hear-voices.

Lauren Slater, *Opening Skinner's Box: Great Psychological Experiments of the Twentieth Century*(New York: W. W. Norton, 2004).

Louis C. Johns, Kristiina Kompus, Melissa Connell, et al., "Auditory Verbal Hallucinations in Persons Without a Need for Care," *Schizophrenia Bulletin* 40, no. 4(2014), https://academic.oup.com/schizophreniabulletin/article/40/Suppl_4/S255/1873600.

Paul R. Fleischman, letter to the editor, *Science*, April 27, 1973: 356, http://science.sciencemag.org/content/180/4084/356.

Robert Spitzer, "On Pseudoscience in Science, Logic in Remission, and Psychiatric Diagnosis: A Critique of Rosenhan's 'On Being Sane in Insane Places,'" *Journal of Abnormal Psychology* 84, no. 5(1975), https://facstaff.bloomu.edu/jleitzel/classes/introabnormal/Spitzer_1975.pdf.

"The Pseudo-Patient Study," *Mind Changers*, BBC Radio 4, July 2009, https://www.bbc.co.uk/programmes/b00lny48.

6장

데이비드 로젠한과 플로렌스 켈러의 이력에 대해서는 여러 차례 즐거운 인터뷰를 하면서 알게 되었다. 이날의 만남은 2014년 6월 14일에 있었다.
1,189 Psychiatrists Say Goldwater Is Psychologically Unfit to Be President!," which ran in *Fact* magazine in 1964.

American Psychiatric Association, "APA Calls for End to 'Armchair' Psychiatry", Psychiatry.org, January 9, 2018, https://www.psychiatry.org/news-room/news-releases/apa-calls-for-end-to-armchair-psychiatry.

Andreas Hillen, *1973 Nervous Breakdown: Watergate, Warhol, and the Birth of Post-Sixties America*(New York: Bloomsbury, 2006).

Benghiat, Doug Blair, and Bob Goodman, "Crisis of '69: Semester of Misunderstanding and Frustration," *Swarthmore College Phoenix*, January 29, 1969.

Brendan Koerner, *he Skies Belong to Us: Love and Terror in the Golden Age of Hijacking*(New York: Crown, 2013).

Clara Bingham, *Witness to the Revolution: Radicals, Resisters, Vets, Hippies, and the Year America Lost Its Mind and Found Its Soul*(New York: Random House, 2017).

David Gunter, "Study of Mental Institutions Began as a Dare," *Philadelphia Daily News*, January 19, 1973.

Elizabeth Weber, "The Crisis of 1969," Swarthmore College Phoenix, March 7, 1996, http://www.sccs.swarthmore.edu/users/98/elizw/Swat.history/69.crisis.html.

Erica Jong, *Fear of Flying*(New York: Penguin Books, 1973), 82. 에리카 종, 『비행공포』(이진 옮김, 비채, 2017).

James Wolcott, "Still Cuckoo After All These Years," *Vanity Fair*, November 18, 2011, http://www.vanityfair.com/news/2011/12/wolcott-201112.

Joan Didion, *The White Album*(New York: Farrar Straus and Giroux, 2009 edition).

Jon Swaine, "How 'One Flew Over the Cuckoo's Nest' Changed Psychiatry," *The Telegraph*, February 1, 2011, https://www.telegraph.co.uk/news/worldnews/northamerica/usa/8296954/How-One-Flew-Over-the-Cuckoos-Nest-changed-

psychiatry.html.
Jules Witcover, *The Year the Dream Died: Revisiting 1968 in America*(New York: Grand Central, 1997).
Kesey, *One Flew Over the Cuckoo's Nest*, 13. 켄 키지, 『뻐꾸기 둥지 위로 날아간 새』(정회성 옮김, 민음사, 2009).
Mark Vonnegut, *The Eden Express: A Memoir of Insanity*(New York: Seven Stories Press, 2002), 15.
Nathaniel Rich, "Ken Kesey's Wars: 'One Flew Over the Cuckoo's Nest' at 50," *Daily Beast*, July 26, 2012, https://www.thedailybeast.com/ken-keseys-wars-one-flew-over-the-cuckoos-nest-at-50.
"Pyotr G. Grigorenko, Exiled Soviet General, Dies in N.Y." *Los Angeles Times*, February 25, 1987, https://www.latimes.com/archives/la-xpm-1987-02-25-mn-5733-story.html.
Rob Kirkpatrick, *1969: The Year Everything Changed*(New York: Skyhorse Publishing, 2011).
Robert Faggen, *introduction to One Flew Over the Cuckoo's Nest*, 4th ed.(New York: Penguin Books, 2002).
Thomas Szasz, *Cruel Compassion: Psychiatric Control of Society's Unwanted*(New York: Wiley, 1994).
Thomas Szasz, *The Second Sin*(Garden City, NY: Anchor Press, 1973).
Thomas Szasz, preface to *The Myth of Mental Illness*(1961; 2nd reissue, Harper Perennial, 2003).
Todd Gitlin, *The Sixties: Years of Hope, Days of Rage*(New York: Bantam, 1988).
"Vietnam War U.S. Military Fatal Casualty Statistics: Electronic Records Report," National Archives, https://www.archives.gov/research/military/vietnam-war/casualty-statistics#date.

7장

이 장은 로젠한의 미출간 책을 참고했고 잭 로젠한, 플로렌스 켈러, 그의 예전 학생들을 만나 인터뷰하면서 자료를 얻었다.

Albert Maisel, "Bedlam 1946," *Life*, May 6, 1946, https://mn.gov/mnddc/parallels2/prologue/6a-bedlam/6a-bedlam.html.

Alessandra Stanley, "Poet Told All; Therapist Provides the Record," *New York Times*, July 15, 1991, https://www.nytimes.com/1991/07/15/books/poet-told-all-therapist-provides-the-record.html.

Alfred H. Stanton and Morris S. Schwartz, *The Mental Hospital: A Study of Institutional Participation in Psychiatric Illness and Treatment*(New York: Basic Books, 1954).

Alice M.Isen, Nancy Horn, and David L. Rosenhan, "Effects of Success and Failure on Childhood Generosity," *Journal of Personality and Social Psychology* 27, no. 2(1973), https://psycnet.apa.org/record/1974-03036-001.

Commonwealth of Pennsylvania ex rel. Linda Rafferty et al. v. Philadelphia Psychiatric Center et al., 356 F. Supp. 500, United States District Court, March 27, 1973, https://casetext.com/case/commonwealth-of-pa-rafferty-v-phila-psych-ctr.

David Healy, *Pharmageddon*(Berkeley: University of California Press, 2012).

David Rosenhan, *Handbook of Clinical and Experimental Hypnosis*(New York: Macmillan, 1967).

among them David Rosenhan and Glenn M. White, "Observation and Rehearsal as Determinants of Prosocial Behavior," *Journal of Personality and Social Psychology* 5, no. 4(1967), https://psycnet.apa.org/record/1967-07130-001.

David Rosenhan, "Determinants of Altruism: Observations for a Theory of Altruistic Development," paper presented at an annual meeting of the American Psychological Association, September 1969, https://files.eric.ed.gov/fulltext/ED035035.pdf.

David Rosenhan, "Double Alternation in Children's Binary Choice," *Psychonomic Science* 4(1966), https://link.springer.com/article/10.3758/BF03342375.

David Rosenhan, "The Kindnesses of Children," *Young Children* 25, no. 1 (October 1969), https://www.jstor.org/stable/42642019.

Edith Sheppard and David Rosenhan, "Thematic Analysis of Dreams," *Perceptual and Motor Skills* 21(1965), https://journals.sagepub.com/doi/10.2466/pms.1965.21.2.375.

Erving Goffman, *Asylums*(New York: Doubleday, 1961). 어빙 고프먼, 『수용소』(심보선 옮김, 문학과지성사, 2018).

Harold Orlansky, "An American Death Camp," *Politics*(1948), http://www.unz.com/print/Politics-1948q2-00162.

J. D. Holzberg, "The Practice and Problems of Clinical Psychology in a State Psychiatric Hospital," *Journal of Consulting Psychology* 16, no. 2(1952), https://psycnet.apa.org/record/1953-02420-001.

Joseph Shapiro, "WWII Pacifists Exposed Mental Ward Horrors," *NPR*, December 30, 2009, https://www.npr.org/templates/story/story.php?storyId=122017757.

Martin Bulmer, "Are Pseudo-Patient Studies Justified?" *Journal of Medical Ethics* 8 (1982), https://www.jstor.org/stable/27716043.

Michael Alan Taylor, *Hippocrates Cried: The Decline of American Psychiatry* (Oxford: Oxford University Press, 2013).

Russell Barton, *Institutional Neurosis*(Ann Arbor: University of Michigan Press, 1959).

Susan Q. Stranahan, "Ex-Haverford Nurse Sues to Regain Job," *Philadelphia Inquirer*, December 30, 1972.

Susan Sheehan, *Is There No Place on Earth for Me?*(New York: Houghton Mifflin Harcourt, 1982).

T. R. Sarbin, "On the Futility of the Proposition that Some People Be Labeled 'Mentally Ill,'" *Journal of Consulting Psychology* 31, no. 5(1967), https://psycnet.apa.org/record/1967-16742-001.

8장

이 장은 데이비드의 미출간 책과 그 무렵 그가 쓴 일기, 그가 주고받은 편지를 참고하여 정리했다.

Erika Dyck, *Psychedelic Psychiatry*(Baltimore: Johns Hopkins University Press,

2008).
"Governor Hails New Hospital," *Delaware County Daily Times*, September 13, 1962.
H. Michael Zal, *Dancing with Medusa: A Life in Psychiatry: A Memoir* (Bloomington, IN: Author House, 2010).
Humphry Osmond, "Function as the Basis of Psychiatric Ward Design," *Mental Hospitals*, April 1957, https://ps.psychiatryonline.org/doi/10.1176/ps.8.4.23.
Humphry Osmond, "On Being Mad," *Saskatchewan Psychiatric Services Journal* 1, no. 1(1952), https://bibliography.maps.org/citation/12489.
Janice Hopkins Tanne, "Humphry Osmond," *British Medical Journal* 328, no. 7441(March 2004), https://www.researchgate.net/publication/24743283_Humphry_Osmond.
Jay Stevens, *Storming Heaven: LSD and the American Dream*(New York: Atlantic Monthly Press, 1987).
Mack Reed, "'Queen Ship' of Hospitals Foundering," *Philadelphia Inquirer*, October 1, 1987.
Michael Pollan, *How to Change Your Mind: What the New Science of Psychedelics Teaches Us About Consciousness, Dying, Addiction, Depression, and Transcendence* (New York: Penguin Press, 2018). 마이클 폴란, 『마음을 바꾸는 방법: 금지된 약물이 우울증, 중독을 치료할 수 있을까』(김지원 옮김, 소우주, 2021).
"Osmond's New Deal for the Insane," *Maclean's*, August 31, 1957.
P. G. Stafford and B. H. Golightly, *LSD: The Problem-Solving Psychedelic*(New York: Award Books, 1967).
R. Sommer, "In Memoriam: Humphry Osmond," *Journal of Environmental Psychology* 24(2004), https://www.academia.edu/31638662/In_memoriam_Humphry_Osmond.
Wallace Turner, "Sanity Inquiry Slated in Setback for Defense at Trial for Mutiny," *New York Times*, February 6, 1969, https://www.nytimes.com/1969/02/06/archives/sanity-inquiry-slated-in-setback-for-defense-at-trial-for-mutiny.html.

9장

이 장은 데이비드 로젠한의 하버포드 주립병원 진료기록과 미출간 책, 바틀릿 의사의 딸 메리와의 인터뷰(2017년 1월 30일), 그의 조수였던 캐럴 에이드리언 머피와의 인터뷰(2017년 3월 13일)를 참고하여 정리했다.

10장

이 장은 데이비드의 미출간 책 '정신질환 오디세이'와 입원 당시 그가 쓴 일기, 진료기록, 여러 쪽지와 기록을 참고하여 그의 9일간의 입원을 재구성했다. 맥락과 묘사를 위해 H. Michael Zal, Dancing with Medusa를 참고하여 상세한 정보를 더했다. 간호사 기록은 모두 하버포드 주립병원 진료기록에서 가져왔다.

American Psychiatric Association, *Diagnostic and Statistical Manual of Mental Disorders*, 2nd ed.(Washington, DC: American Psychiatric Association, 1968).

E. J. Langer and R. P. Abelson, "A Patient by Another Name: Clinical Group Difference in Labeling Bias," *Journal of Consulting and Clinical Psychology* 42 (1974), https://www.researchgate.net/publication/18354741_A_patient_by_any_other_name_clinician_group_Difference_in_labeling_bias.

Ken Rudin, "The Eagleton Fiasco of 1972," NPR, March 7, 2007, https://www.npr.org/templates/story/story.php?storyId=7755888.

Michel Foucault, *The Birth of the Clinic: An Archaeology of Medical Perception* (New York: Pantheon, 1973). 미셸 푸코, 『임상 의학의 탄생: 의학적 시선의 고고학』(홍성민 옮김, 이매진, 2006).

Solomon Asch, "Forming Impressions of Personality," *Journal of Abnormal and Social Psychology* 41, no. 3(1946), https://www.romolocapuano.com/wp-content/uploads/2013/08/Asch-Forming-Impressions-Of-Personality.pdf.

Wulf Rossler, "The Stigma of Mental Disorders," *EMBO Reports* 17, no. 9(2016), https://www.ncbi.nlm.nih.gov/pmc/articles/PMC5007563.

11장

이 장은 데이비드의 미출간 책 '정신질환 오디세이'와 그의 개인 서류함에서 찾아낸 쪽지, 마찬가지로 서류함에서 찾은 '가짜 환자'라는 제목의 스프레드시트를 바탕으로 가짜 환자들의 이야기를 엮었다.
David Mikkelson, "Mark Twain on Coldest Winter," Snopes.com, https://www.snopes.com/fact-check/and-never-the-twain-shall-tweet.
Laeticia Eid, Katrina Heim, Sarah Doucette, Shannon McCloskey, Anne Duffy, and Paul Grof, "Bipolar Disorder and Socioeconomic Status: What Is the Nature of This Relationship?", *International Journal of Bipolar Disorder* 1, no. 9 (2013): 9, https://www.ncbi.nlm.nih.gov/pmc/articles/PMC4230315/.
Sandra Blakeslee, "8 Feign Insanity in Test and Are Termed Insane," *New York Times*, January 21, 1973, http://nyti.ms/1XVaRs9.

12장

"About This Document: Speech of 'Dr. Henry Anonymous' at the American Psychiatric Association 125th Annual Meeting, May 2, 1972," *Historical Society of Pennsylvania Digital Histories Project*(website), https://217boxes.com/speech/.
"... And Only the Insane Knew Who Was Sane," *Palm Beach Post*, February 1, 1973.
Bruce J. Ennis and Thomas R. Litwick, "Psychiatry and the Presumption of Expertise: Flipping Coins in the Courtroom," *California Law Review* 62, no. 3 (1974), https://www.jstor.org/stable/3479746.
Edmund Bergler, *Homosexuality: Disease or Way of Life?*(New York: Hill & Wang, 1956).
George Alexander, "Eight Feign Insanity, Report on 12 Hospitals," *Los Angeles Times*, January 18, 1973.
Ira Glass, "Episode 204: 81 Words," *This American Life*, National Public Radio, January 18, 2002, https://www.thisamericanlife.org/204/transcript.
Jack Drescher and Joseph P. Merlino, eds., *American Psychiatry and Homosexuality: An Oral History*(London: Routledge, 2007).
Jack Drescher, "Out of DSM: Depathologizing Homosexuality," *Behavioral Science* 5(2015), https://www.mdpi.com/2076-328X/5/4/565.

"John Fryer, 65, Psychiatrist Who Said He Was Gay in 1972, Dies," *New York Times*, March 5, 2003, https://www.nytimes.com/2003/03/05/us/dr-john-fryer-65-psychiatrist-who-said-in-1972-he-was-gay.html.

Lee Hickling, "'Mania', 'Schizo' Labels Cause Wrangle," *Burlington Free Press*, November 7, 1975, 11.

Marcie Kaplan, "A Woman's View of the DSM-III," *American Psychologist*(July 1983), https://www.semanticscholar.org/paper/A-woman%27s-view-of-DSM-III.-Kaplan/74cc0e0c7579a914c66173bc9e5f05fefc3c09e4.

Michael E. Staub, *Madness Is Civilization: When the Diagnosis Was Social, 1948–1980*(Chicago: University of Chicago Press, 2011).

Paul S. Appelbaum, *Almost a Revolution: Mental Health Law and the Limits of Change*(Oxford: Oxford University Press, 1994).

Robert Whitaker, *Mad in America: Bad Science, Bad Medicine, and the Enduring Mistreatment of the Mentally Ill*(New York: Basic Books, 2002), 170. 로버트 휘태커, 『매드 인 아메리카: 나쁜 과학, 나쁜 의학 그리고 계속되는 정신질환자 학대』(주명진 옮김, 부산대학교출판문화원, 2021).

Sandra Vkajeskee, "Can Doctors Distinguish the Sane from the Insane?" *Independent Record*, January 28, 1973, 30.

Stuart Auerbach, "Gays and Dolls Battle the Shrinkers," *Washington Post*, May 15, 1970: 1.

Vern L. Bullough, *Before Stonewall: Activists for Gay and Lesbian Rights in Historical Context*(London: Routledge, 2002).

13장

Bill Underwood, Bert S. Moore, and David L. Rosenhan, "Affect and Self-Gratification," *Developmental Psychology* 8, no. 2(1973), https://psycnet.apa.org/record/1973-22773-001.

David L. Rosenhan, Bill Underwood, and Bert Moore, "Affect Moderates Self-Gratification and Altruism," *Journal of Personality and Social Psychology* 30, no. 4 (1974), tps://psycnet.apa.org/record/1975-03040-001.

Stanford University, *Stanford Quad*, 1973. Print, Stanford University Archives.

14장

이 장의 대부분은 빌 언더우드와 매리언 언더우드를 4년 넘게 만나면서 여러 차례 인터뷰한 것이 토대가 되었다. 특히 첫 인터뷰를 위해서는 내가 2015년 2월 9일에 텍사스에 있는 그들 집으로 찾아갔다.

"Agnews State Hospital," Silicon Valley History online, Santa Clara University Library Digital Collections.

David Eagleman, "The Brain on Trial," *The Atlantic*, July–August 2011, https://www.theatlantic.com/magazine/archive/2011/07/the-brain-on-trial/308520/.

Lauren Silverman, "Gun Violence and Mental Health Laws, 50 Years After Texas Tower Sniper," *Morning Edition*, National Public Radio, July 29, 2016, https://www.npr.org/sections/health-shots/2016/07/29/487767127/gun-violence-and-mental-health-laws-50-years-after-texas-tower-sniper.

Marc F. Abramson, "The Criminalization of Mentally Disordered Behavior: Possible Side-Effect of a New Mental Health Law," *Hospital & Community Psychiatry* 23, no. 4(1972), https://ps.psychiatryonline.org/doi/10.1176/ps.23.4.101.

Martha E. Shenton, Chandlee C. Dickey, Melissa Frumin, and Robert W. McCarley, "A Review of MRI Findings in Schizophrenia," *Schizophrenia Research* 49, nos. 1-2(2001), https://pubmed.ncbi.nlm.nih.gov/11343862/.

N. C. Andreasen, S. A. Olsen, J. W. Dennert, and M. R. Smith, "Ventricular Enlargement in Schizophrenia: Relationship to Positive and Negative Symptoms," *American Journal of Psychiatry* 139, no. 3(1982), https://psycnet.apa.org/record/1982-12197-001.

Nancy Andreasen, The Broken Brain: The Biological Revolution in Psychiatry (New York: Harper & Row, 1984).

R. Tandon, M. S. Keshavan, and H. A. Nasrallah, "Schizophrenia, Just the Facts: What We Know in 2008. Part 1: Overview," *Schizophrenia Research* 100(2008), https://pubmed.ncbi.nlm.nih.gov/18291627/.

Robin Murray, "Mistakes I Have Made in My Research Career," *Schizophrenia Bulletin* 43, no. 1(2017), https://academic.oup.com/schizophreniabulletin/article/43/2/253/2730504.
W. Mischel et al., "Delay of Gratification in Children," *Science* 24, no. 4(1989), https://www.science.org/doi/10.1126/science.2658056.

15장

"A Brilliant Madness," *American Experience*, PBS, directed by Mark Samels, WGBH Educational Foundation, 2002.
"Esalen: From '60s Outpost to the Me Generation," *Washington Post*, September 24, 1978, https://www.washingtonpost.com/archive/opinions/1978/09/24/esalen-from-60s-outpost-to-the-me-generation/f1db58bb-e77f-4bdf-9457-e07e6b4cc800/.
Barry Werth, "Father's Helper," *New Yorker*, June 9, 2003, https://www.newyorker.com/magazine/2003/06/09/fathers-helper.
Jane Howard, "Inhibitions Thrown to the Gentle Winds: A New Movement to Unlock the Potential of What People Could Be—But Aren't," *Life*, July 12, 1968, https://www.gestalt.lv/gramatas/LIFE1968Perlz.pdf.
Jeffrey J. Kripal, *Esalen: America and the Religion of No Religion*(Chicago: University of Chicago Press, 2007).
Joel Paris, *Fall of an Icon: Psychoanalysis and Academic Psychiatry*(Toronto: University of Toronto Press, 2005).
John R. Bola and Loren Mosher, "Treatment of Acute Psychosis Without Neuroleptics: Two-Year Outcomes from Soteria Project," *Journal of Nervous Disease* 191, no. 4(2003), https://pubmed.ncbi.nlm.nih.gov/12695732/.
John Reed and Richard Bentall, eds., *Models of Madness: Psychological, Social, and Biological Approaches to Schizophrenia*(London: Routledge, 2004).
Kent Demaret, "Gene Tierney Began Her Trip Back from Madness on a Ledge 14 Floors Above the Street," *People*, May, 7, 1979.
Luke Dittrich, *Patient H.M.: A Story of Memory, Madness, and Family Secrets*(New

York: Random House, 2016). 루크 디트리치, 『환자 H.M.: 기억을 절제당한 한 남자와 뇌과학계의 영토전쟁』(김한영 옮김, 동녘사이언스, 2018).
Maurice Rappaport et al., "Are There Schizophrenics for Whom Drugs May Be Unnecessary or Contraindicated?" *International Pharmapsychiatry* 13(1978), https://pubmed.ncbi.nlm.nih.gov/352976/.
Michael Cornwall, "The Esalen Connection: Fifty Years of Re-Visioning Madness and Trying to Transform the World," *Mad in America*(blog), December 12, 2013, https://www.madinamerica.com/2013/12/esalen-connection-fifty-years-re-visioning-madness-trying-transform-world/adness-trying-transform-world.
Michael Cornwall, "Remembering a Medication-Free Madness Sanctuary," *Mad in America*(blog), February 3, 2012, https://www.madinamerica.com/2012/02/remembering-a-medication-free-madness-sanctuary/.
The Gestalt Legacy Project, *The Life and Practice of Richard Price: A Gestalt Biography*(Morrisville, NC: Lulu Press, 2017).
United Press International, "79-Year-Old Former Doctor Loses License to Practice," *Logansport Pharos-Tribune*, April 8, 1983, 3.
Walter Truett Anderson, *The Upstart Spring: Esalen and the American Awakening*(Boston: Addison-Wesley, 1983).

16장

이 장 역시 언더우드 부부와 여러 차례 인터뷰한 것을 토대로 했다.

Brady G. Case, David N. Bertolio, Eugene M. Laska, Lawrence H. Price, Carole E. Siegel, Mark Olfson, and Steven C. Marcus, "Declining Use of Electroconvulsive Therapy in US General Hospitals," *Biological Psychiatry* 73, no. 2(2013), https://www.ncbi.nlm.nih.gov/pmc/articles/PMC5375110/.
Charles Kellner, "ECT Today: The Good It Can Do," *Psychiatric Times*, September 15, 2010, https://www.psychiatrictimes.com/view/ect-today-good-it-can-do.
Garry Walter and Andrew McDonald, "About to Have ECT? Fine, But Don't Watch It in the Movies," *Psychiatric Times*, June 1, 2004, https://www.

psychiatrictimes.com/view/about-have-ect-fine-dont-watch-it-movies-sorry-portrayal-ect-film.

Hilary J. Bernstein et al., "Patient Attitudes About ECT After Treatment," *Psychiatric Annals* 28(1998), https://journals.healio.com/doi/10.3928/0048-5713-19980901-10.

Linda Goldston, "After More than 120 Years, Agnews Is Closing This Week," *Mercury News*, March 24, 2009, https://www.mercurynews.com/2009/03/24/after-more-than-120-years-agnews-is-closing-this-week/.

S. G. Korenstein and R. K. Schneider, "Clinical Features of Treatment-Resistant Depression," *Journal of Clinical Psychiatry* 62, no. 16(2001), https://pubmed.ncbi.nlm.nih.gov/11480880/.

Scott O. Lilienfeld, "The Truth About Shock Therapy," *Scientific American*, May 1, 2014, https://www.scientificamerican.com/article/the-truth-about-shock-therapy/.

17장

Alisa Roth, *Insane: America's Criminal Treatment of Mental Illness*(New York: Basic Books, 2018).

David Mechanic, *Inescapable Decisions: The Imperative of Health Reform*(Piscataway, NJ: Transaction Publishers, 1994).

E. Fuller Torrey, *American Psychosis: How the Federal Government Destroyed the Mental Illness Treatment System*(Oxford: Oxford University Press, 2013).

E. Fuller Torrey, *Out of the Shadows: Confronting America's Mental Illness Crisis* (New York: Wiley, 1996).

Elizabeth Koehler-Pentacoff, *Missing Kennedy: Rosemary Kennedy and the Secret Bonds of Four Women*(Baltimore: Bancroft Press, 2015).

George S. Stevenson, "Needed: A Plan for the Mentally Ill," *New York Times*, July 27, 1947, https://www.nytimes.com/1947/07/27/archives/needed-a-plan-for-the-mentally-ill-plea-for-an-enlightened-system.html.

H. Richard Lamb and Victor Goertzel, "Discharged Mental Patients—Are They

Really in the Community?" *Archives of General Psychiatry* 24, no. 1(1971), https://jamanetwork.com/journals/jamapsychiatry/article-abstract/490370.

"Inventory of the Department of Mental Hygiene—Dewitt State Hospital Records," *Online Archive of California*, https://oac.cdlib.org/findaid/ark:/13030/tf396n990k/?query=Dewitt+state+hospital.

"Inventory of the Department of Mental Hygiene—Mendocino State Hospital Records," *Online Archive of California*, https://oac.cdlib.org/findaid/ark:/13030/tf2c6001q2/.

"Inventory of the Department of Mental Hygiene—Modesto State Hospital Records," *Online Archive of California*, https://oac.cdlib.org/findaid/ark:/13030/tf267n98b9/?query=Modesto.

Jack El-Hai, "Race and Gender in the Selection of Patients for Lobotomy," *Wonders & Marvels*, http://www.wondersandmarvels.com/2016/12/race-gender-selection-patients-lobotomy.html.

John F. Kennedy, "Remarks upon Signing a Bill for the Construction of Mental Retardation Facilities and Community Mental Health Centers, 31 October 1963," John F. Kennedy Presidential Library and Museum archives, https://www.jfklibrary.org/asset-viewer/archives/JFKWHA/1963/JFKWHA-236-002/JFKWHA-236-002.

Kate Clifford Larson, *Rosemary: The Hidden Kennedy Daughter*(New York: Houghton Mifflin Harcourt, 2015).

Laurence Leamer, *The Kennedy Women: The Saga of an American Family*(New York: Random House, 1995).

Lizzie O'Leary and Peter Balonon-Rosen, "When It Comes to Insurance Money, Mental Health Is Not Treated Equal," *Marketplace*, January 5, 2018, https://www.marketplace.org/2018/01/05/doctors-get-more-insurance-money-psychiatrists-when-treating-mental-health/.

Louis-Marie Terrier, Marc Leveque, and Aymeric Amelot, "Most Lobotomies Were Done on Women"(letter to the editor), *Nature* 548(2017), https://www.nature.com/articles/548523e.

Lyz Lenz, "The Secret Lobotomy of Rosemary Kennedy," *Marie Claire*, March 31, 2017, https://www.marieclaire.com/celebrity/a26261/secret-lobotomy-rosemary-kennedy/.

Rael Jean Isaac and Virginia Armat, *Madness in the Streets: How Psychiatry and the Law Abandoned the Mentally Ill*(Arlington, VA: Treatment Advocacy Center, 1990).

Richard G. Frank, "The Creation of Medicare and Medicaid: The Emergence of Insurance and Markets for Mental Health Services," *Psychiatric Services* 51, no. 4 (2000), https://ps.psychiatryonline.org/doi/pdf/10.1176/appi.ps.51.4.465.

Rosemary Kennedy, Senator's Sister, 86, Dies," *New York Times*, January 8, 2005, https://www.nytimes.com/2005/01/08/obituaries/rosemary-kennedy-senators-sister-86-dies.html.

Tara F. Bishop, Matthew J. Press, Salomeh Keyhani, and Harold Alan Pincus, "Acceptance of Insurance by Psychiatrists and the Implications for Access to Mental Health Care," *JAMA Psychiatry* 71, no. 2(2014), https://jamanetwork.com/journals/jamapsychiatry/fullarticle/1785174.

"The Lobotomy Files: One Doctor's Legacy," *Wall Street Journal*, December 13, 2013, https://s.wsj.net/public/resources/documents/LobotomyFilesPart2.pdf.

"The Medicaid IMD Exclusion: An Overview and Opportunities for Reform," Legal Action Center, https://www.lac.org/assets/files/IMD_exclusion_fact_sheet.pdf.

Thomas Szasz, *The Manufacture of Madness: A Comparative Study of the Inquisition and the Mental Health Movement*(Syracuse: Syracuse University Press, 1970).

18장

Alix Spiegel, "The Dictionary of Disorder," *New Yorker*, January 3, 2005, https://www.newyorker.com/magazine/2005/01/03/the-dictionary-of-disorder.

David Rosenhan, letter to the editor, *Science*, April 27, 1973.

J. Vance Israel, letter to the editor, *Science*, April 27, 1973, https://www.science.org/doi/10.1126/science.180.4084.356.b.

Robert Spitzer, "On Pseudoscience in Science, Logic in Remission, and Psychiatric Diagnosis: A Critique of Rosenhan's 'On Being Sane in Insane Places,'" *Journal of Abnormal Psychology 84*, no. 5(1975), https://facstaff.bloomu.edu/jleitzel/classes/introabnormal/Spitzer_1975.pdf.

Seymour S. Kety, "From Rationalization to Reason," *American Journal of Psychiatry* 131(1974), https://pubmed.ncbi.nlm.nih.gov/4413516/.

Tim Murphy, "'You Might Very Well Be the Cause of Cancer': Read Bernie Sanders' 1970s-Era Essays," *Mother Jones*, July 6, 2015, https://www.motherjones.com/politics/2015/07/bernie-sanders-vermont-freeman-sexual-freedom-fluoride/.

19장

Clara Kean, "Battling with the Life Instinct: The Paradox of the Self and Suicidal Behavior in Psychosis," *Schizophrenia Bulletin* 37, no. 1(2011), https://academic.oup.com/schizophreniabulletin/article/37/1/4/1932702.

Clara Kean, "Silencing the Self: Schizophrenia as Self-Disturbance," *Schizophrenia Bulletin* 35, no. 6(2009), https://www.ncbi.nlm.nih.gov/pmc/articles/PMC2762621/.

F. Lewis Bartlett, "Institutional Peonage: Our Exploitation of Mental Patients," Atlantic Monthly, July 1964.

"Schizophrenia: Symptoms and Causes," Mayo Clinic, https://www.mayoclinic.org/diseases-conditions/schizophrenia/symptoms-causes/syc-20354443.

"Services Pending for Psychiatrist F. Lewis Bartlett," TulsaWorld.com, May 26, 1989, https://tulsaworld.com/archive/services-pending-for-psychiatrist-f-lewis-bartlett/article_01472847-cb55-5e2e-b8b2-9daaf6c4f704.html.

Theodore A. Stern, *Massachusetts General Hospital Handbook of General Hospital Psychiatry*(Philadelphia: Saunders, 2010).

20장

American Psychiatric Association, *Diagnostic and Statistical Manual of Mental*

Disorders, 3rd ed.(Washington, DC: American Psychiatric Association, 1980).
Benedict Carey, "Robert Spitzer, 83, Dies; Psychiatrist Set Rigorous Standards for Diagnosis," *New York Times*, December 26, 2015, https://www.nytimes.com/2015/12/27/us/robert-spitzer-psychiatrist-who-set-rigorous-standards-for-diagnosis-dies-at-83.html.
Gary Greenberg, "Inside the Battle to Define Mental Illness," *Wired*, December 27, 2010, https://www.wired.com/2010/12/ff-dsmv/.
Gerald L. Klerman, "The Advantages of DSM-III," *American Journal of Psychiatry* 141, no. 4(1984), https://psycnet.apa.org/record/1984-20997-001.
John P. Feighner, Eli Robins, Samuel B. Guze, Robert A. Woodruff, George Winokur, and Rodrigo Munoz, "Diagnostic Criteria for Use in Psychiatric Research," *Archives of General Psychiatry 26*(January 1972), https://pubmed.ncbi.nlm.nih.gov/5009428/.
Rick Mayes and Allan V. Horwitz, "DSM-III and the Revolution in the Classification of Mental Illness," *Journal of the History of the Behavioral Sciences* 41, no. 3(2005), https://pubmed.ncbi.nlm.nih.gov/15981242/.
Robert Spitzer(guest), "Spitzer's Apology Changes 'Ex-Gay' Debate," *Talk of the Nation*, NPR, May 21, 2012, https://www.npr.org/2012/05/21/153213796/spitzers-apology-changes-ex-gay-debate.
Robert Spitzer, "More on Pseudoscience in Science and the Case for Psychiatric Diagnosis," *Archives of General Psychiatry* 33, no. 4(1976), https://jamanetwork.com/journals/jamapsychiatry/article-abstract/491528?resultClick=1.

21장

Benedict Carey, "Keith Conners, Psychologist Who Set Standard for Diagnosing A.D.H.D., Dies at 84," *New York Times*, July 13, 2017, https://nyti.ms/2viAJFe.
C. Moreno et al., "National Trends in the Outpatient Diagnosis and Treatment of Bipolar Disorder in Youth," *Archives of General Psychiatry* 64(2007), https://pubmed.ncbi.nlm.nih.gov/17768268/.
"Data & Statistics on Autism Spectrum Disorder," Centers for Disease Control

and Prevention, https://www.cdc.gov/ncbddd/autism/data.html.
"How Mad Are You? Episodes 1 and 2," Horizon, BBC, November 29, 2008, https://www.bbc.co.uk/programmes/b00fm5ql.
James McKinley Jr., "Patz Trial Jury, in Blow to Defense, Is Told Suspect Was a Longtime Cocaine Addict," *New York Times*, March 10, 2015, https://www.nytimes.com/2015/03/11/nyregion/patz-trial-jury-in-blow-to-defense-is-told-suspect-was-a-longtime-cocaine-addict.html.
M. Loring and B. Powell, "Gender, Race, and DSM-III: A Study of the Objectivity of Psychiatric Diagnostic Behavior," *Journal of Health and Social Behavior* 29, no. 1(1988), https://pubmed.ncbi.nlm.nih.gov/3367027/.
Melissa L. Danielson et al., "Prevalence of Parent-Reported ADHD Diagnosis and Treatment Among U.S. Children and Adolescents, 2016," *Journal of Clinical Child & Adolescent Psychology* 47, no. 2(2018), https://pubmed.ncbi.nlm.nih.gov/29363986/.
Robert C. Schwartz and David M. Blankenship, "Racial Disparities in Psychotic Disorder Diagnosis: A Review of the Literature," *World Journal of Psychiatry* 4, no. 4(2014), https://www.ncbi.nlm.nih.gov/pmc/articles/PMC4274585/.
Thomas F. Boat and Joel T. Wu, eds., *Mental Disorders and Disabilities Among Low-Income Children* (Washington, DC: National Academies Press, 2015).
Thomas Insel, "Post by Former NIMH Director Thomas Insel: Transforming Diagnosis," *National Institute of Mental Health*, April 29, 2013, https://psychrights.org/2013/130429NIMHTransformingDiagnosis.htm.
Thomas J. Moore and Donald R. Mattison, "Adult Utilization of Psychiatric Drugs and Differences by Sex, Age, and Race," *JAMA Internal Medicine* 177, no. 2(2017), https://jamanetwork.com/journals/jamainternalmedicine/fullarticle/2592697.

22장

이 장의 대부분은 2016년부터 2019년까지 해리 랜도와 여러 차례 인터뷰한 것이 토대가 되었다. 로젠한의 개인 서류함에서 찾은 "나의 기본 가정들: 메모에 관한 메모"라는 제목의 쪽지와 가짜 환자 명단 초고도 여기에 포함시켰다.
Harry Lando, "On Being Sane in Insane Places: A Supplemental Report," *Professional Psychology*, February 1976, https://psycnet.apa.org/record/1976-21263-001.
Walter Freeman and James W. Watts, *Psychosurgery: Intelligence, Emotion and Social Behavior Following Prefrontal Lobotomy for Mental Disorders*(Springfield, IL: Charles C. Thomas, 1942).

23장

이 장은 2016년 11월에 해리 랜도와 인터뷰한 것을 바탕으로 했다.
George Bower, *It's All in Your Mind*, WGUC-FM, December 14, 1972, NPR, Special Collections, and university archives at the University of Maryland.

24장

"ACLU-PA Goes Back to Court on Behalf of People Who Are Too Ill to Stand Trial," *ACLU Pennsylvania*, March 19, 2019, https://www.aclupa.org/news/2019/03/19/aclu-pa-goes-back-court-behalf-people-who-are-too-ill-stand.
C. Holly A. Andrilla, Davis G. Patterson, Lisa A. Garberson, Cynthia Coulthard, and Eric H. Larson, "Geographic Variation in the Supply of Selected Behavioral Health Providers," *American Journal of Preventive Medicine* 54, no. 6(2018), https://www.ajpmonline.org/article/S0749-3797(18)30005-9/fulltext.
"Denying the Mentally Ill"(editorial), *New York Times*, June 5, 1981, https://www.nytimes.com/1981/06/05/opinion/denying-the-mentally-ill.html.
DJ Jaffe is quoted in Carrie Arnold, "How Do You Treat Someone Who Doesn't Accept They're Ill?" BBC, August 7, 2018, https://www.bbc.com/future/article/20180806-how-do-you-treat-someone-who-doesnt-accept-theyre-ill.
DJ Jaffe, *Insane Consequences: How the Mental Health Industry Fails the Mentally Ill* (Amherst, NY: Prometheus Books, 2017).
DJ Jaffe, "Insane Consequences: How the Mental Health Industry Fails the Mentally Ill," TEDx at the National Council of Behavioral Health, April 25,

2018, https://jaapl.org/content/49/4/650.

Dominic Sisti, "Psychiatric Institutions Are a Necessity," *New York Times*, May 9, 2016, https://www.nytimes.com/roomfordebate/2016/05/09/getting-the-mentally-ill-out-of-jail-and-off-the-streets/psychiatric-institutions-are-a-necessity.

Doris A. Fuller, Elizabeth Sinclair, H. Richard Lamb, James D. Cayce, and John Snook, "Emptying the New Asylums': A Beds Capacity Model to Reduce Mental Illness Behind Bars," *Treatment Advocacy Center*, January 2017, https://www.treatmentadvocacycenter.org/storage/documents/emptying-new-asylums.pdf.

E. Fuller Torrey, "Second Chance Lecture" at the Schizophrenia International Research Society Conference, April 1, 2016.

E. Fuller Torrey, "Stigma and Violence: Isn't It Time to Connect the Dots?" *Schizophrenia Bulletin* 37, no. 5(2011), https://www.ncbi.nlm.nih.gov/pmc/articles/PMC3160234/.

E. T. Torrey, M. T. Zdanowicz, A. D. Kennard, "The Treatment of Persons with Mental Illness in Prisons and Jails: A State Survey," *Treatment Advocacy Center*, April 8, 2014, https://www.treatmentadvocacy center.org/storage/documents/backgrounders/how%20many%20individuals%20with%20serious%20mental%20illness%20are%20in%20jail%20and%20prisons%20final.pdf.

Eric Balaban, "Time Has Come to Save Mentally Ill Inmates from Solitary Confinement"(editorial), *Arizona Capital Times*, February 27, 2018, https://www.aclu.org/news/prisoners-rights/time-has-come-save-mentally-ill-inmates.

Gale Holland, "L.A. County Agrees to New Policies to End the Jail-to-Skid Row Cycle for Mentally Ill People," *LA Times*, December 7, 2018, https://www.latimes.com/local/lanow/la-me-ln-skid-row-jail-20181207-story.html.

Hannah Fry, "Inmate Rips Out Her Own Eye and Eats It: Report Slams Mental Healthcare in California Prisons," *Los Angeles Times*, November 5, 2018, https://www.latimes.com/local/lanow/la-me-ln-prison-report-20181105-story.html.

Heather Knight, "Ex-ER Psychiatrist: More Inpatient Treatment Needed in SF," *San Francisco Chronicle*, October 9, 2018, https://www.sfchronicle.com/bayarea/heatherknight/article/Ex-ER-psychiatrist-More-inpatient-treatment-13291361.

php.
"Indicators of Mental Health Problems Reported by Prisoners and Jail Inmates, 2011-2012," *Bureau of Justice Statistics*(2017), https://bjs.ojp.gov/content/pub/pdf/imhprpji1112.pdf.
"J.H. v. Miller(Formerly J.H. v. Dallas)," *ACLU Pennsylvania*, October 22, 2015, https://www.aclupa.org/en/cases/jh-v-miller-formerly-jh-v-dallas.
Jimmy Jenkins, "Whistleblower: Patients with Mental Illness Suffering in Arizona" (radio program), KJZZ, June 1, 2018, https://kjzz.org/content/644690/whistleblower-patients-mental-illness-suffering-arizona-prisons.
"Lawsuit Alleges Many Defendants with Mental Illness Jailed for Well Over a Year Awaiting Mental Health Treatment," *ACLU Pennsylvania*, October 22, 2015, https://www.aclu.org/press-releases/lawsuit-alleges-many-defendants-mental-illness-jailed-well-over-year-awaiting-mental.
Lesley Stahl, "Half of the Inmates Shouldn't Be Here, Says Cook County Sheriff," *60 Minutes*, May 21, 2017, https://www.cbsnews.com/news/half-of-the-inmates-shouldnt-be-here-says-cook-county-sheriff-2/.
Lorna Collier, "Incarceration Nation," *American Psychological Association* 45, no. 9 (2014), https://www.apa.org/monitor/2014/10/incarceration.
Mark S. Micale and Roy Porter, eds., *Discovering the History of Psychiatry*(Oxford: Oxford University Press, 1994), 235.
Mike Weiss, "Life and Death at San Francisco'sHospital of Last Resort," *San Francisco Gate*, December 11, 2006, https://www.sfgate.com/health/article/GENERAL-LIFE-AND-DEATH-AT-SAN-FRANCISCO-S-2543702.php.
Monica Malowney, Sarah Keltz, Daniel Fischer, and Wesley Boyd, "Availability of Outpatient Care from Psychiatrists... A Simulated-Patient Study in Three Cities," *Psychiatric Services* 66, no. 1(January 2015), https://ps.psychiatryonline.org/doi/full/10.1176/appi.ps.201400051.
Nathaniel Morris, "This Secret Experiment Tricked Psychiatrists into Diagnosing People as Having Schizophrenia," *WashingtonPost*, January 1, 2018, https://www.washingtonpost.com/national/health-science/an-experiment-fooled-

psychiatrists-into-treating-sane-people-as-if-they-were-insane/2017/12/29/c6c9c3ea-d5f7-11e7-b62d-d9345ced896d_story.html.

"Serious Mental Illness(SMI) Prevalence in Jails and Prisons," Treatment Advocacy Center Office of Research and Public Affairs, September 2016, https://www.treatmentadvocacycenter.org/evidence-and-research/learn-more-about/3695.

"SF General Hospital Nurses Claim Psychiatric Unit State of Emergency," KTVU, April 28, 2016, https://www.ktvu.com/news/sf-general-hospital-nurses-claim-psychiatric-unit-state-of-emergency.

Stacy Weiner, "Addressing the Escalating Psychiatrist Shortage," *AAMC* News (Association of American Medical Colleges), February 13, 2018, https://news.aamc.org/patient-care/article/addressing-escalating-psychiatrist-shortage.

Tracey Kaplan, "Guard Trial: Fellow Inmate Testifies Michael Tyree Was 'Screaming for His Life,'" *Mercury News*, March 23, 2017, https://www.mercurynews.com/2017/03/23/jail-trial-testimony-over-inmate-death-probes-delay-summoning-help-for-michael-tyree.

"Working to Improving Civil Commitment Laws and Standards," Treatment Advocacy Center, https://www.treatmentadvocacycenter.org/fixing-the-system/features-and-news/3844-working-to-improve-civil-commitment-laws-and-standards-websitewednesday.

25장

Ann-Louise S. Silver, "Chestnut Lodge, Then and Now," *Contemporary Psychoanalysis* 33, no. 2(1997), https://www.tandfonline.com/doi/abs/10.1080/00107530.1997.10746984.

Asha Beh, "Historic Rockville Asylum Destroyed in Two-Alarm Fire," NBC Washington, July 13, 2009, https://www.nbcwashington.com/local/historic-rockville-asylum-destroyed-in-two-alarm-fire/1876360/.

Bruce Lambert, "Perry London, 61, Psychologist; Noted for His Studies of Altruism," *New York Times*, June 22, 1992, https://www.nytimes.com/1992/06/22/nyregion/perry-london-61-psychologist-noted-for-his-studies-of-altruism.

html.
Cathy Curtis, *Restless Ambition*(Oxford: Oxford University Press, 2015).
"Dr. Maury Leibovitz, Art Dealer and Clinical Psychologist, 75," *New York Times*, June 5, 1992, https://www.nytimes.com/1992/06/05/arts/dr-maury-leibovitz-art-dealer-and-a-clinical-psychologist-75.html.
Girishwar Misra and Anand Prakash, "Kenneth J. Gergen and Social Constructionism," *Psychological Studies* 57, no. 2(2012), https://link.springer.com/article/10.1007/s12646-012-0151-0.
"Institutional Review Boards Frequently Asked Questions," U.S. Food & Drug Administration(1998), https://www.fda.gov/regulatory-information/search-fda-guidance-documents/institutional-review-boards-frequently-asked-questions.
Mark Moran, "Recalling Chestnut Lodge: Seeking the Human Behind the Psychosis," *Psychiatric News*, April 25, 2014, https://psychnews.psychiatryonline.org/doi/10.1176/appi.pn.2014.5a17.
Mary Pledge Peterson, *Life Is So Daily in Cincinnati*(Cincinnati: Cincinnati Book Publishers, 2012).
Michael McNay, "Grace Hartigan," *The Guardian*, November 23, 2008, https://www.theguardian.com/artanddesign/2008/nov/24/1.
Sandra G. Boodman, "'A Horrible Place, a Wonderful Place,'" *Washington Post*, October 8, 1989, https://www.washingtonpost.com/archive/lifestyle/magazine/1989/10/08/a-horrible-place-a-wonderful-place/ee4d7572-7ac0-4159-baf8-e8112a983e50/.
Sharon Packer, "A Belated Obituary: Raphael J. Osheroff, MD," *Psychiatric Times*, June 28, 2013, https://www.psychiatrictimes.com/view/belated-obituary-raphael-j-osheroff-md.
"The 5 Founding Fathers of Positive Psychology," Positive Psychology Program, February 8, 2019, https://positivepsychologyprogram.com/founding-fathers.
William Grimes, "Grace Hartigan, 86, Abstract Painter, Dies," *New York Times*, November 18, 2008, https://www.nytimes.com/2008/11/18/arts/design/18hartigan.html.

26장

David L. Rosenhan, "Moral Character," *Stanford Law Review* 27, no. 3(1975).

David L. Rosenhan, "Pseudoempiricism: Who Owns the Right to Scientific Reality?" *Psychological Inquiry* 2, no. 4(1991).

David L. Rosenhan, Peter Salovey, and Kenneth Hargis, "The Joys of Helping: Focus of Attention Mediates the Impact of Positive Affect on Altruism," *Journal of Personality and Social Psychology* 40, no. 5(1981), https://psycnet.apa.org/record/1982-03618-001.

David L. Rosenhan, Sara L. Eisner, and Robert J. Robinson, "Notetaking Aids Juror Recall" *Law and Human Behavior* 18, no. 1(1994), https://psycnet.apa.org/doiLanding?doi=10.1007%2FBF01499143.

Duff Wilson, "Side Effects May Include Lawsuits," *New York Times*, October 2, 2010, https://www.nytimes.com/2010/10/03/business/03psych.html.

Eli Rosenberg and Herman Wong, "This Ivy League Food Scientist Was a Media Darling. He Just Submitted His Resignation, School Says," *Washington Post* September 20, 2018, https://www.washingtonpost.com/health/2018/09/20/this-ivy-league-food-scientist-was-media-darling-now-his-studies-are-being-retracted/?utm_term=.4457b7c5cb0b.

Gina Kolata, "Harvard Calls for Retraction of Dozens of Studies by Noted Cardiac Researcher," *New York Times*, October 15, 2018, https://www.nytimes.com/2018/10/15/health/piero-anversa-fraud-retractions.html.

James M. Wood, Richard R. Bootzin, David Rosenhan, Susan Nolen- Hoeksema, and Forest Jourden, "Effects of 1989 San Francisco Earthquake on Frequency and Content of Nightmares," *Journal of Abnormal Psychology* 101, no. 2(1992), https://experts.arizona.edu/en/publications/effects-of-the-1989-san-francisco-earthquake-on-frequency-and-con.

Katie Thomas, "J&J to Pay $2.2 Billion in Risperdal Settlement," *New York Times*, November 4, 2013, https://www.nytimes.com/2013/11/05/business/johnson-johnson-to-settle-risperdal-improper-marketing-case.html.

Kitty Farooq et al., "Why Medical Students Choose Psychiatry—A 20 Country

Cross- Sectional Survey," *BMC Medical Education* 14, no. 12(2014), https://bmcmededuc.biomedcentral.com/articles/10.1186/1472-6920-14-12.

M. M. Weissman, H. Verdeli, S. E. Bledsoe, K. Betts, H. Fitterling, and P. Wickramaratne, "National Survey of Psychotherapy Training in Psychiatry, Psychology, and Social Work," *Archives of General Psychiatry* 63, no. 8(2006), https://www.ncbi.nlm.nih.gov/pubmed/16894069.

Michael I. Kotlikoff, "Statement of Cornell University Provost Michael I. Kotlikoff," Cornell University, September 20, 2018, https://statements.cornell.edu/2018/20180920-statement-provost-michael-kotlikoff.cfm.

"Questions and Answers About the NIMH Clinical Antipsychotic Trials of Intervention Effectiveness Study(CATIE)—PHase 2 Results," National Institute of Mental Health, https://www.nimh.nih.gov/funding/clinical-research/practical/catie/phase2results.

Robert Whitaker, *Anatomy of an Epidemic: Magic Bullets, Psychiatric Drugs, and the Astonishing Rise of Mental Illness in America*(New York: Crown, 2010), 358.

Sarah Griffiths, "The Language of Lying," *Daily Mail*, November 5, 2014, http://www.dailymail.co.uk/sciencetech/article-2821767/The-language-LYING-Expert-reveals-tiny-clues-way-people-talk-reveal-withholding-truth.html.

Susannah Cahalan, "In Search of Insane Places"(correspondence), *Lancet Psychiatry* 4, no. 5(2017), https://www.thelancet.com/journals/lanpsy/article/PIIS2215-0366(17)30138-4/fulltext.

T. R. Insel and E. M. Scolnick, "Cure Therapeutics and Strategic Prevention: Raising the Bar for Mental Health Research," *Molecular Psychiatry* 11(2006), https://pubmed.ncbi.nlm.nih.gov/16355250/.

William C. Thomson, Geoffrey T. Fong, and David L. Rosenhan, "Inadmissible Evidence and Jury Verdicts," *Journal of Personality and Social Psychology* 40, no. 3(1981), https://psycnet.apa.org/record/1981-32704-001.

27장

"Research Domain Criteria(RDoC)," National Institute of Mental Health, https://www.nimh.nih.gov/research/research-funded-by-nimh/rdoc/research-domain-criteria-rdoc.

A. Lasalvia, E. Penta, N. Sartorius, and S. Henderson, "Should the Label Schizophrenia Be Abandoned?" *Schizophrenia Research* 162, nos. 1–3(2015), https://www.ncbi.nlm.nih.gov/pubmed/25649288.

Alastair G. Cardno and Michael J. Owen, "Genetic Relationship Between Schizophrenia, Bipolar Disorder, and Schizoaffective Disorder," *Schizophrenia Bulletin* 40, no. 3(2014): 504–15, https://www.ncbi.nlm.nih.gov/pmc/articles/PMC3984527/.

Albert R. Powers, Megan S. Kelley, and Philip R. Corlett, "Varieties of Voice-Hearing: Psychics and the Psychosis Continuum," *Schizophrenia Bulletin* 43, no. 1(2017), https://academic.oup.com/schizophreniabulletin/article/43/1/84/2511864.

Aswin Ekar et al., "Schizophrenia Risk from Complex Variation of Complement Component 4," *Nature* 530(2016), https://www.nature.com/articles/nature16549.

Belinda R. Lennox, Emma C. Palmer-Cooper, Thomas Pollack, Jane Hainsworth, Jacqui Marks, Leslie Jacobson, "Prevalence and Clinical Characteristics of Serum Neuronal Cell Surface Antibodies in First-Episode Psychosis: A Case-Control Study," *Lancet Psychiatry* 4, no. 1(2017), https://pubmed.ncbi.nlm.nih.gov/27965002/.

Benedict Carey, "Fast-Acting Depression Drug, Newly Approved, Could Help Millions," *New York Times*, March 9, 2015, https://www.nytimes.com/2019/03/05/health/depression-treatment-ketamine-fda.html.

C. E. Kerr, I. Milne, and T. J. Kaptchuk, "William Cullen and a Missing Mind-Body Link in the Early History of Placebos," *Journal of the Royal Society of Medicine* 101, no. 2(2008), https://www.ncbi.nlm.nih.gov/pmc/articles/PMC2254457/.

Carol Peckham, "Medscape Psychiatrist Compensation Report 2018," *Medscape*, April 18, 2018, https://www.medscape.com/slideshow/2018-compensation-

psychiatrist-6009671#8.
Daniel McQueen, Sarah Cohen, Paul St. John-Smith, and Hagen Rampes, "Rethinking Placebo in Psychiatry: The Range of Placebo Effects," *Advances in Psychiatric Treatment* 19, no. 3(2013), https://www.cambridge.org/core/journals/advances-in-psychiatric-treatment/article/rethinking-placebo-in-psychiatry-the-range-of-placebo-effects/48E57FE6798A75E5C019B0CAC3213B38.
David Cunningham Owens and Eve C. Johnstone, "The Development of Antipsychotic Drugs," *Brain and Neuroscience Advances*, December 5, 2018, https://journals.sagepub.com/doi/full/10.1177/2398212818817498#article CitationDownloadContainer.
Dina Fine Maron, "Getting to the Root of the Problem: Stem Cells Are Revealing New Secrets About Mental Illness," *Scientific American*, February 27, 2018, https://www.scientificamerican.com/article/getting-to-the-root-of-the-problem-stem-cells-are-revealing-new-secrets-about-mental-illness.
Dominic Sisti, Andrea G. Segal, and Ezekiel J. Emanuel, "Improving Long-Term Psychiatric Care: Bring Back the Asylum," *JAMA* 313, no. 3(2015), https://jamanetwork.com/journals/jama/article-abstract/2091312.
E. Fuller Torrey and Robert H. Yolken, "Toxoplasma Gondii and Schizophrenia," *Emerging Infectious Diseases* 9, no.11(2003): 1375–80, https://www.ncbi.nlm.nih.gov/pmc/articles/PMC3035534/.
Emily G. Severance et al., "Probiotic Normalization of Candida albicans in Schizophrenia: A Randomized, Placebo-Controlled Longitudinal Pilot Study," *Brain Behavior and Immunity* 62(2017), https://pubmed.ncbi.nlm.nih.gov/27871802/.
Eric Kandel, "A New Intellectual Framework for Psychiatry," *American Journal of Psychiatry* 155, no. 4(1998), https://www.ncbi.nlm.nih.gov/pubmed/9545989.
Eric R. Kandel, "The New Science of the Mind," *New York Times*, September 6, 2013, https://www.nytimes.com/2013/09/08/opinion/sunday/the-new-science-of-mind.html.
Erick Messias, Brian Kirkpatrick, and Evelyn Bromet, "Summer Birth and Deficit

Schizophrenia: A Pooled Analysis from Six Countries," *JAMA Psychiatry* 61, no. 10(2004), https://jamanetwork.com/journals/jamapsychiatry/fullarticle/482066.

Erick Messias, Chuan-Yu Chen, and William W. Eaton, "Epidemiology of Schizophrenia: Review of Findings and Myths," *Psychiatric Clinics of North America* 8, no. 9(2011): 14–19, https://www.ncbi.nlm.nih.gov/pmc/articles/PMC3196325/.

F. Dickerson et al., "Adjunctive Probiotic Microorganism to Prevent Rehospitalization in Patients with Acute Mania: A Randomized Control Trial," *Bipolar Disorders* 20, no. 7(2018), https://pubmed.ncbi.nlm.nih.gov/29693757/.

Frederick J. Frese, Edward L. Knight, and Elyn Saks, "Recovery from Schizophrenia: With Views of Psychiatrists, Psychologists, and Others Diagnosed with This Disorder," *Schizophrenia Bulletin* 35, no. 2(2009), https://www.ncbi.nlm.nih.gov/pmc/articles/PMC2659312/.

J. D. Levine, N. C. Gordon, R. Smith, and H. L. Fields, "Analgesic Responses to Morphine and Placebo in Individuals with Postoperative Pain," *Pain* 10, no. 3 (1981), https://pubmed.ncbi.nlm.nih.gov/7279424/.

James Kirkbride, Paul Fearon, Craig Morgan, Paola Dazzan, Kevin Morgan, Robin M. Murray, and Peter B. Jones, "Neighborhood Variation in the Incidence of Psychotic Disorders in Southeast London," *Social Psychiatry and Psychiatric Epidemiology* 42, no. 6(2007), https://pubmed.ncbi.nlm.nih.gov/17473901/.

Linda Geddes, "Huge Brain Study Uncovers 'Buried' Genetic Networks Linked to Mental Illness," *Nature News*, December 13, 2018, https://www.nature.com/articles/d41586-018-07750-x.

Lisa Girard, "Single-Cell Analysis Hits Its Stride: Advances in Technology and Computational Analysis Enable Scale and Affordability, Paving the Way for Translational Studies," *Broad Institute*, May 21, 2015, https://www.broadinstitute.org/news/single-cell-analysis-hits-its-stride.

Louis Cozolino, *The Neuroscience of Psychotherapy: Healing the Social Brain*, 2nd ed.

(New York: W. W. Norton, 2010).

Mark Moran, "U.S. Seniors Matching to Psychiatry Increases for Sixth Straight Year," *Psychiatric News*, American Psychiatric Association, March 29, 2018, https://psychnews.psychiatryonline.org/doi/full/10.1176/appi.pn.2018.4a3.

Mary O'Hara and Pamela Duncan, "Why 'Big Pharma' Stopped Searching for the Next Prozac," *The Guardian*, January 27, 2016, https://www.theguardian.com/society/2016/jan/27/prozac-next-psychiatric-wonder-drug-research-medicine-mental-illness.

Matt Schiavenz, "Seeing Opportunity in Psychedelic Drugs," *The Atlantic*, March 8, 2015, https://www.theatlantic.com/health/archive/2015/03/a-psychedelic-revival/387193.

Mo Costandi, "CLARITY Gives a Clear View of the Brain," *The Guardian*, April 10, 2013, https://www.theguardian.com/science/neurophilosophy/2013/apr/10/clarity-gives-a-clear-view-of-the-brain.

Moises Velasquez-Manoff, "He Got Schizophrenia. He Got Cancer. And Then He Got Cured," *New York Times*, September 29, 2018, https://www.nytimes.com/2018/09/29/opinion/sunday/schizophrenia-psychiatric-disorders-immune-system.html.

Oliver Sacks, "The Lost Virtues of the Asylum," *New York Review of Books*, September 24, 2009, retrieved from https://www.nybooks.com/articles/2009/09/24/the-lost-virtues-of-the-asylum. 올리버 색스, 『모든 것은 그 자리에』(양병찬 옮김, 알마, 2019).

Per Bergsholm, "Is Schizophrenia Disappearing?" *BMC Psychiatry* 16(2016), https://bmcpsychiatry.biomedcentral.com/articles/10.1186/s12888-016-1101-5.

Rebecca Pinto and Roger Jones, "Schizophrenia in Black Caribbeans Living in the UK: An Exploration of Underlying Causes of the High Incidence Rate," *British Journal of General Practice* 58, no.551(2008), https://bjgp.org/content/58/551/429.

Rita Charon and Peter Wyer, "The Art of Medicine," *Lancet* 371(2008), https://www.researchgate.net/publication/5552717_The_art_of_medicine_-_

Narrative_evidence_based_medicine

Ruixan Gao et al., "Cortical Column and Whole-Brain Imaging with Molecular Contrast and Nanoscale Resolution," *Science* 363, no. 6424(2019), https://science.sciencemag.org/content/363/6424/eaau8302.

S. Guloksuz and J. van Os, "The Slow Death of the Concept of Schizophrenia and the Painful Birth of the Psychosis Spectrum," *Psychology Medicine* 48, no. 2 (2018), https://www.ncbi.nlm.nih.gov/pubmed/28689498.

Sarah Deweerdt, "US Institute Maintains Support for Diagnoses Based on Biology," *Spectrum*, May 9, 2018, https://www.spectrumnews.org/news/u-s-institute-maintains-support-diagnoses-based-biology/.

Stephen S. Hall, "Neuroscience's New Toolbox," *MIT Technology Review*, June 17, 2014, https://www.technologyreview.com/s/528226/neurosciences-new-toolbox.

Suzanne White, "FDA and Clinical Trials: A Short History," U.S. Food & Drug Administration, https://www.fda.gov/media/110437/download.

The Brainstorm Consortium, "Analysis of Shared Heritability in Common Disorders of the Brain," *Science* 360, no. 6395(2018), https://www.ncbi.nlm.nih.gov/pmc/articles/PMC6097237/.

Thomas R. Insel, "Digital Phenotyping: A Global Tool for Psychiatry," *World Psychiatry* 17, no. 3(2018), https://www.ncbi.nlm.nih.gov/pmc/articles/PMC6127813/.

Tom Stockmann, "Open Dialogue: A New Approach to Mental Healthcare," *Psychology Today*, July 12, 2015, https://www.psychologytoday.com/us/blog/hide-and-seek/201507/open-dialogue-new-approach-mental-healthcare.

"What to Know About Ketamine-Based Drug for Depression and More," *Today*, March 6, 2019, https://www.today.com/video/what-to-know-about-ketamine-based-drug-for-depression-and-more-1452994627709?search=What%20to%20Know%20About%20Ketamine-Based%20Drug%20for%20Depr-ession%20and%20More.

에필로그

Julia Suits, *The Extraordinary Catalog of Peculiar Inventions: The Curious World of the DeMoulin Brothers and Their Fraternal Lodge Prank Machines—from Human Centipedes to Revolving Goats to Electric Carpets and Smoking Camels*(New York: Penguin, 2011).

더 읽을거리

단행본

Andrew Scull, *Madhouse: A Tragic Tale of Megalomania and Modern Medicine* (New Haven: Yale University Press, 2007), 14. 앤드류 스컬, 『현대 정신의학 잔혹사: 현대의술과 과대망상증에 관한 슬픈 이야기』(전대호 옮김, 모티브북, 2007).

Andrew Scull, *Madness in Civilization*(Princeton: Princeton University Press, 2015), 10. 앤드루 스컬, 『광기와 문명』(김미선 옮김, 뿌리와이파리, 2017).

Bryan Stevenson, *Just Mercy: A Story of Justice and Redemption*(New York: Spiegel & Grau, 2014). 브라이언 스티븐슨, 『월터가 나에게 가르쳐 준 것』(고기탁 옮김, 열린책들, 2016).

Charles Fernyhough, *The Voices Within: The History and Science of How We Talk to Ourselves*(New York: Basic Books, 2016), 4. 찰스 퍼니휴, 『내 머릿속에 누군가 있다: 우리 마음속 친구, 뮤즈, 신, 폭군에 관한 심리학 보고서』(박경선 옮김, 에이도스, 2018).

James Morrison, *When Psychological Problems Mask Medical Disorders: A Guide for Psychotherapists*(New York: Guilford Press, 2015). 제임스 모리슨, 『심리문제를 일으키는 신체질환』(이한구 옮김, 황금시간, 2013).

Jo Marchant, *Cure: A Journey into the Science of Mind Over Body*(New York: Crown, 2016). 조 머천트, 『기적의 치유력』(김경영 옮김, 알에이치코리아,

2016).
Lee Ross and Richard Nisbett, *The Person and the Situation: Perspectives of Social Psychology*(New York: McGraw-Hill, 1991), 리 로스, 리처드 니스벳, 『사람일까 상황일까』(김호 옮김, 심심, 2019).
Melanie Thernstrom, *The Pain Chronicles: Cures, Myths, Mysteries, Prayers, Diaries, Brain Scans, Healing, and the Science of Suffering*(New York: FSG, 2010), 33. 멜러니 선스트럼, 『통증 연대기: 은유, 역사, 미스터리, 치유 그리고 과학』(노승영 옮김, 에이도스, 2011).
Mitch Albom's *Tuesdays with Morrie: An Old Man, a Young Man, and Life's Greatest Lesson*(New York: Doubleday, 1997). 미치 앨봄, 『모리와 함께한 화요일』(공경희 옮김, 살림, 2017).
Ron Powers, *No One Cares About Crazy People*(New York: Hachette, 2017), 102~3. 론 파워스, 『내 아들은 조현병입니다』(정지인 옮김, 심심, 2019).
Suzanne O'Sullivan, *Is It All in Your Head?: True Stories of Imaginary Illness*(London: Vintage, 2015). 수잔 오설리번, 『병의 원인은 머릿속에 있다』(주순애 옮김, 이숲, 2016).
Adam Cohen, *Imbeciles: The Supreme Court, American Eugenics, and the Sterilization of Carrie Buck*(New York: Penguin, 2017).
Adrian Laing, *R. D. Laing: A Life*(New York: Pantheon Books, 1997).
Andrew Scull, *Decarceration: Community Treatment and the Deviant—A Radical View*(Englewood Cliffs, NJ: Prentice Hall, 1977).
Barbara Schildkrout, *Masquerading Symptoms: Uncovering Physical Illnesses That Present as Psychological Problems*(Hoboken, NJ: Wiley, 2014).
Carrie Fisher, *Shockaholic*(New York: Simon & Schuster, 2011).
Cathy Gere, *Pain, Pleasure, and the Greater Good: From the Panopticon to the Skinner's Box and Beyond*(Chicago: University of Chicago Press, 2017), 193.
David J. Rothman, *The Discovery of the Asylum: Social Order and Disorder in the New Republic*(New York: Little, Brown, 1971).
Eric Marcus, *Making Gay History: The Half-Century Fight for Lesbian and Gay Equal Rights*(New York: Harper Perennial, 2002).

Gina Perry, *Behind the Shock Machine: The Untold Story of the Notorious Milgram Psychology Experiments*(New York: New Press, 2013).

Herb Kutchins and Stuart A. Kirk, *Making Us Crazy*(New York: Free Press, 1997).

Jack El-Hai, *The Lobotomist: A Maverick Medical Genius and His Tragic Quest to Rid the World of Mental Illness*(Hoboken, NJ: Wiley, 2005).

Janet Malcolm, *Psychoanalysis: The Impossible Profession*(New York: Vintage Books, 1980).

Jeffrey A. Lieberman, *Shrinks: The Untold Story of Psychiatry*(New York: Little, Brown, 2015).

John Pfaff, *Locked In: The True Causes of Mass Incarceration—And How to Achieve Real Reform*(New York: Basic Books, 2017).

Jonathan Engel, *American Therapy: The Rise of Psychotherapy in the United States* (New York: Gotham Books, 2008).

Joseph Jebelli, *In Pursuit of Memory: The Fight Against Alzheimer's*(New York: Little, Brown, 2017).

Linda V. Carlisle, *Elizabeth Packard: A Noble Fight*(Champaign: University of Illinois Press, 2010).

Lone Frank, *The Pleasure Shock: The Rise of Deep Brain Stimulation and Its Forgotten Inventor*(New York: Dutton, 2018).

Margaret Muckenhoupt, *Dorothea Dix: Advocate for Mental Health Care*(Oxford: Oxford University Press, 2004).

Martin E. P. Seligman, *The Hope Circuit: A Psychologist's Journey from Helplessness to Optimism*(New York: Public Affairs, 2018).

Melanie Warner, *The Magic Feather Effect: The Science of Alternative Medicine and the Surprising Power of Belief*(New York: Scribner, 2019).

Michelle Alexander, *The New Jim Crow: Mass Incarceration in the Age of Colorblindness*(New York: New Press, 2012).

R. D. Laing, *The Politics of Experience*(New York: Random House, 1967).

Richard Bentall, *Madness Explained: Psychosis and Human Nature*(New York: Penguin Books, 2004).

Richard Noll, *American Madness*: The Rise and Fall of Dementia Praecox (Cambridge, MA: Harvard University Press, 2011).

Rosina Bulwer Lytton, *A Blighted Life*(London:Thoemmes Press, 1994).

Rossa Forbes, *The Scenic Route: A Way Through Madness*(Rolla, MO: Inspired Creations, 2018).

Stephen Fried, *Rush: Revolution, Madness, and the Visionary Doctor Who Became a Founding Father*(New York: Crown, 2018).

T. M. Luhrmann, *Of Two Minds: An Anthropologist Looks at American Psychiatry* (New York: Vintage, 2001).

Thomas J. Brown, *Dorothea Dix: New England Reformer*(Boston: Harvard University Press, 1998).

논문 및 기사

"About Science&AAAS," https://www.sciencemag.org/about/about-science-aaas?r3f_986=https://www.google.com.

Albert Bandura, Dorothea Ross, and Sheila A. Ross, "Transmission of Aggression Through Imitation of Aggressive Models," *Journal of Abnormal and Social Psychology* 63(1961), https://psycnet.apa.org/record/1963-00875-001.

Andreas Marneros, "Psychiatry's 200th Birthday", *British Journal of Psychiatry* 193, no. 1(July 2008): 1~3, https://www.cambridge.org/core/journals/the-british-journal-of-psychiatry/article/psychiatrys-200th-birthday/6455A01CEF979FEFAB23B8467B95A823.

Angus Chen, "For Centuries, a Small Town Has Embraced Strangers with Mental Illness," *NPR*, July 1, 2016, https://www.npr.org/sections/health-shots/2016/07/01/484083305/for-centuries-a-small-town-has-embraced-strangers-with-mental-illness.

Colleen McKay, Katie L. Nugent, Matthew Johnsen, William W. Easton, and Charles W.Lidz, "A Systematic Review of Evidence for the Clubhouse Model of Psychosocial Rehabilitation," *Administration and Policy in Mental Health and Mental Health Services* 45, no. 1(2018), https://www.ncbi.nlm.nih.gov/

pubmed/27580614.

DJ Jaffe and Stephen Eide, "How to Fix New York's Mental Health Crisis Without Spending More Money," *New York Post*, May 11, 2019, https://nypost.com/2019/05/11/how-to-fix-new-yorks-mental-health-crisis-without-spending-more-money/.

Doris A. Fuller, Elizabeth Sinclair, H. Richard Lamb, James D. Cayce, and John Snook, "Emptying the New Asylums': A Beds Capacity Model to Reduce Mental Illness Behind Bars," *Treatment Advocacy Center*, January 2017, https://www.treatmentadvocacycenter.org/storage/documents/emptying-new-asylums.pdf.

Dorothea Dix, "Memorial to the Massachusetts Legislature, 1843.", https://usa.usembassy.de/etexts/democrac/15.htm.

E. Fuller Torrey et al., "The Shortage of Public Hospital Beds for Mentally Ill Persons: A Report of the Treatment Advocacy Center," Treatment Advocacy Center, Arlington, VA, https://www.treatmentadvocacycenter.org/storage/documents/the_shortage_of_publichospital_beds.pdf.

Elena Portacolone, Steven P. Segal, Roberto Mezzina, and Nancy Scheper-Hughes, "A Tale of Two Cities: The Exploration of the Trieste Public Psychiatry Model in San Francisco," *Culture, Medicine, and Psychiatry* 39, no. 4(2015), https://link.springer.com/article/10.1007/s11013-015-9458-3.

Gary Greenberg, "What If the Placebo Effect Isn't a Trick?" *New York Times*, November 7, 2018, https://www.nytimes.com/2018/11/07/magazine/placebo-effect-medicine.html.

J. Cutting, "First Rank Symptoms of Schizophrenia: Their Nature and Origin," *History of Psychiatry* 26, no. 2(2015), https://doi.org/10.1177/0957154X14554369.

James Barron, "Petro Grigorenko Dies in Exile in US," *New York Times*, February 23, 1987, https://www.nytimes.com/1987/02/23/obituaries/petro-grigorenko-dies-in-exile-in-us.html.

Jeremy Pearce, "Phil Abelson, Chronicler of Scientific Advances, 91," *New York*

Times, August 8, 2004, https://www.nytimes.com/2004/08/08/us/philip-abelson-chronicler-of-scientific-advances-91.html.
Joseph Frankel, "Psychics Who Hear Voices Could Be onto Something," *The Atlantic*, June 27, 2017, https://www.theatlantic.com/health/archive/2017/06/psychics-hearing-voices/531582.
Martin Enserink, "Dutch University Sacks Social Psychologist over Faked Data," *Science News*, September 7, 2011, https://www.science.org/content/article/dutch-university-sacks-social-psychologist-over-faked-data.
Maximilian Schochow and Florian Steger, "Johann Christian Reil(1759~1813): Pioneer of Psychiatry, City Physician, and Advocate of Public Medical Care," *American Journal of Psychiatry* 171, no. 4(April 2014), https://ajp.psychiatryonline.org/doi/pdfplus/10.1176/appi.ajp.2013.13081151.
Michelle Dossett, Lin Mu, Iris R. Bell, Anthony J. Lembo, Ted J. Kaptchuk, and Gloria Y. Yeh, "Patient Provider Interactions Affect Symptoms in Gastroesophageal Reflux Disease: A Pilot Randomized, Double-Blind, Placebo-Controlled Trial," *PLoS One* 10, no. 9(2015), https://www.ncbi.nlm.nih.gov/pmc/articles/PMC4589338/.
Miles Skorpen, "Where Does the 'Kremlin on the Crum' Come From?" *The Phoenix*, March 6, 2007, https://swarthmorephoenix.com/2007/03/06/ask-the-gazette-where-does-the-kremlin-on-the-crum-come-from/.
Natalie Wolchover, "Your Color Red Really Could Be My Blue," *Live Science*, June 29 2014. https://www.livescience.com/21275-color-red-blue-scientists.html.
Nicole Brigandi, "Thelma Hunt(1903~1992)," *Feminist Psychologist* 32, no. 3 (2005), https://www.apadivisions.org/division-35/about/heritage/thelma-hunt-biography.
Paolo Fusar-Poli and Pierluigi Politi, "Paul Eugen Bleuler and the Birth of Schizophrenia(1908)," *American Journal of Psychiatry*, published online November 1, 2008, https://ajp.psychiatryonline.org/doi/10.1176/appi.ajp.2008.08050714.
Per Bergsholm, "Is Schizophrenia Disappearing? The Rise and Fall of the

Diagnosis of Functional Psychoses," *BMC Psychiatry* 16(2016): 387, https://www.ncbi.nlm.nih.gov/pmc/articles/PMC5103459.

Robert K. Heinssen, Amy B. Goldstein, and Susan T. Azrin, "Evidence-Based Treatment for First Episode Psychosis: Components of Coordinated Specialty Care," *National Institute of Mental Health*, April 14, 2014, https://www.nimh.nih.gov/sites/default/files/documents/health/topics/schizophrenia/raise/evidence-based-treatments-for-first-episode-psychosis.pdf.

Robert van Voren, "Political Abuse of Psychiatry An Historical Overview," *Schizophrenia Bulletin* 36, no. 1(January 2010), https://doi.org/10.1093/schbul/sbp119.

Sarah C. Lidstone, Michael Schulzer, and Katherine Dinelle, "Effects of Expectation on Placebo-Induced Dopamine Release in Parkinson Disease," *Archives of General Psychiatry* 67, no. 8(2010), https://jamanetwork.com/journals/jamapsychiatry/fullarticle/210854.

Tanya Marie Luhrmann et al., "Culture and Hallucinations: Overview and Future Directions," *Schizophrenia Bulletin* 40, no. 4(2014), https://academic.oup.com/schizophreniabulletin/article/43/1/84/2511864.

"The Case of Mrs. Packard and Legal Commitment," NIH: US National Library of Medicine, October 2, 2014. https://www.nlm.nih.gov/hmd/diseases/debates.html.

W. Reich, "The Case of General Grigorenko: A Psychiatric Reexamination of a Soviet Dissident," *Psychiatry* 43, no. 4(1980), https://www.tandfonline.com/doi/abs/10.1080/00332747.1980.11024079.

Yudhijit Bhattacharjee, "The Mind of a Con Man," *New York Times*, April 26, 2013, https://www.nytimes.com/2013/04/28/magazine/diederik-stapels-audacious-academic-fraud.html.

그 외 자료

Adam Curtis, *The Century of the Self*(documentary), British Broadcasting Corporation, 2006.

Keith Maitland, *Tower*(documentary), Go-Valley Productions, 2016.
Peter Robinson, *Asylum*(documentary), Peter Robinson Associates, 1972.

찾아보기

ㄱ

ㄹ

ㅁ

ㅂ

ㅅ

ㅇ

ㅈ

ㅊ

ㅋ

ㅌ

ㅍ

ㅎ

A-Z

숫자

옮긴이 장호연
서울대학교 미학과와 음악학과 대학원을 졸업하고, 음악과 과학, 문학 분야를 넘나드는 번역가로 활동 중이다. 『뮤지코필리아』 『스스로 치유하는 뇌』 『나는 내가 죽었다고 생각했습니다』 『리얼리티 버블』 『소리의 마음들』 『과학으로 풀어보는 음악의 비밀』 『클래식의 발견』 『고전적 양식』 『쇼스타코비치』 등을 우리말로 옮겼다.

가짜 환자, 로젠한 실험 미스터리

초판 발행 2023년 11월 27일

지은이 수재나 캐헐런
옮긴이 장호연
펴낸이 김정순
책임편집 최형욱
편집 장준오 허영수
디자인 이강효
마케팅 이보민 양혜림 손아영

펴낸곳 (주)북하우스 퍼블리셔스
출판등록 1997년 9월 23일 제406-2003-055호
주소 04043 서울시 마포구 양화로 12길 16-9(서교동 북앤빌딩)
전자우편 editor@bookhouse.co.kr
홈페이지 www.bookhouse.co.kr
전화번호 02-3144-3123
팩스 02-3144-3121

ISBN 979-11-6405-225-7 03510